Chirurgie des intestinalen Stomas

Igors Iesalnieks

(*Hrsg.*)

Chirurgie des intestinalen Stomas

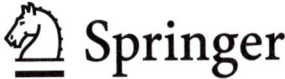
Springer

Hrsg.
Igors Iesalnieks
Klinik für Allgemein-, Viszeral-, Endokrine
und Minimal-invasive Chirurgie
München Klinik Bogenhausen
München, Deutschland

ISBN 978-3-662-59122-2   ISBN 978-3-662-59123-9   (eBook)
https://doi.org/10.1007/978-3-662-59123-9

Die Deutsche Nationalbibliothek verzeichnet diese Publikation in der Deutschen Nationalbibliografie;
detaillierte bibliografische Daten sind im Internet über ► http://dnb.d-nb.de abrufbar.

Zeichnungen von M.C. Wittmer, München

Planung/Lektorat: Fritz Kraemer
Springer ist ein Imprint der eingetragenen Gesellschaft Springer-Verlag GmbH, DE und ist ein Teil von
Springer Nature.
Die Anschrift der Gesellschaft ist: Heidelberger Platz 3, 14197 Berlin, Germany

Vorwort

Liebe Leserinnen und Leser,

das Tragen eines künstlichen Darmausganges bedeutet für den überwiegenden Teil der betroffenen Patienten einen sehr tiefen Einschnitt in die Lebensführung. Auch wenn die Stomaanlage bei den Einen die Behandlungsrisiken reduziert und bei Anderen die Krankheitssymptome lindert, kann sie auch zu neuen Problemen, Beschwerden und Sorgen führen. Gemessen an der Bedeutung und Häufigkeit der Chirurgie des intestinalen Stomas, scheint das während des Studiums der Humanmedizin und der fachärztlichen Weiterbildung vermittelte Wissen zu dem Thema äußerst gering zu sein. Das vorliegende Buch soll daher das verfügbare Wissen zusammenfassen und die noch offenen Fragen diskutieren.

Ich möchte den Stomatherapeut*innen, mit denen ich in den letzten 20 Jahren zusammengearbeitet und von denen ich so viel gelernt habe, an dieser Stelle einen tiefen Dank und meine Anerkennung aussprechen: Irmhild Ludwig und Daniela Pacini in Regensburg, Monika Schattenberg und Stephanie Braun in Gelsenkirchen sowie Sandra Eberl und Daniel Zerndl in München. Deren Wissen, Erfahrung und Leidenschaft, mit denen sie arbeiten, hat mich immer beeindruckt! Außerdem hat die gemeinsame Betreuung der Patienten immer sehr viel Spaß gemacht! Auch Fr. Dr. C. Wittmer möchte ich hier für die sehr schönen Illustrationen für dieses Buch danken.

Meine tiefste Verneigung gilt jedoch vor allem meinen Patienten, bei denen ich ein Stoma angelegt, revidiert oder geschlossen habe. Wir haben gemeinsam einiges durchgemacht! Deren Treue und Vertrauen selbst in schwersten Zeiten haben mein Herz so oft mit Demut, Dankbarkeit, Rührung und Bewunderung erfüllt.

Den unzähligen wunderbaren Menschen, denen ich als Arzt und Chirurg während meiner Laufbahn begegnet bin und an die ich beim Schreiben so oft dachte, widme ich dieses Buch!

Prof. Dr. med. Igors Iesalnieks

Inhaltsverzeichnis

Herausgeber- und Autorenverzeichnis

Über den Herausgeber

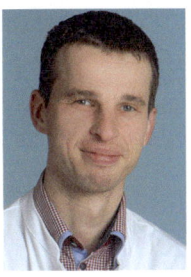

Prof. Dr. med. Igors Iesalnieks

1973 geboren. 2005 Facharztanerkennung für Chirurgie. Bis 2009 Oberarzt der Chirurgischen Klinik an der Universität Regensburg (Prof. Dr. H.J. Schlitt). Bis 2014 leitender Oberarzt der Klinik für Allgemein- und Viszeralchirurgie, Marienhospital Gelsenkirchen, Akademisches Lehrkrankenhaus der Universität Essen. Seit 2014 leitender Oberarzt der Klinik für Chirurgie, Klinik München Bogenhausen, Akademisches Lehrkrankenhaus der Technischen Universität München. Klinische und wissenschaftliche Schwerpunkte sind die kolorektale Chirurgie speziell Chronisch entzündliche Darmerkrankungen, minimal invasive Chirurgie, Proktologie. 2002 Promotion an der Universität Regensburg, 2011 Habilitation an der Universität Regensburg für das Fachgebiet Chirurgie. 2018 Bestellung zur außerplanmäßigen Professur des Universitätsklinikums Regensburg. 2019 Auszeichnung mit dem Jens J. Kirsch Preis der Deutschen Gesellschaft für Koloproktologie.

Autorenverzeichnis

Prof. Dr. Felix Aigner
Chirurgische Klinik Campus Charité Mitte/
Campus Virchow-Klinikum, Charité –
Universitätsmedizin Berlin, Deutschland

PD Dr. Peter C. Ambe
Klinik für Allgemein-, Viszeral- und
Transplantationschirurgie, Universitätsklinikum
Münster, Deutschland

Prof. Dr. Matthias Anthuber
Klinik für Allgemein-, Viszeral- und
Transplantationschirurgie, Klinikum Augsburg,
Deutschland

Mattias Block, MD PhD
Head of the Colorectal Unit, Kirurgiska
Kliniken/Sahlgrenska Universitetssjukhuset/
Östra, Göteborg, Schweden

Dipl.-Psych. Claudia Erzberger
Psychoonkologischer Konsiliardienst,
Klinik München Bogenhausen, München,
Deutschland

Dr. Safak Gül-Klein
Chirurgische Klinik Campus Charité Mitte/
Campus Virchow-Klinikum, Charité –
Universitätsmedizin Berlin, Deutschland

Prof. Dr. Stuart Hosie
Klinik für Kinderchirurgie, München Klinik
Schwabing, Deutschland

Prof. Dr. Igors Iesalnieks
Klinik für Allgemein-, Viszeral-, Endokrine
und Minimal-Invasive Chirurgie, München
Klinik Bogenhausen, Deutschland

Prof. Dr. Peter Kienle
Klinik für Allgemein- und Viszeralchirurgie,
Theresienkrankenhaus und St. Hedwig-Klinik
GmbH, Mannheim, Deutschland

Dr. Armin Küllmer
Department für Innere Medizin 2,
Universitätsklinikum Freiburg, Deutschland

Dr. med. Stefan Löb
Klinik für Allgemein- und Viszeralchirurgie,
Universitätsklinikum Würzburg, Deutschland

Mark Malota
Klinik für Kinderchirurgie, München Klinik
Schwabing, Deutschland

Pär Myrelid MD, PhD, Associate Professor
Department of Clinical and Experimental
Medicine, Linköping University Hospital
Universitetssjukhuset, Linköping, Schweden

Daniela Pacini
Wund- und Stomatherapie, Klinik und Poliklinik
für Chirurgie, Universitätsklinikum Regensburg,
Deutschland

PD Dr. Arthur Schmidt
Department für Innere Medizin 2,
Universitätsklinikum Freiburg, Deutschland

Julia Schollbach
Klinik für Allgemein- und Viszeralchirurgie,
Universitätsklinikum Würzburg, Deutschland

Dr. Sebastian Wolf
Klinik für Allgemein-, Viszeral- und
Transplantationschirurgie, Klinikum Augsburg,
Deutschland

Historische Perspektive

Igors Iesalnieks

© Springer-Verlag GmbH Deutschland, ein Teil von Springer Nature 2020
I. Iesalnieks (Hrsg.), *Chirurgie des intestinalen Stomas*, https://doi.org/10.1007/978-3-662-59123-9_1

1

1.1 Kolostoma

Die Idee ein Kolostoma auszuleiten wurde zum ersten Mal 1710 von Alexis Littre beschrieben, als er ein 6 Tage altes Kind mit Analatresie obduzierte (Littre 1710). Die zweite Erwähnung eines Kolostomas findet sich in der 5. Auflage des von William Cheselden verfassten Anatomiebuchs. Cheselden war der bekannteste Chirurg der damaligen Zeit, der u. a. den Papst und Isaac Newton behandelt hatte. Er beschrieb eine 70-jährige Patientin mit einer inkarzerierten Nabelhernie. Cheselden fand bei der Patientin einen perforierten Nabel mit teils nekrotischem Kolonanteil darin. Er entfernte die Nekrosen, sodass es zur Bildung einer Kot-fördernden Fistel kam, mit der die Patientin noch länger lebte (Cheselden 1740). Mitte des 18. Jahrhunderts erschienen Berichte über die Behandlung penetrierender abdomineller Verletzungen mittels „Littre-Methode". Das traumatisch eröffnete Kolon wurde an den Wundrändern genäht (Heister 1757). Damit konnte im Einzelfall langfristiges Überleben bei Verletzungen erreicht werden, wo dies früher undenkbar war.

Der französische Chirurg Pillore (Pillore 1840) bildete 1776 eine Zökostomie bei einem Weinbauer mit stenosierendem Rektumkarzinom. Der Patient starb 4 Wochen später an Dünndarmperforation, die allerdings Folge des zuerst über mehrere Wochen eingenommenen Quecksilbers war. Weitere Berichte folgten, wobei vor allem die Analatresie bei Kindern die führende Indikation darstellte. 1793 legte Duret (Duret 1798) bei einem 3-jährigen Kind mit Analatresie ein doppelläufiges Kolostoma im linken Unterbauch an. Das distendierte Colon sigmoideum war über die dünne Bauchdecke gut sichtbar, sodass der Chirurg die Inzision direkt dort platzieren konnte. Der Patient lebte bis zum 45. Lebensjahr. Im 18. und 19. Jahrhundert übten die Chirurgen an Leichen die „Littre-Methode" und später die lumbale Kolostomie. Amussat aus Paris führte 1839 mehrere lumbale Kolostomien durch: 21 davon bei Analatresie bei Kindern; 4 Patienten überlebten (Amussat 1839). Er befürwortete die lumbale Kolostomie, um das Risiko der Peritonitis zu reduzieren und führte den Eingriff auch bei Patienten mit obstruierendem linksseitigem Karzinom durch. In der Mitte des 19. Jahrhunderts mehrten sich Berichte zu Kolostomaanlage bei Patienten mit Karzinom, wobei die „Amussats-Methode" teilweise kritisch gesehen wurde, war es doch bei lumbalem Zugang nicht sicher möglich, die Höhe der Obstruktion zu bestimmen. Der Salzburger Chirurg Schinzinger beschrieb 1881 die Operationen an 2 Patienten mit Karzinom des Colon sigmoideum, die er mittels eines endständigen Kolostomas mit Verschluss des abführenden Schenkels behandelte. Er führte eine Leisteninzision durch, durchtrennte das Kolon proximal des Tumors, verschloss den abführenden und leitete den zuführenden Schenkel aus (Schinzinger 1881). Der Chirurg wollte damit im Gegensatz zum „gängigen" doppelläufigen Kolostoma eine komplette Diversion des Stuhlgangs erreichen.

Die Einführung der Allgemeinnarkose und der Aseptik und Antiseptik erleichterte die weitere Entwicklung der Operationstechniken, sodass die lumbale Kolostomie weitgehend in Vergessenheit geriet und die Eingriffe nun grundsätzlich transperitoneal durchgeführt wurden. Reclus (Reclus 1887) beschrieb 1887 eine Technik der Kolostomaanlage, deren Ziel es war, jegliche peritoneale Kontamination beim Eröffnen des überdehnten stuhlgefüllten Kolons zu vermeiden. Er leitete die dilatierte Colon-sigmoideum-Schlinge über die inguinale Inzision aus, zog eine im Jod getränkte Kompresse durchs Mesenterium und befestigte so die Kolonschlinge an der Hautoberfläche. Erst 6 Tage später wurde das Kolon eröffnet und eingenäht. Zu diesem Zeitpunkt war die Schlinge fest in die Bauchdecke eingewachsen, sodass weder eine Kontamination, noch Retraktion auftreten konnte. Der böhmische Chirurg Karel Maydl führte einen ähnlichen Eingriff auch am Colon transversum und teilweise Ileum durch, wobei er einen mit in Jodoform getränkter Gaze umwickelten Hartkautschukbolzen als „Reiter" nutzte (Maydl 1888).

Mayo (1904) und Miles (1908) beschrieben die Technik der abdominoperinealer Rektumexstirpation (Miles 1908; Mayo 1904). Der Chirurg Henri Hartmann (Hartmann 1921) präsentierte 1921 auf dem Kongress der französischen Chirurgen 2 Patienten mit Karzinom des distalen Sigmas. Er führte im Rahmen der ersten Operation die Anlage eines proximalen endständigen Kolostomas durch, resezierte bei der zweiten das tumorbefallene Segment und verschloss das Rektum distal der Resektion. So vermied er bei diesen Patienten die sehr belastende Rektumexstirpation.

Erst 1951 wurde von Patey (Patey 1951) empfohlen, die Schleimhaut des ausgeleiteten Kolons an den Hauträndern zu nähen. Davor wurde der Darm mehrere Zentimeter über dem Hautniveau abstehend ausgeleitet, damit er mit dem Hautrand spontan verwachsen kann. Auch das zweizeitige Eröffnen des Kolons wurde Mitte des 20. Jahrhunderts noch vielerorts angewendet, um die peritoneale Kontamination zu verhindern. Doch Patey stellte diese Gefahr infrage und bemerkte zugleich, dass primäres Adaptieren des Epithels zu einer besseren Heilung führen würde. Er stellte auch 12 Fälle vor, berichtete über bessere Stomafunktion, früheres Fördern und vermutete, dass die Inzidenz der Stenose und Retraktion zurückgehen würde. In den darauffolgenden Jahren wurde die mukokutane Naht des Kolostomas Standard – eine Entwicklung, die Hand in Hand mit der Technik der Ileostomie (s. u.) ging.

Bis zur Mitte des 20. Jahrhunderts wurden die Kolostomata mithilfe eines mit einem Gürtel fixierten, festen Containers aus Gummi, Leder, Metall (und später Plexiglas) versorgt (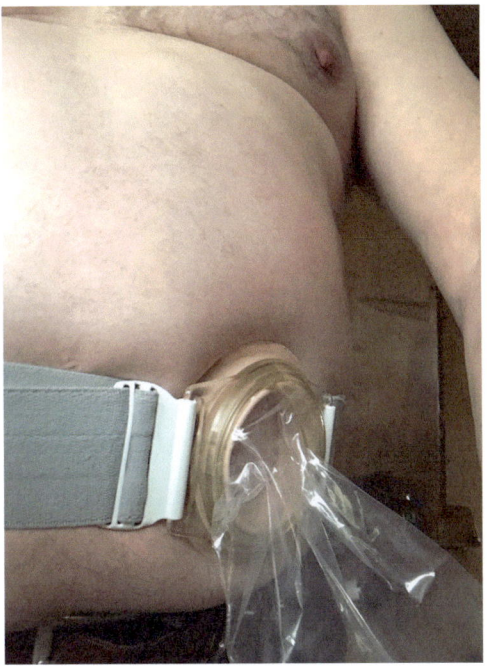 Abb. 1.1). Die Behälter wurden meist mit Tüchern ausgestopft, um die Flüssigkeiten aufzusaugen. Die relativ regelmäßige Entleerung des meist linksseitigen Kolostomas erlaubte eine einigermaßen erträgliche Versorgung, sodass die Lebensqualität nicht so stark beeinflusst wurde, wie im Falle des schlecht zu versorgenden Ileostomas (s. u.).

■ **Abb. 1.1**　Kolostomaversorgung mit einer mit Gürteln fixierten Andruckplatte aus Gummi, einer Plexiglaspelotte und Auffangbeutel. (Mit freundlichen Genehmigung der Fa. Coloplast)

1.2　Ileostoma

Der Weg zur Etablierung des Ileostomas war ungleich länger. Einzelne Fälle wurden zwar bereits Ende des 19. Jahrhunderts beschrieben. Die erste Ileostomie wurde 1879 von dem Danziger Chirurgen Wilhelm Baum bei obstruierendem Karzinom des Colon ascendens beschrieben. Der Patient hatte das Ileostoma überlebt, starb jedoch später an der Hemikolektomie (Franks 1889). Auch Karel Maydl (s. o.) hatte ein Ileostoma beschrieben.

Das zunehmende Wissen über die Colitis ulcerosa erhöhte allerdings Anfang des 20. Jahrhunderts den Bedarf an einem Ileostoma als Therapieoption stark. So wurden z. B. 1909 in der Sitzung der *Royal Society of Medicine* die klinischen Verläufe von 160 Patienten mit Colitis ulcerosa aus 6 Londoner Krankenhäusern präsentiert (Corbett 1944). Von diesen waren 71 an Folgen der Erkrankung verstorben!

1

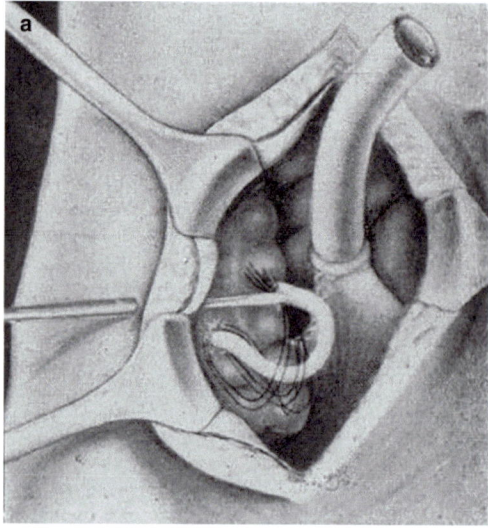
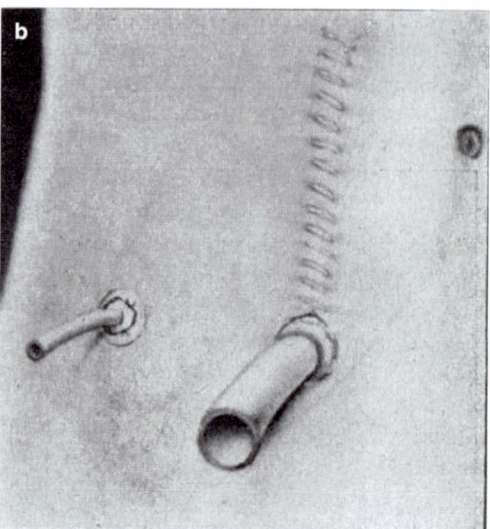

◘ Abb. 1.2   Das Schema der Ileostomaanlage von Brown (Brown JY. The value of complete physiologic rest oft the large bowel in the treatment of certain ulcerative and obstructive lesions of this organ). Das Ileum wurde über mehrere Zentimeter am Unterpol der Wunde ausgeleitet. In den Appendixstumpf wurde ein Katheter für Irrigation platziert. (Aus Brown 1913)

Dr. John Young Brown stellte 1912 als erster die Ileostomie als Therapieoption vor (Brown 1913). Damals wurde noch regelmäßig ein Appendikostoma oder ein Zökostoma zum Zwecke der Irrigationsbehandlung bei Colitis-ulcerosa-Patienten angewendet. Brown behauptete, dass die Irrigationsbehandlung über das Appendikostoma nicht funktioniere, weil das freigespülte Kolon von nachrückenden Stuhlmassen sofort gefüllt werde. Er beschrieb 10 Patienten, bei denen er ein endständiges, 5 cm langes Ileostoma am Unterpol der medianen Laparotomie ausgeleitet hatte (◘ Abb. 1.2). Nur einer der Patienten in dieser Gruppe litt an Colitis ulcerosa. Die anderen hatten Karzinome, chronische Motilitätsstörungen oder eine Amöbenkolitis. Er ließ das endständig ausgeleite Ileum in die Laparotomienarbe granulieren, ohne es zu fixieren. Zugleich legte er ein Zökostoma für Irrigationsbehandlungen an. Er führte mangels einer Möglichkeit, das Stoma „abzudichten", ins Ileum einen Katheter ein. Mit dieser Technik, die in den Jahrzehnten darauf verwendet wurde, verkürzte sich der Darm als Folge einer Serositis, die Mukosa wuchs über die Darmränder hinaus und

formierte eine mukokutane Verbindung. Dieser Prozess wurde *„maturation of stoma"*, also „Reifen" genannt. Oft geschah dieses „Reifen" jedoch nicht und führte zu ernsthaften Problemen (s. u.).

In den 30–40er Jahren wurde auch eine Loop-Ileostomie in fulminanten Fällen empfohlen, um die Operationszeit zu verkürzen. Die Loop-Ileostomien ließen sich jedoch mit den damaligen Versorgungen besonders schlecht abdichten (Brooke 1952), sodass sie bei Chirurgen sehr unbeliebt waren.

In den 30er Jahren wurde von den Chirurgen der Mayo Klinik die Ileostomaanlage im rechten Unterbauch empfohlen. Weil viele unter den damaligen Patienten aus heutiger Sicht wohl an M. Crohn litten, bildeten einige von ihnen Perforationen, Fisteln oder Abszesse am terminalen Ileum. Diese Komplikationen wurden als weniger dramatisch gesehen, wenn diese im rechten Unterbauch als im Bereich der medianen Laparotomie auftraten. Auch die Gefahr eines Ileus wurde als niedriger gesehen, wenn das Stoma über eine separate lateral liegende Inzision ausgeleitet wurde. Zunehmend erkannte man in den 40–50er Jahren jedoch, dass die Hautprobleme im Ileostomabereich seltener auftreten, wenn es über eine separate Inzision statt über die Laparotomienarbe ausgeleitet wird (Swinton 1956). Um die exakte Position wurde jedoch noch über Jahrzehnte gestritten; in den 50-er Jahren wurde das Ileostoma auch in der Flanke ausgeleitet (Brooks 1952). In Deutschland sagen ältere Menschen heute noch „Seitenausgang".

Die Probleme mit der Ileostomaversorgung dominierten die ersten Jahrzehnte der Ileostomachirurgie. Die Versorgung war schlicht katastrophal. Ein wichtiger Schritt in der Entwicklung der Stomaversorgung konnte Ende der 20er Jahren gemacht werden, als Dr. Alfred Strauss eine Ileostomie (und später Kolektomie) beim Chemiestudenten Henry König durchführte. Der Arzt und der Patient tüftelten an verschiedenen chemischen und technischen Lösungen und konstruierten einen Beutel, der in einem Stück oder getrennt an einer Gummiplatte befestigt und mit einem Klebstoff an die Haut ums Stoma geklebt wurde. 1934 meldete König ein Patent auf diese Form der Stomaversorgung an. Er produzierte sie kommerziell zusammen mit Hermann Rützen, der für eine kurze Zeit selbst ein Ileostomaträger war. Die Versorgung wurde viele Jahrzehnte danach noch als „Koenig-Rutzen bag" oder „Strauss-Koenig-Rutzen bag" bezeichnet. H. Rützen und später sein Sohn produzierten in den USA und vertrieben Stomaversorgungen bis 2007.

Auch wenn die König-Rutzen-Beutel einen sehr großen Fortschritt in der Stomatherapie bedeuteten, die Versorgung war noch bei weitem nicht perfekt. Das Anbringen war kompliziert, der Klebstoff löste sich teilweise, die Andruckplatte musste oft mit zusätzlichen Klebebändern abgedichtet werden, man nahm einen Gurt hinzu, um die Stomaplatte fester an die Bauchdecke zu drücken (Brooks 1952). Auch schützte die Versorgung nicht vor Geruchsbildung.

1952 bildete sich in den USA als eine der ersten Selbsthilfegruppen der sog. QT-Club (Lennebrg 1954). Er bestand aus 9 Ileostomaträgerinnen, die sich in Mount Sinai Hospital in Boston kennenlernten. Die Buchstaben Q und T standen für die Stationen, auf denen sie vorher behandelt wurden. Diese Gruppe traf sich monatlich und entwickelte im Laufe der Zeit zusammen mit Ärzten, Pflegenden und der Industrie die Stomamaterialien – Klebstoffe, Deos, Entferner der Klebstoffe, die Platten, die Beutel. Die Vertreter dieser Gruppe waren mit die ersten, die verstanden, dass die nicht gut sitzende Versorgung die häufigste Ursache der peristomalen Hautprobleme darstellte. Der QT-Club gab sogar eine monatliche Zeitschrift heraus.

Die König-Rützen-Beutel wurden bis in die 50er Jahre (und darüber hinaus) verwendet. 1954 entwickelte die Dänin Elise Sørensen (🔵 Abb. 1.3), die Krankenschwester war, für ihre Schwester Thora den ersten Stomabeutel mit Basisplatte aus Karayagummi mit selbstklebenden Zinkoxidflächen. Sørensen präsentierte die Idee dem Kunststoff-Fabrikanten Aage Louis-Hansen, dessen Firma sich mit der Herstellung von Kunststofftaschen beschäftigte. Seine Ehefrau war gelernte Krankenschwester und hatte die miserable Kolostomaversorgung in den Krankenhäusern erlebt. Sie drängte ihren Mann erfolgreich, sich auf Sørensen's Vorschlag einzulassen. Die Qualität dieser Stomaversorgung aus einmal verwendbarem Material war allem bis dahin Dagewesenen so überlegen, dass bereits 1957 die kommerzielle Herstellung begonnen werden konnte. So wurde die Firma „Coloplast" gegründet.

Noch in der Mitte der 40er Jahre (Corbet 1944) betrug die Mortalität nach alleiniger Ileostomaanlage bei Colitis ulcerosa etwa 30–35 %, was damals als Therapieerfolg gesehen werden musste. Zwar konnte ein Teil dieser Todesfälle auf die nicht beherrschbare Colitis zurückgeführt werden, doch zunehmend wurde auch ein Syndrom, das damals als „Ileostomy dysfunction" bezeichnet wurde (Warren 1951), als Todesursache erkannt. Zu diesem Zeitpunkt hatten die Chirurgen beobachtet, dass der Ileostomainhalt in den ersten Wochen nach der Anlage sehr dünnflüssig ist (Crile 1954). Es wurde

1

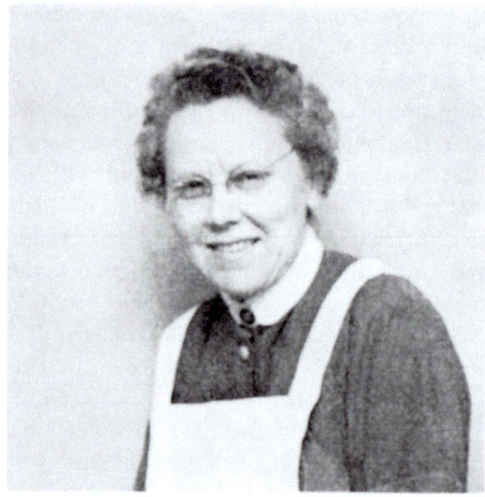

🔲 **Abb. 1.3** Elise Sørensen – die Erfinderin des ersten Stomabeutels. (Mit freundlicher Genehmigung der Fa. Coloplast)

festgestellt, dass bei einem Teil der Patienten, die Stuhlkonsistenz zunehmend breiiger wurde und sich der Zustand der Patienten verbesserte. Bei anderen – Warren (Warren 1951) schätzte die Inzidenz auf 62 %! – persistierten jedoch weiterhin massive Flüssigkeits- und Elektrolytenverluste, die oft zu tödlichen Verläufen führten. Seit dem Etablieren der Kolektomie als Therapie der Wahl bei konservativ nicht beherrschbarer Colitis ulcerosa durch Miller et al. (Miller 1949) stand die „Ileostoma-Dysfunktion" nun an der zweiten Stelle der Todesursachen nach der Peritonitis, wobei auch deren Inzidenz nach Einführen der Antibiotika in den 40er Jahren rasch zurückging.

Auf der Suche nach der Ursache der „Ileostomy Dysfunction" wurde zunächst eine Dilatation des Ileums proximal des Stomas beobachtet. Dies wurde initial als normale kompensatorische Reaktion gesehen, doch Crile und Turnbull konnten feststellen und radiologisch nachweisen, dass es sich hier um eine Obstruktion handelt. Die Symptome (massive Durchfälle, Koliken, Volumenmangel) konnten rasch behandelt werden, sobald in das Stoma ein Katheter eingeführt wurde.

Die Autoren vermuteten, dass das über dem Hautniveau liegende Ileumsegment im Stuhlgang „badete" und so eine schwere Serositis verursachte – eine Art Peritonitis des ausgeleiteten Ileumsegments. Dadurch entstand eine funktionelle Obstruktion, die bei den durch die Colitis ulcerosa geschwächten Patienten schnell zum Tode führen konnte. Das Syndrom hielt im günstigen Fall 4–6 Wochen an, bis der Prozess des „Reifens" (s. o.) abgeschlossen war – das Ileumsegment kontrahierte, die Schleimhaut evertierte spontan und erreichte die Haut. Ein kürzeres Ileostoma reifte schneller, war jedoch zu damaliger Zeit erheblich schlechter zu versorgen, sodass die Chirurgen eher ein längeres Segment über der Haut stehen ließen.

Cirle und Turnbull führten nun eine neue Technik der Ileostomaanage ein: Sie exzidierten die Serosa und die Muscularis-Schicht des distalen Ileostomaendes und stülpten es um, um die Mukosa an die Haut annähen zu können. Brooke (1952) fand jedoch eine wesentlich einfachere Lösung, in dem er den Stomarand einfach evertierte. Die heute gültige Technik der Stomaanlage war geboren. Noch heute wird ein evertiertes endständige Ileostoma in der englischen Literatur als „*Brooke's ileostomy*" bezeichnet und das Umstülpen der Stomaränder als „*Maturation*".

Die weiteren Meilensteine in der Geschichte der Stomachirurgie waren die Entwicklung des kontinenten Ileostomas (s. ▶ Kap. 15) und die Stoma-Irrigation (s. ▶ Kap. 17).

Literatur

Amussat JZ (1839) Memoire sur la possibilite d'etablir un anus artificial dans la region lombaire sans peneter dans la peritoine. Acad R Med 1839:85–108

Brooke BN (1952) The management of an ileostomy, including its complications. Lancet 2(6725):102–104

Brown JY (1913) The value of complete physiologic rest oft the large bowel in the treatment of certain ulcerative and obstructive lesions of this organ. Surg Gynecol Obstet 16:610–613

Cheselden W (1740) Colostomy for strangulated umbilical hernia. In: Bowyer W (Hrsg) Anatomy of human body. 5. Aufl. London

Corbett RS (1944) A review oft the surgical treatment of chronic ulcerative colitis. Proc R Soc Med 38:277

Crile G, Turnbull RB (1954) The mechanism and prevention of ileostomy dysfunction. Ann Surg 140(4):459–466

Duret C (1798) Observations sur un enfant ne sans anus, et auquel il a ete fait une ouverturepoor y suppleer. Rec Period Soc Med Paris 4:45–50

Franks K (1889) Colectomy or resection of the large intestine for malignant disease. Med Chir Trans 72:211–232

Hartmann H (1921) Nouveau procédé d'ablation des cancers de la partie terminale du colon pelvien. Congres Française de Chirurgie, Strasbourg 30:411

Heister L. A general system of surgery in three parts. W. Innys and J. Richardson, J. Clarke, R. Manby, J. Whiston, and B. White. H.S. Cox and L. Davis and C. Reymers (1757) London. S. 72–73

Lenneberg E (1954) QT Boston; an ileostomy group. N Engl J Med 251(25):1008–1011

Littre (1710) Diverses obseravtions anatomiques II. Histoire l'Academie R Sci 1710: 36–37

Maydl K (1888) Zur Technik der Kolostomie. Centralblatt Chir 24:433–439

Mayo CH (1904) Cancer of the large bowel. Med Sentinel 12:466–473

Miles WE (1908) A method of performing abdomino-perineal excision for carcinoma of the rectum and of the terminal portion of the pelvic colon. Lancet 172:1812–1813

Miller GG, Gardner CM, Ripstein CB (1949) Primary resection of the colon in ulcerative colitis. Can Med Assoc J 60(6):584

Patey DH (1951) Primary epithelial apposition in colostomy. Proc R Soc Med 44(6):423–424

Pillore H (1840) Operation d'anus artificiel, practiquee en 1776. L'Experience J Med Chir 5:76–5

Reclus P (1887) Anus artificial iliaque. Bull MemSoc Chir 13:685–687

Schinzinger (1881) Über Operationen an Darme. Centralblatt Chir 48:767–768

Swinton NW (1956) Discussion on ileostomy. Proc R Soc Med 59:945–949

Warren R, McKittrick LS (1951) Ileostomy for ulcerative colitis; technique, complications, and management. Surg Gynecol Obstet 93:555–567

Präoperative Vorbereitung

Daniela Pacini und Igors Iesalnieks

© Springer-Verlag GmbH Deutschland, ein Teil von Springer Nature 2020
I. Iesalnieks (Hrsg.), *Chirurgie des intestinalen Stomas*, https://doi.org/10.1007/978-3-662-59123-9_2

2

Die präoperative Vorbereitung vor einer Stomaanlage hat zwei Hauptziele: 1) den Patienten optimal zu informieren, 2) die optimale Position für das Stoma auszuwählen.

2.1 Ärztliches Gespräch

Die präoperative Vorbereitung vor der geplanten Stomaanlage kann für den Patienten eine turbulente Zeit sein – gefüllt von einer Vielzahl an Informationen, von denen viele beunruhigend und mit einer Ungewissheit verbunden sein können. Der Patient macht sich Sorgen – sowohl wegen der Grunderkrankung, z. B. Karzinom, als auch im erheblichen Ausmaß wegen des Stomas.

Bevor Fragen zum Stoma besprochen werden, sollte der Patient über die Grunderkrankung, die Behandlungsstrategie und die Prognose aufgeklärt werden. Bei Erklärung der Operationsmethode muss anschließend der Sinn der Stomaanlage erklärt werden.

> ❯ Es ist wichtig, dass die Patienten die Vorteile (!) der Stomaanlage verstehen. Es sollte also eine positive Perspektive geschaffen werden, damit der Patient die Stomaanlage nicht als „Strafe" wahrnimmt.

Bei temporärer Stomaanlage sollte erklärt werden, wann die Rückverlagerung stattfindet und was ihr im Weg stehen könnte. Kann die Rückverlagerung nicht ganz sicher erfolgen, sollte unbedingt auch dies kommuniziert und erklärt werden.

Es wichtig, dass der Arzt allen Fragen ums Stoma im Aufklärungsgespräch die oberste Priorität beimisst. Je besser die ärztliche Aufklärung, desto einfacher und erfolgreicher wird später das Gespräch mit dem/der Stomatherapeuten/in.

2.2 Vorbereitung durch Stomatherapeuten/in

Beim Erstkontakt sollte der/die Stomatherapeut/in dem Patienten das Gefühl geben, nicht allein mit der neuen Situation zu sein. Der/die Stomatherapeut/in kann bereits durch seine/ihre Präsenz zeigen: „Ich bin für Sie da, wir werden gemeinsam einen Weg finden, ich werde für Sie auch nach (!) der Operation und Entlassung da sein. Auch die Fragen der Kosten, der Lieferung, der Anpassung der Materialien werde ich beantworten können". Die Stomatherapeuten werden oft zu den besonders wichtigen Vertrauenspersonen für Patienten.

> ❯ Dem Patienten sollte auch die Möglichkeit gegeben werden, die Angehörigen einzubinden. Diese Rolle kann unterschiedlich definiert sein: von der psychischen Unterstützung bis zur Stomaversorgung an sich.

Die Einbindung der Familienmitglieder erhöht deren Akzeptanz und die Compliance. Es ist für sie einfacher zu verstehen, inwieweit sich für den Stomaträger die sozialen Aktivitäten, Sexualität, Freizeit etc. ändert. Die Angehörige können/sollen sowohl vor als auch nach der Operation aktiv eingebunden werden.

Das Gespräch mit dem Patienten sollte einen ruhigen Rahmen haben, damit sich beide – der Patient und der Therapeut – konzentrieren und Zeit lassen können. In der Regel werden für ein adäquates Vorgespräch ca. 30 min benötigt. Der Therapeut sollte die Situation des Patienten kennen – seinen Wissensstand zur Erkrankung, zum Stoma, die geplante Therapie, die soziale und familiäre Situationen. Auch die Ängste (Ekel, Finanzen, Bedenken wegen Versorgung) sollten

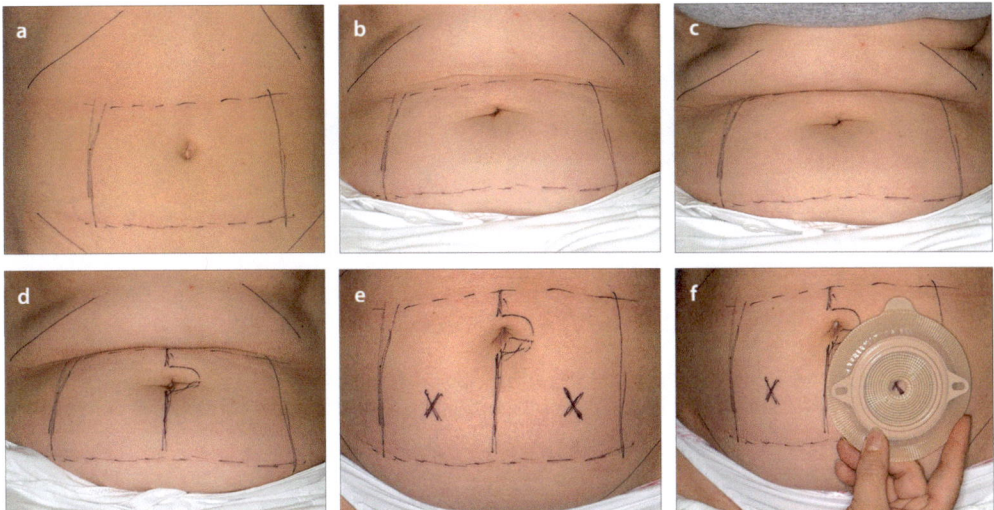

◘ Abb. 2.1   **a–f** Schritte der Stomamarkierung. Es werden die Ränder des M. rectus abdominis, der Rippenbogen (**a**), die spina iliaca anterior superior und die Falten (**b**, **c**) und die Laparotomieführung (**d**) markiert.
Schließlich wird in dem faltenfreien Bereich – meist unter der Gürtellinie – (**e**) die Stomastelle markiert. Es
kann auch eine Basisplatte geklebt werden (**f**), um die Position zu testen und für den Patienten anschaulich zu
machen. (Foto von D. Pacini)

angesprochen werden. Der Therapeut sollte
mündlich und anhand von Zeichnungen auf
folgende Fragen eingehen:

— Wie funktioniert das Stoma?
— Wie wird das Stoma versorgt?
— Was muss beachtet werden?
— Was ist mit körperlichen Anstrengungen?
— Wie verhält es sich mit der Sexualität?
— Was wäre in Bezug auf eine Schwanger-
   schaft zu bedenken?
— Wie sieht eine adäquate Ernährung aus?
— Was ist auf Reisen zu beachten?
— Welche soziale Absicherung, Leistungen
   der Krankenkasse sollten bedacht werden?
— Gibt es hilfreiche Adressen (z. B.Selbsthil-
   fegruppen)?
— Was ist eine Irrigation (s. ▶ Kap. 17)?

Es sollte Anschauungsmaterial – Beutel, Platten usw. – gezeigt werden. Es ist sinnreich,
einen Ratgeber zur Verfügung zu stellen. Manche Patienten möchten ein Gespräch, anderen
wollen sich später zum Thema einlesen.

2.3 Markierung

Die Markierung sollte immer bei geplanter
oder selbst bei eventueller Stomaanlage durchgeführt werden. Mehrere Studien belegen
eindeutig, dass die Stomakomplikationsrate
wesentlich höher ist, wenn ohne Markierung
operiert wurde (Parmar 2011).

Folgende anatomischen Grundlagen müssen beachtet werden:

— Das Stoma sollte durch den M. rectus
   abdominis ausgeleitet werden.
— 3–5 cm Entfernung von Narben, Falten,
   Knochen (Beckenkamm, Rippenbogen),
   Leiste, Nabel sollten eingehalten werden.
— Es sollte eine glatte Fläche von 5 × 5 bzw.
   10 × 10 cm gewählt werden.
— Die Schnittführung des Operateurs sollte
   beachtet werden.
— Die ausgewählte Stelle sollte für den
   Patienten einsehbar und erreichbar sein.
— Bei adipösen Patienten sollte im Ober-
   bauch markiert werden.

2

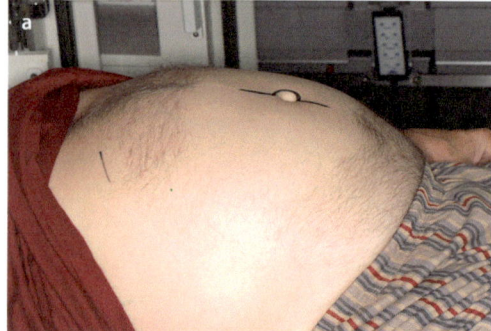
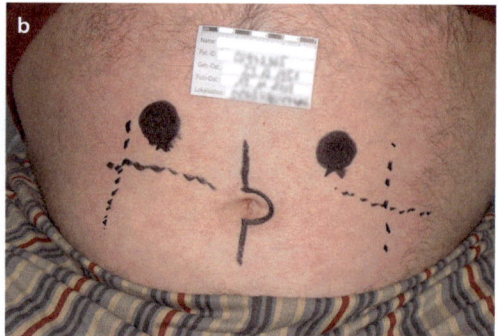

▪ **Abb. 2.2   a–b.** Markierung eines Patienten mit akutem Abdomen (in diesem Fall Dickdarmileus mit Zökum-perforation). Auch im Sitzen können die natürlichen Bauchfalten nicht erkannt werden. Die Markierung sollte in dieser Situation ca. 2–4 cm kranial des im Liegen höchsten Punktes des vorgewölbten Abdomens liegen. (Foto von D. Pacini)

— Kleidungsgewohnheiten sollten berücksichtigt werden.
— Eine Markierungsplatte kann als Unterstützung verwendet werden (▪ Abb. 2.1f).
— Es müssen beide Seiten und ggf. mehrere Stellen markiert werden, wenn die intraoperative Strategie noch unklar ist (z. B. bei Peritonealkarzinose).

Die Markierung sollte im Sitzen, im Liegen und im Stehen erfolgen. Beim Sitzen sollte sich der Patient vorbeugen, damit die Bauchfalten besonders prominent werden. Die Veränderung der Körperposition ist bei geplanter Stomaanlage im Oberbauch (z. B. Transversostoma) wichtig, da der Bezug des Rippenbogens und bei Frauen der Brüste zum Stoma in verschiedenen Körperpositionen variieren. Grundsätzlich wird die Stomastelle kaudal des Nabels, d. h. unter die Gürtellinie gelegt. Bei stark adipösen Patienten muss dagegen meist der Oberbauch als Stomalokalisation gewählt werden, weil der Patient nur den Oberbauch einsehen und erreichen kann und weil die Fettschicht im Oberbauch dünner ist als im Unterbauch.

❶ Die Markierung sollte mit wasserfestem Markierungsstift erfolgen. Immer wieder kommt es vor, dass beim Abwaschen des Operationsfeldes die Markierung verwischt wird und nicht mehr sichtbar ist!

Folgende Maßnahmen können daher zusätzlich zur Markierung getroffen werden: a) die Markierung abfotografieren und Bilder in den OP mitgeben, b) vorm Abwaschen die markierte Stelle mit einer dünnen Kanüle oberflächlich anritzen. Der Operateur muss auf jeden Fall dafür Sorge tragen, dass die Markierung sichtbar bleibt!

Bei Patienten mit akutem Abdomen kann die Markierung wegen der Überblähung erschwert sein – die Bauchfalten zeigen sich ggf. nicht. Auch kann es für den Patienten schwierig sein, sich aufzusetzen. In solchen Fällen sollte die Markierung bei liegendem Patienten 2–4 cm kranial der Scheitelpunktes des distendierten Abdomens vorgenommen werden (▪ Abb. 2.2).

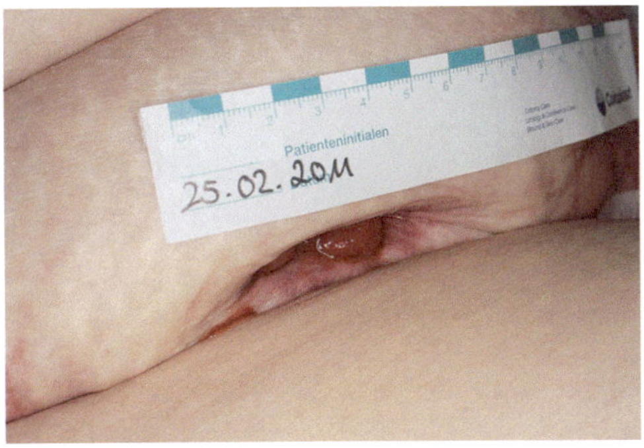

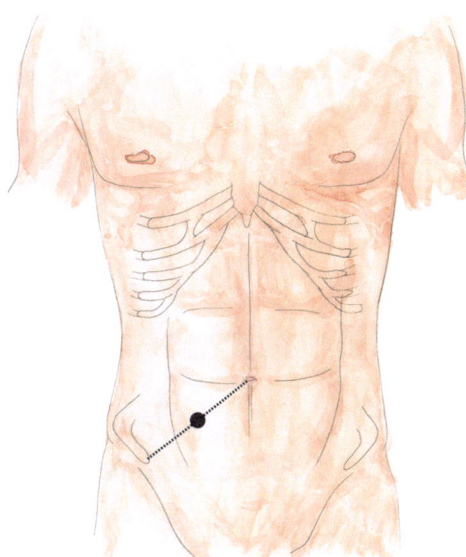

Abb. 2.3 Typische Folge einer Stomaanlage ohne präoperative Markierung bei einer Patientin, die notfallmäßig wegen Dünndarmischämie operiert wurde. Das Stoma befindet sich in einer tiefen Falte und ist kaum zu versorgen. (Foto von D. Pacini)

2.4 Intraoperative Auswahl der Stomaposition bei Patienten, die präoperativ nicht markiert wurden

Vor allem in den Notfallsituationen kommt es vermehrt vor, dass die Stomalokalisation präoperativ nicht markiert wurde (◼ Abb. 2.3). Der Operateur braucht dann eine Strategie, um die voraussichtlich beste Stomalokalisation auszuwählen. Folgende Grundsätze können dabei beachtet werden: Liegt der Patient ohne Stomamarkierung auf dem Operationstisch, so sollte noch **vor** der Laparotomie die beste Lokalisation ausgewählt werden. Bei nicht adipösen Patienten ohne Narben auf beiden Seiten der Mittellinie kann das Stoma auf der Linie platziert werden, die den Nabel und Spina iliaca anterior superior verbinden. Der Stomakanal passiert dabei die Mitte oder den lateralen Drittel des M. rectus abdominis (◼ Abb. 2.4). Bei adipösen Patienten sollte der Oberbauch als Stomalokalisation gewählt werden. Dabei eignet sich am besten die Position 2–4 cm kranial des Scheitelpunktes des distendierten Abdomens (s. o., ◼ Abb. 2.2).

Abb. 2.4 Stomalokalisation bei nicht markiertem Patienten. Man zieht eine Linie, die die Spina iliaca anterior superior und den Nabel verbindet und bildet den Stomakanal durch die Mitte oder lateralen Drittel des M. rectus abdominis

> **Tipp**
>
> Zeigt sich bei weiblichen Patientinnen trotz schlanken Habitus im Liegen eine sichtbare Fettschürze, kann diese zwischen den Fingern zusammengedrückt werden, sodass eine flache Oberfläche entsteht. Hier kann das Stoma platziert werden. Bei adipösen Patientinnen wird im Liegen an den Flanken oft eine Falte sichtbar, das Stoma sollte 5 cm über dieser Falte liegen. Wird erst bei offenem Abdomen die Stomalokalisation ausgewählt, so sollte der Stomakanal bei Frauen niemals auf Nabelhöhe gebildet werden, weil hier meistens eine Falte ist (◼ Abb. 2.5).

2

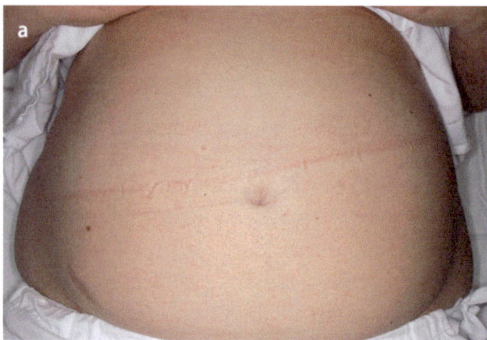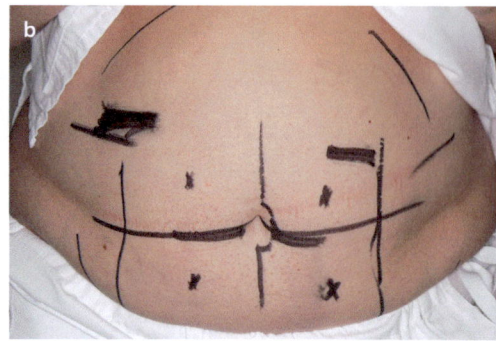

▪ Abb. 2.5   a–b Eine adipöse Patientin. Das Stoma sollte nicht auf Nabelniveau angelegt werden, da sich hier erst im Sitzen eine Falte bemerkbar macht. (Foto von D. Pacini)

Literatur

Parmar KL, Zammit M, Smith A, Kenyon D, Lees NP (2011) Greater manchester and cheshire colorectal cancer network. A prospective audit of early stoma complications in colorectal cancer treatment throughout the greater manchester and cheshire colorectal cancer network. Colorectal Dis 13(8):935–938

Technik der Stomaanlage

Igors Iesalnieks

© Springer-Verlag GmbH Deutschland, ein Teil von Springer Nature 2020
I. Iesalnieks (Hrsg.), *Chirurgie des intestinalen Stomas,* https://doi.org/10.1007/978-3-662-59123-9_3

3

3.1 Bilden des Stomakanals

Idealerweise sollte jeder Patient mit geplanter oder möglicher Stomaanlage präoperativ markiert werden. Zu den Prinzipien der Stomamarkierung und dem Vorgehen bei fehlender Markierung s. ▶ Kap. 2.

An der ausgewählten Stelle wird die Haut rund (im Regelfall in der Größe eines 20-Cent-Stückes) ausgeschnitten. Die Hautexzision ist selten zu klein gewählt, weil die Haut dehnbar ist und sich dem tatsächlichen Darmdurchmesser anpasst.

> ❗ Eine zu großzügige Hautexzision führt zu einem größeren Stoma, das auch eine aufwendigere Versorgung erfordert, die dann automatisch engeren Kontakt zu den Knochen, Falten und Narben hat. Möglicherweise wird dadurch auch das Prolapsrisiko erhöht.

Ist die Darmwand stark angeschwollen, wird sie später abschwellen und sich dem normalen Stomadurchmesser anpassen. Es ist umstritten, ob zusammen mit der Haut auch ein subkutaner Fettzylinder exzidiert werden soll. Dies wird in der Literatur beschrieben (Keighly und Williams 1994), andere befürchten jedoch eine höhere Rate an Stomaretraktion durch stärkere subkutane Vernarbung sowie eine kosmetisch ungünstige Einziehung der Narbe nach der Rückverlagerung des Stomas (Strong 2016; Block und Moossa 1994). An unserer Klinik wird das subkutane Fettgewebe nicht exzidiert, sondern lediglich in der Längsrichtung inzidiert und mit Haken auseinandergehalten. Wir präferieren an dieser Stelle die Langenbeck-Haken, weil sie im Vergleich zu Roux-Haken einfacher einzuführen sind.

> **Tipp**
>
> Dieser Schritt sowie das Eröffnen der Rektusscheide lassen sich leichter durchführen, wenn der Operateur mit der linken Hand die Bauchdecke hält und mit dem Zeige- und dem Mittelfinger der

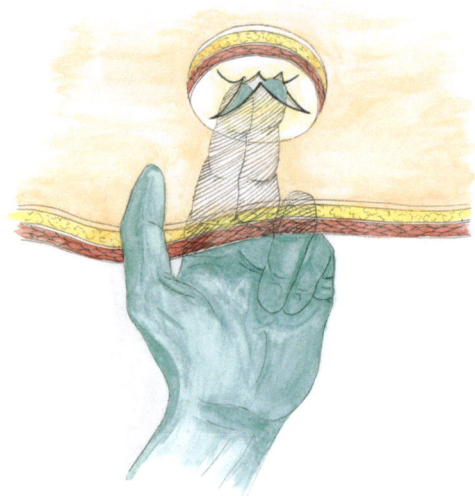

◘ Abb. 3.1 Der Operateur drückt den Zeige- und Mittelfinger der linken Hand von dorsal gegen die Bauchdecke im Bereich des Stomakanals

> linken Hand die Bauchdecke im Bereich des Stomakanals von dorsal nach ventral drückt (◘ Abb. 3.1).

Dies hilft, das bereits inzidierte Gewebe auseinanderzuschieben und die nächste Schicht schneller zu erkennen. Auch das Platzieren der Wundhaken vereinfacht sich dadurch. Beim Eröffnen des Hinterblattes der Rektusscheide schützt dieses Manöver außerdem vor der akzidentellen Verletzung der Viszera.

> **Tipp**
>
> Bei laparoskopischer Stomaanlage empfiehlt es sich, während der Bildung des Stomakanals das Pneumoperitoneum beizubehalten. Dadurch wird die Bauchdecke dünner und das Aufsuchen der jeweils nächsten Schicht einfacher. Auch das Risiko der akzidentellen Verletzung sinkt.

Die meisten Chirurgen schneiden das Vorderblatt der Rektusscheide (vorausgesetzt, das Stoma verläuft über den M. rectus abdominis) kreuzweise auf, spreizen die Muskulatur und eröffnen das Hinterblatt der Rektusscheide ebenfalls kreuzweise (Corman 2013; Schumpelick 1997). Das Hinterblatt kann auch quer oder längs statt kreuzweise inzidiert werden (Keighly und Williams 1994; Beck 2011; Block und Moossa 1994). Das Peritoneum wird meist automatisch mit dem hinteren Faszienblatt eröffnet. Das Spreizen der Muskulatur sollte durch einmaliges Spreizen der Scherenbranchen erfolgen. Dies gelingt, wenn man die geschlossene Schere oder eine Overholt-Klemme zwischen den Muskelfasern bis zum Hinterblatt der Rektusscheide vorschiebt und erst dann spreizt. Die Finger der linken Hand, die dorsal der Bauchdecke gehalten werden, helfen dabei, die Spitze der Schere an der richtigen Stelle zu ertasten. Zwischen den Branchen der gespreizten Schere können dann die Haken replatziert werden. Auch dieses Manöver gelingt mit den Langenbeck-Haken leichter als mit den Roux-Haken. Spreizt man dagegen die Schere mehrfach, während man die Muskulatur passiert, kommt es verstärkt zu Blutungen. Ist die Rektus-Muskulatur sehr kräftig, können die Muskelfasern auch quer auf die Breite des Stomakanals inzidiert werden, dies ist jedoch nur selten erforderlich.

> ❗ Beim Eröffnen des Hinterblattes sollte darauf geachtet werden, dass die epigastrischen Gefäße nicht durchtrennt werden, weil es hier zu einer stärkeren Blutung kommen kann. Die Blutstillung kann durch die Retraktion der Gefäße erschwert werden.

Das Schonen der epigastrischen Gefäße ist insbesondere dann wichtig, wenn kranial oder kaudal der Stomastelle eine quere Laparotomie (-narbe) verläuft, weil der Hautabschnitt zwischen dem Stomakanal und der queren Laparotomie ischämisch werden kann – eine recht dramatische, schwer beherrschbare

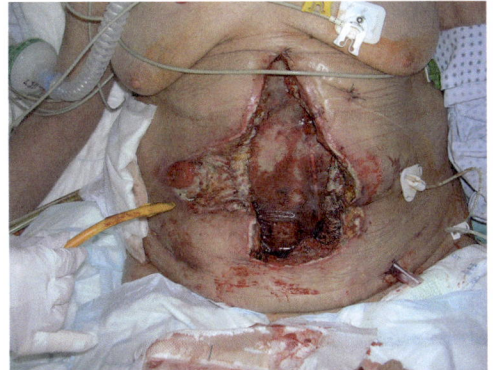

■ **Abb. 3.2** Nekrose des Hautabschnittes zwischen dem Stoma und der Narbe nach vorausgegangener querer Laparotomie rechts. Die Hautnekrose führte konsekutiv zu Heilungsstörungen, auch an der Faszie, und zur Bildung eines „open abdomen". (Foto I. Iesalnieks)

Komplikation (■ Abb. 3.2). Grundsätzlich sollte bei Patienten mit vorausgegangener querer Oberbauchlaparotomie abgewogen werden, ob die Stomaanlage auf der anderen Körperseite sinnvoll ist, auch wenn die genannte Komplikation recht selten ist.

Nachdem der Kanal gebildet wurde, sollte er für 2 Finger durchgängig sein. Je breiter der Stomakanal, desto höher auch das Risiko der Hernien- und Prolapsbildung. Für ein endständiges Ileostoma, das in einer elektiven Situation angelegt wird, sollte ein Stomakanaldurchmesser von Daumenbreite ausreichend sein. Zu einer mechanischen Obstruktion sollte es bei einem für 2 Finger durchgängigen Stomakanal in der Regel nicht kommen, selbst wenn der Darm stark angeschwollen ist.

Bei sehr adipösen Patienten und unter Notfallbedingungen, wenn die Darmwand und insbesondere das Mesenterium stark angeschwollen sind, kann es allerdings weitgehend unmöglich sein, den ausgewählten Darmabschnitt durch einen Stomakanal mit einem normalen Durchmesser auszuleiten. Unter Berücksichtigung der Tatsache, wie wichtig eine adäquate (sprich prominente)

3

Stomaanlage für die spätere Versorgung und die Lebensqualität ist, sollte in solchen Fällen der Durchmesser des Stomakanals dem aktuellem Darmdurchmesser angepasst werden. Ein Durchmesser von mehr als 2 Fingern kann dann akzeptiert werden. Das erhöhte Hernien- und Prolapsrisiko muss unter solchen Umständen in Kauf genommen werden, genauso wie die aufwendigere Versorgung des Stomakanals nach Stomarückverlagerung.

3.2 Doppelläufiges Ileostoma

3.2.1 Offene Anlage

3.2.1.1 Indikation

Die offene Ileostomaanlage erfolgt vor allem im Rahmen größerer Operationen – z. B. offener Rektum- oder Sigmaresektionen. Als eigenständiger Eingriff wird sie meist im Rahmen der notfallmäßigen Revisionsoperationen bei Anastomosenkomplikationen im Kolon oder Rektum durchgeführt.

3.2.1.2 Durchführung

Die terminale Ileumschlinge wird durch den gebildeten Stomakanal durchgezogen und zunächst geschlossen gelassen. Es ist wichtig, dass die Spitze der Schlinge spannungsfrei etwa 5–7 cm über dem Hautniveau liegen bleibt und nach dem Loslassen nicht sofort retrahiert.

In elektiven Situationen ist es meist nicht schwierig, die Schlinge durch die Öffnung in der Bauchdecke durchzuziehen. Bei stark übergewichtigen Patienten und vor allem in der Notfallsituation kann dieses Manöver jedoch sehr anspruchsvoll sein. Es ist ratsam, in solchen Fällen statt einer Allis-Klemme, die bei stärkerem Zug die Schlinge verletzen kann, einen Zügel zu nehmen (◻ Abb. 3.3). Des Weiteren empfiehlt es sich, mit der linken Hand das Stoma in den Stomakanal zu schieben, statt einzig an dem Zügel zu ziehen. Gelingt das Ausleiten immer noch nicht, ist es ratsam, den Stomakanal zu erweitern.

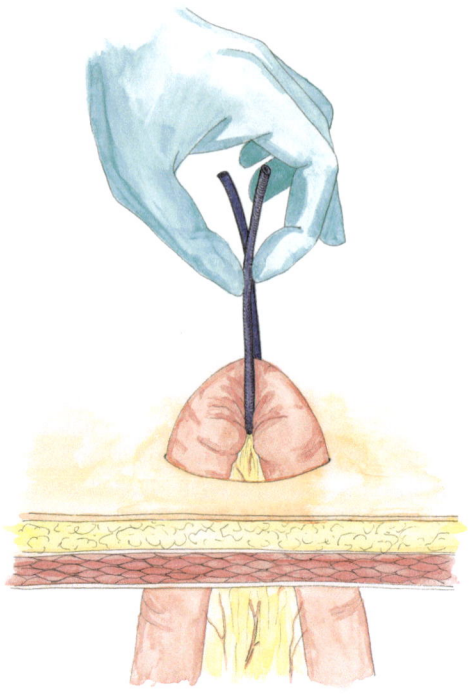

◻ **Abb. 3.3**   Durchziehen der Ileumschlinge mithilfe eines Zügels

Liegen die Schwierigkeiten dagegen an der fehlenden Länge des Mesenteriums, so kann entweder der Ileozökalübergang aus dem Retroperitoneum ausgelöst oder (häufiger) das Stoma weiter proximal im Ileum angelegt werden, wo das Mesenterium etwas länger ist. Auch sollte darauf geachtet werden, dass das terminale Ileum ausreichend aus den Verwachsungen ausgelöst wurde, falls diese vorliegen.

❯ **Vor allem in der Notfallsituation kann die Adhäsiolyse am terminalen Ileum eine große Herausforderung darstellen, sodass hier Nutzen und Risiko abgewogen werden sollten. Bei technischer Machbarkeit sollte jedoch die Mobilisation des terminalen Ileums trotz des Zeitaufwands vervollständigt werden.**

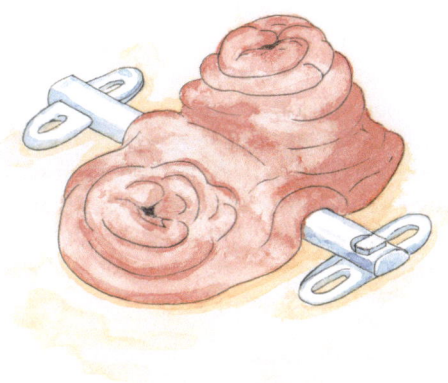

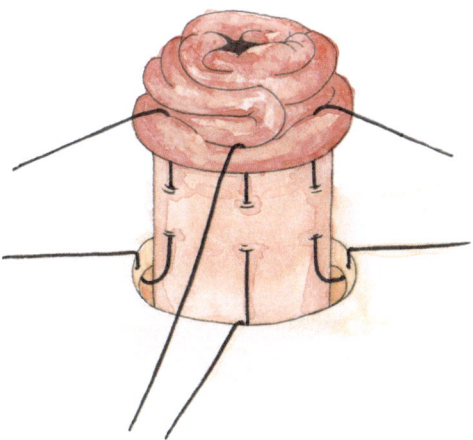

Abb. 3.4 „Reiter" zum Fixieren der ausgeleiteten Ileumschlinge

Abb. 3.5 Evertierendes Einnähen des Ileostomas. Zunächst wird intrakutan durch die Dermis gestochen, anschließend seromuskulär die Darmwand ca. 2–3 cm von dem Darmrand entfernt und anschließend transmural durch den Darmrand

Der zuführende Stomaschenkel wird traditionell kaudal und der abführende kranial platziert. Dadurch soll der Überlauf des Stomainhalts in den abführenden Schenkel vermieden werden. Diese Einteilung ist jedoch keineswegs so wichtig, dass sie immer beibehalten werden müsste. Es darf auch bezweifelt werden, ob der Überlauf so in der Tat vermieden wird (Khoo et al. 1994).

Traditionell wird von vielen Chirurgen zum Fixieren der ausgeleiteten Schlinge ein kommerziell erhältlicher oder behelfsmäßig erstellter „Reiter" verwendet (Abb. 3.4). Eine 2006 durchgeführte prospektiv randomisierte Studie von Speirs (Speirs et al. 2006) zeigte jedoch, dass die Verwendung eines „Reiters" das Risiko der Stomakomplikationen (vor allem Retraktion) nicht reduziert. Im Gegenteil: In den ersten postoperativen Tagen erschwert der „Reiter" den Plattenwechsel, falls dieser notwendig wird. Auch bestehen keine einheitlichen Regeln bezüglich der Reiterentfernung. Bedenkt man jedoch, dass der „Reiter" nicht vor Komplikationen schützt, so kann dieser an sich jederzeit entfernt werden.

Das Eröffnen und Einnähen des Stomas wird erst nach Verschluss der Laparotomie durchgeführt, um eine Kontamination der Wunde zu vermeiden. Sollte der Operateur allerdings Zweifel an der Qualität

der Stomaanlage haben, kann die ausgeleitete Schlinge im Einzelfall noch bei offenem Abdomen eröffnet und eingenäht werden. Das gibt dem Operateur die Möglichkeit, das „Endergebnis" umgehend zu begutachten und bei Bedarf zu korrigieren. Stellt man erst nach Verschluss der Bauchdecke fest, dass das Stoma nicht adäquat ausgeleitet wurde, nehmen meistens die Hemmungen überhand, erneut zu laparotomieren. Da das frisch angelegte Stoma direkt nach dem Eröffnen der Schlinge beinahe nie fördert, ist die Kontaminationsgefahr sowieso eher gering.

Die ausgeleitete Schlinge wird mit dem Diathermiemesser quer eröffnet. Das Einnähen erfolgt mit einem resorbierbaren polyfilamenten Faden der Stärke 3-0 (Abb. 3.5). Das Verwenden eines resorbierbaren Materials erspart später das Ziehen des Fadens. Zunächst wird im Bereich des zuführenden Schenkels intrakutan eingestochen, anschließend ca. 2–3 cm vom Stomarand entfernt ein- und ausgestochen und dann transmural am Darmrand ein- und ausgestochen. Die letzte Phase des Stichs sollte möglichst kräftig – gut 1 cm vom Rand entfernt – sein. Auf diese Art gelingt es meist bereits mit dem ersten Stich,

3

den Darmrand zu evertieren (umzustülpen). Ist die Darmwand ödematös, gelingt dies oft erst nach Setzen der zweiten oder der dritten Naht. Beim Stechen der seromuskulären Naht sollte darauf geachtet werden, dass diese nicht vollständig transmural gestochen wird, da dadurch das Risiko der Fistelbildung erhöht sein könnte (Shellito 1998). Ist die Darmwand sehr ödematös und starr, kann das Vorlegen der Nähte beim Evertieren hilfreich sein.

Der abführende Schenkel, vor allem wenn er kranial liegt, muss nicht so prominent angelegt werden wie der zuführende, sodass hier lediglich intrakutan und dann direkt am Stomarand gestochen werden kann. Je nach Situation – besonders, wenn der abführende Schenkel kaudal liegt – kann selbstverständlich auch der abführende Schenkel evertierend eingenäht werden. Dies hat keine Nachteile, außer dass man später optisch den zu- von dem abführenden Schenkel z. B. im Rahmen radiologischer Darstellung nicht sicher unterscheiden kann. Vermutlich begünstigt ein allzu flaches Einnähen des abführenden Schenkels den Überlauf des Darminhaltes. Das resultierende Stoma sollte mindestens 1 cm über dem Hautniveau liegen. Eine noch stärker prominente Anlage (z. B. in Notfallsituationen bei stark angeschwollener Darmwand) ist unbedenklich, eine weniger prominente führt dagegen oft zu Versorgungsschwierigkeiten (Cottam et al. 2007). Das doppelläufige Ileostoma kann meist mit 8 Fäden fixiert werden – 3 an jedem Schenkel und zwei seitlich bei 3.00 und 9.00 Uhr. Wichtig ist es, dass die Darmschleimhaut der Haut dicht anliegt. Eine nicht suffiziente mukokutane Adaption begünstigt eine parastomale Serositis, was durch die Vernarbung wiederum zu Retraktionen am Stomarand führen kann (s. auch ▶ Kap. 1).

Manche Chirurgen stechen beim Einnähen des Stomas transkutan statt intrakutan. Eine prospektiv randomisierte Studie aus Holland untersuchte beide Techniken und fand (Sier et al. 2018), dass die transkutane Fadenführung im Vergleich zur intrakutanen

Naht seltener zum Unterlaufen der Basisplatte führte – 41 % statt 52 %. Alle anderen Endpunkte der Studie (Stomakomplikationen und Lebensqualität) traten in beiden Gruppen gleich häufig auf. Andere Autoren befürchten, dass die transkutane Nahttechnik zur Implantation der Ileumschleimhaut in der Haut führen kann (Strong 2016) (s. ▶ Kap. 11). Diese Schleimhautinseln nebst dem Stoma stören die Adhärenz der Basisplatte an der Haut.

> **Tipp**
>
> Sollte es besonders wichtig sein, dass postoperativ keinerlei Stomaüberlauf auftritt (z. B. bei rektovaginalen Fisteln), kann der abführende Schenkel kurz vor dem Einnähen mit einem linearen Klammernahtgerät verschlossen werden. Diese Maßnahme beeinflusst weder die Stomaversorgung noch die Rückverlagerung.

Alternativ kann die Schlinge durchtrennt werden und der abführende Schenkel entweder subkutan oder direkt unter der Bauchdecke platziert werden. Damit würde ein endständiges Ileostoma resultieren, ohne dass auf die Vorteile eines doppelläufigen Ileostomas bei Rückverlagerung verzichtet werden müsste. Die Stomaversorgung ist bei einem endständigen Ileostoma tendenziell besser als bei einem doppelläufigen. Dies trifft vor allem auf die Patienten mit Colitis ulcerosa zu, die einen ileoanalen Pouch erhalten (s. ▶ Kap. 14).

Ein Fixieren des Stomas an der Faszie zur Vermeidung des Prolapses wird zwar von vielen Chirurgen durchgeführt, reduziert das Risiko des Prolapses und der Hernienbildung jedoch nicht (Leong et al. 1994). Das gleiche trifft auch auf das Fixieren der ausgeleiteten Schlinge an der lateralen Bauchdecke zu. Diese Maßnahme wurde früher zur Vermeidung der Bildung innerer Hernien empfohlen (Keighly und Williams 1994; Beck 2011), sie gilt jedoch heute als überflüssig (Leong et al. 1994).

Die Öffnung in der Basisplatte sollte genau dem Stomadurchmesser entsprechen. Ein weiteres Ausschneiden führt zu Hautirritationen durch den Darminhalt bereits binnen der ersten 1–2 postoperativen Tage (s. ▶ Kap. 11). Der Stomabeutel sollte so angebracht werden, dass er in den ersten postoperativen Tagen im Liegen zur Seite hin geleert werden kann. Das ist vor allem beim Anbringen einteiliger Systeme wichtig.

3.2.2 Laparoskopische Anlage

3.2.2.1 Indikation

Die laparoskopische doppelläufige Ileostomaanlage erfolgt am häufigsten im Rahmen laparoskopischer Rektumresektionen. Als eigenständiger Eingriff wird sie meist bei perianaler Fistelung sowie zur Behandlung von Anastomosenkomplikationen durchgeführt. Das Letztere geschieht meist notfallmäßig.

3.2.2.2 Durchführung im Rahmen laparoskopischer Rektumresektion

Wird das doppelläufige Ileostoma im Rahmen einer Rektumresektion angelegt, so ist keine zusätzliche Trokarplatzierung erforderlich. Hilfreich ist das Einführen der Optik über den in der linken Flanke liegenden Trokar. Damit erreicht man eine bessere Übersicht über den ileozäkalen Übergang. Die terminale Ileumschlinge kann laparoskopisch gefasst und gehalten werden. Nach Ausbilden des Stomakanals kann die Schlinge durch die Bauchdecke gezogen werden, was meist mithilfe einer Allis-Klemme geschieht. Die übrige Technik der Stomaanlage unterscheidet sich nicht von dem offenen Vorgehen. Es sollte besonders darauf geachtet werden, dass das Mesenterium nicht torquiert ist. Diese Komplikation ist nach der laparoskopischen Anlage häufiger

als nach der offenen (Liu et al. 2005; Oliveira et al. 1997). Es ist umstritten, ob das Ileostoma beim Durchzug durch die Bauchdecke rotieren soll oder nicht. Unter Ileostomarotation versteht man eine Drehung der Ileumschlinge um 180°, damit der zuführende Schenkel von kaudal her anläuft. Eine ältere Studie fand eine signifikant höhere postoperative Ileus-Rate, wenn das Stoma bei Colitis ulcerosa-Patienten rotiert war (Marcello et al. 1993), dies konnte jedoch in anderen Studien nicht bestätigt werden. Prospektive Studien zu dieser Fragestellung existieren nicht. Wir bevorzugen ein nicht-rotiertes Ileostoma.

3.2.2.3 Durchführung als elektiver Eingriff

Für die elektive laparoskopische doppelläufige Ileostomaanlage sind meist 2 Trokare ausreichend – einer für die Optik und einer zum Fassen der ausgewählten Schlinge. Ein periumbilikal platzierter Optiktrokar liegt unter Umständen sehr nah (3–5 cm) an der markierten Stomastelle. Dies erschwert die Übersicht und die Beurteilung des Mesenteriums nach dem Durchzug der Schlinge in den Stomakanal.

> **Tipp**
>
> Wir empfehlen daher bei geplanter Ileostomaanlage (als selbstständigen Eingriff) den Optiktrokar links subkostal zu platzieren. Um das Aufsuchen der distalen Ileumschlinge zu erleichtern, kann der Patient in die Trendelenburgposition gebracht und der OP-Tisch nach links geschwenkt werden.

Der 5-mm-Arbeitstrokar wird in den meisten Fällen im linken Unterbauch platziert. Ein zweiter Trokar kann bei Bedarf über die vorher fürs Stoma markierte Stelle eingeführt

3

werden. Mit der Fasszange, die über diesen zweiten Arbeitstrokar eingeführt wird, kann die ausgewählte distale Ileumschlinge gepackt und an die Bauchdecke herangezogen werden. Erfahrungsgemäß kann das Stoma später spannungsfrei eingenäht werden, wenn die ausgewählte Schlinge bei noch bestehendem Pneumoperitoneum ohne Spannung an der markierten Stelle zur Bauchdecke geführt werden kann. Die entsprechende Schlinge wird mit einer weichen Fasszange gefasst und gehalten, während der Stomakanal gebildet wird.

Nachdem die Schlinge durch den Stomakanal ausgeleitet wurde, sollte noch einmal laparoskopiert werden (hier ist erneut die Begutachtung des Mesenteriums zur Vermeidung der Torquierung wichtig). Auch bei diesem Vorgehen bevorzugen wir ein nicht-rotiertes Ileostoma (s. o.).

3.2.2.4 Durchführung als Notfalloperation

Wird ein doppelläufiges Ileostoma notfallmäßig z. B. bei Anastomosenkomplikationen nach Sigma- oder Rektumresektion angelegt, sollten Nutzen und Risiko der Laparoskopie sehr sorgfältig abgewogen werden. Unter diesen Umständen weisen die meisten Patienten einen paralytischen Ileus und zumindest im Unterbauch eine Peritonitis auf. Das Risiko einer iatrogenen Verletzung ist erhöht. Die Grundsätze der laparoskopischen Stomaanlage bleiben die gleichen wie in den elektiven Fällen, bei einer Peritonitis sollte jedoch zunächst ausgiebig lavagiert und drainiert werden. Vorsichtig müssen die frischen peritonitischen Verklebungen im Bereich des terminalen Ileums gelöst werden. Wenn eine stumpfe Adhäsionslösung nicht gelingt, sollte laparotomiert werden.

Erfahrungsgemäß muss der Stomakanal breiter als üblich sein, weil die Darmschlinge und die Bauchdecke angeschwollen sind und sich die ausgewählte Schlinge von intraabdominell manuell nicht in den Stomakanal reinschieben lässt. Es kann hilfreich sein, vorher

laparoskopisch einen Zügel um die ausgewählte Schlinge zu legen.

3.3 Endständiges Ileostoma

3.3.1 Indikation

Ein endständiges Ileostoma wird elektiv am häufigsten im Rahmen zweizeitiger Ileozökalresektionen (ileokolischen Resektionen) bei Patienten mit hohem Risiko der Anastomosenkomplikationen oder nach (Prokto-)Kolektomie bei Patienten mit M. Crohn oder Colitis ulcerosa durchgeführt. Notfallmäßig wird der Eingriff vor allem bei Patienten mit Komplikationen an ileokolischer Anastomose, bei mesenterieller Ischämie sowie bei iatrogenen postoperativen Dünndarmfisteln durchgeführt.

3.3.2 Durchführung

Die Stomalokalisation und die Bildung des Stomakanals unterscheiden sich nicht von anderen Stomaformen. Eine offene Ileumschlinge sollte nicht durch die Bauchdecke gezogen werden, weil es hier regelmäßig zur Entleerung des Darminhaltes in den Stomakanal oder in die Abdominalhöhle kommt. Das Ausleiten der durchtrennten Ileumschlinge durch den Stomakanal sowie auch das evertierende Einnähen in der sog. Brooke-Technik (Brooke 1952) sind in der Regel unproblematisch und die Stomaqualität sehr gut (◻ Abb. 3.5 und 3.6). Bei adipösen Patienten und vor allem in Notfallsituationen kann die endständige Ileostomaanlage wegen der erheblichen Verkürzung des Mesenteriums und dem Anschwellen der Bauchdecke problematisch werden. Vor allem der mesenterielle Stomarand kann nur mühsam ausgeleitet werden und retrahiert sich überdurchschnittlich oft. Sekundär bildet sich an dieser Stelle eine Hautfalte, welche die Stomaversorgung unter Umständen sehr problematisch macht. Eine starke Einschränkung der Lebensqualität ist die Folge (◻ Abb. 3.7). Dem Ausleiten des

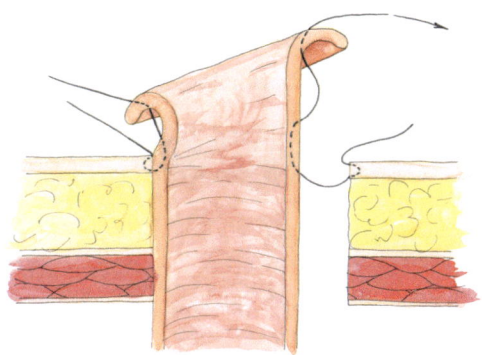

Abb. 3.6   Evertierendes Einnähen eines endständigen Ileostomas

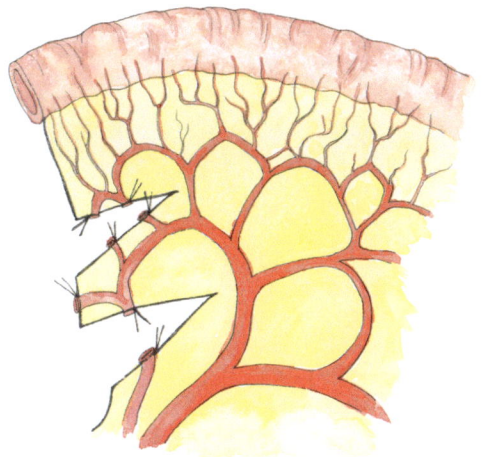

Abb. 3.8   Eine oder mehrere Inzisionen am Mesenterialrand (Pfeile) helfen die Schlinge zu begradigen und das Mesenterium zu verlängern. Die Durchtrennung von 1–2 Ästen der Ilealgefäße ist wegen der sehr starken arteriellen Kollateralisierung des terminalen Ileums unbedenklich

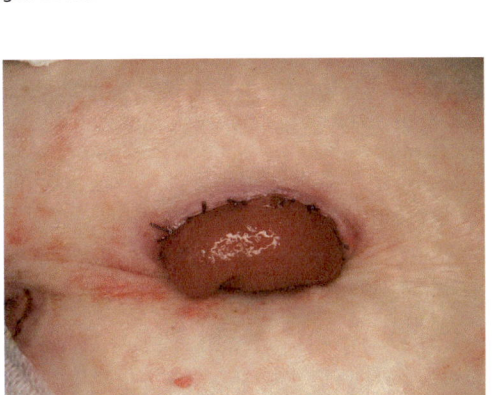

Abb. 3.7   Retraktion des mesenterialen Stomarands bei Patienten mit einem notfallmäßig angelegten endständigen Ileostoma. Man beachte vor allem die sekundäre Bildung einer Hautfalte. (Foto von D. Pacini)

terminalen Ileostomas ist daher vor allem in Notfallsituationen höchste Sorgfalt zu widmen.

Dem Problem der fehlenden Mesenteriumlänge kann zum einen begegnet werden, indem man einen Stomakanal bildet, der weiter als üblich ist. Dieses Manöver ist in Notfallsituationen häufig hilfreich und kann stets parallel zu anderen Maßnahmen durchgeführt werden. Zusätzlich kann durch eine oder mehrere Inzisionen am abgesetzten Mesenterialrand eine besonders effektive Begradigung der zu kurzen und zu krummen Ileumschlinge erreicht werden (Abb. 3.8).

Dabei können ohne Bedenken auch eine oder zwei Äste der Aa. und Vv. ileales durchtrennt werden. Die Inzisionen sollten mindestens 2 cm von der Darmwand entfernt gesetzt werden, damit die Randarkade nicht verletzt wird. Sicherlich wäre es vorteilhaft, dieses Manöver unter Diaphanoskopie durchzuführen, doch dies gelingt in der Notfallsituation wegen der erheblichen Verkürzung und der starken Schwellung des Mesenteriums meist nicht. Im distalen Ileum sind die Gefäße allerdings durch mehrere Arkaden untereinander reichlich anastomosiert, sodass die Durchtrennung eines oder zweier Gefäße keinerlei Folgen für die Durchblutung hat. Meist gelingt es bereits durch eine Inzision und Durchtrennung eines Gefäßes, eine ausreichende Begradigung des Ileums zu erreichen.

Eine weitere Maßnahme, um der fehlenden Mesenteriallänge zu begegnen, ist die Ausleitung eines funktionell endständigen doppelläufigen Ileostomas (englisch: *end loop ileostomy*, Abb. 3.9). Dabei sollte die Schlinge so weit ausgeleitet werden, dass der

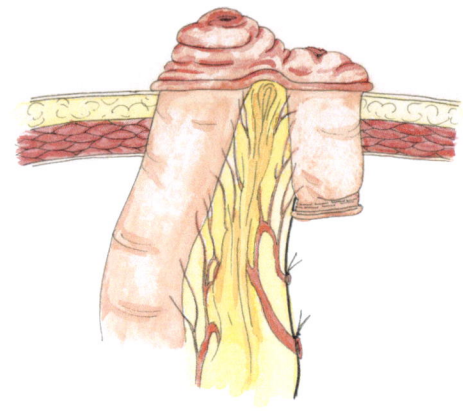

Abb. 3.9   Ausleiten eines funktionell endständigen Ileostomas

mesenteriale Rand des Ileums über dem Hautniveau liegt.

Auch ein evertierendes Einnähen des eröffneten Darms kann sich im Notfall wegen des starken Ödems schwierig gestalten. Je knapper die ausgeleitete Schlinge über dem Hautniveau liegt, desto schwerer auch die Eversion. Die Schlinge sollte daher mindestens 5–7 cm über das Hautniveau hinaus ausgeleitet sein und nicht spontan retrahieren, bevor das Einnähen begonnen wird. Vorlegen der Nähte kann hilfreich sein. Hat man Zweifel an dem Gelingen der Eversion und an der Stomaqualität allgemein, ist es auch diesmal sinnvoll, die Stomaanlage noch vor dem Bauchdeckenverschluss zu vervollständigen. Durch den starken paralytischen Ileus in den Notfallsituationen wird sich der Darminhalt aus der eröffneten Schlinge kaum entleeren, sodass eine zusätzliche Kontamination kaum zu befürchten ist.

Das Stoma kann mit 8 Fäden der Stärke 3–0 eingenäht werden, wobei die Nähte bei 12.00, 3.00, 6.00 und 9.00 Uhr an zwei Punkten, die Nähte dazwischen lediglich unter Mitnahme des Darmrands gestochen werden können. Sollte sich die Eversion schwierig gestalten, können die Nähte vorgelegt werden. Manche Autoren empfehlen in solchen Situation

die Fäden an 3 Positionen vorzulegen – antimesenterial sowie rechts und links des Mesenteriums – und erst danach zu evertieren.

3.4 Doppelläufiges Kolostoma

3.4.1 Indikation

Ein doppelläufiges Kolostoma wird am häufigsten bei Patienten mit obstruierenden Tumoren im linken Kolon oder im Rektum angelegt – als palliative oder als überbrückende Maßnahme bis zur definitiven Resektion. Wegen ihrer intraperitonealen Lage eignet sich dafür das Colon transversum und das Colon sigmoideum. Ein doppelläufiges Ileostoma kann dagegen wegen des nicht ausreichenden Rückflusses über die Bauhin'sche Klappe für die Patienten mit Dickdarmileus als dekomprimierende Maßnahme ungenügend sein.

3.4.2 Doppelläufiges Transversostoma

Wegen des großen Volumens, starken Überlaufs, der Lage unmittelbar am Rippenbogen sowie häufiger Prolabierung (s. ▶ Kap. 10) gehört das doppelläufige Transversostoma zu den besonders komplikationsträchtigen Stomata. Dessen Vorteil ist jedoch, dass es in der Notfallsituation meist ohne Laparotomie schnell angelegt werden kann. Bei Patienten mit einem obstruierenden Tumor im linken Kolon oder Rektum ist das Colon transversum so stark dilatiert, dass es direkt über den im Oberbauch gebildeten Stomakanal erreicht und ausgeleitet werden kann. Wegen des großen Durchmessers muss allerdings der Stomakanal oft recht groß – gut 4–5 cm – sein, was die spätere Prolapsbildung und den Überlauf sicherlich begünstigt.

Die optimale Position des Transversostomas kann präoperativ durch eine Ultraschalluntersuchung oder anhand des Abdomen-CT geplant werden. Die Grundsätze der präoperativen Stomamarkierung dürfen allerdings auf keinen Fall außer Acht gelassen werden (s. ▶ Kap. 2). Vor allem muss auf einen ausreichenden Abstand zum Rippenbogen (im Sitzen!) geachtet werden. Die Anlage des Stomas im linken Oberbauch sollte gegenüber der rechten Seite bevorzugt werden, da die fixierte linke Flexur theoretisch einen etwas größeren Schutz gegen die künftige Prolabierung des abführenden Schenkels bietet. Allerdings läuft man bei der Anlage und späteren Rückverlagerung auf der linken Transversumseite Gefahr, die linke Randarkade zu verletzen, was bei späteren linksseitigen Resektionen von Bedeutung sein kann.

Die quere Hautinzision wird in den meisten Fällen je nach Dilatation des Transversums mindestens 4 cm betragen. Sie sollte jedoch so klein wie möglich gewählt werden. Nach Inzision der Haut und Durchtrennung des meist sehr dünnen subkutanen Fettgewebes sollte die Faszie in Querrichtung inzidiert werden. Um einen ausreichenden Zugang zur Bauchhöhle zu erreichen, sollte die Muskulatur in Querrichtung durchtrennt werden, sie kann allerdings je nach Situation auch auseinandergedrängt werden. Das Hinterblatt wird quer eröffnet. Meist stößt man direkt auf das vom Omentum bedeckte Colon transversum. Es sollte penibel darauf geachtet werden, dass das stark dilatierte Kolon nicht akzidentell eröffnet wird. Das Lig. gastrocolicum muss eröffnet und das Omentum vom Kolon abgetrennt werden, sodass das Kolon zunehmend an Mobilität gewinnt und ausreichend weit übers Hautniveau ausgeleitet werden kann. Es sollte versucht werden, das Kolon zu umfahren und anzuschlingen. Sobald dies gelungen ist, kann die Lücke im Hinterblatt und im Vorderblatt der Rektusscheide mit Einzelknopfnähten so weit wie möglich eingeengt werden. Das Kolon kann nun quer eröffnet und evertierend eingenäht werden. Auch wenn die prominente Anlage eines Kolostomas als nicht so wichtig wie im Falle eines Ileostomas gesehen wird, sollte stets bedacht werden, dass ein das Hautniveau überragendes

Stoma *immer* einfacher zu versorgen ist als ein flaches. Wir verwenden daher auch für das Kolostoma die gleiche Nahttechnik wie für das Ileostoma.

Bevor das Kolon eröffnet wird, sollte ein Sauger mit ausreichender Kapazität bereitgehalten werden, um eine Kontamination des Stomakanals durch den massiv austretenden Darminhalt zu verhindern. Die Kontamination der Bauchhöhle kann bei den meist unterernährten Patienten mit Dickdarmobstruktion unter Umständen zur schweren Sepsis führen.

> **Tipp**
>
> Wir ziehen es daher immer wieder vor, zunächst eine Tabaksbeutelnaht anzulegen, um dann über eine punktförmige Kolotomie einen großlumigen Sauger einzuführen und das Kolon zu dekomprimieren. Währenddessen kann die Tabaksbeutelnaht angezogen werden, um den Stuhlaustritt neben dem Sauger zu verhindern.

In den meisten Lehrbüchern wird ein „Reiter" für die doppelläufigen Kolostomata empfohlen. Studien zu deren Nutzen bei diesen Patienten liegen nicht vor. Wir verzichten meist auf den „Reiter", auch bei Patienten mit doppelläufigem Kolostoma.

3.4.3 Doppelläufiges Sigmoidostoma

Das doppelläufige Sigmoidostoma ist wegen der geringeren Prolapsneigung als palliative Maßnahme bei Patienten mit obstruierendem Rektumkarzinom dem Transversostoma überlegen. Je nach Ausprägung und Lokalisation der physiologischen Adhäsionen des Colon sigmoideum zur lateralen Bauchwand kann es jedoch schwerer sein, das Kolon direkt

3

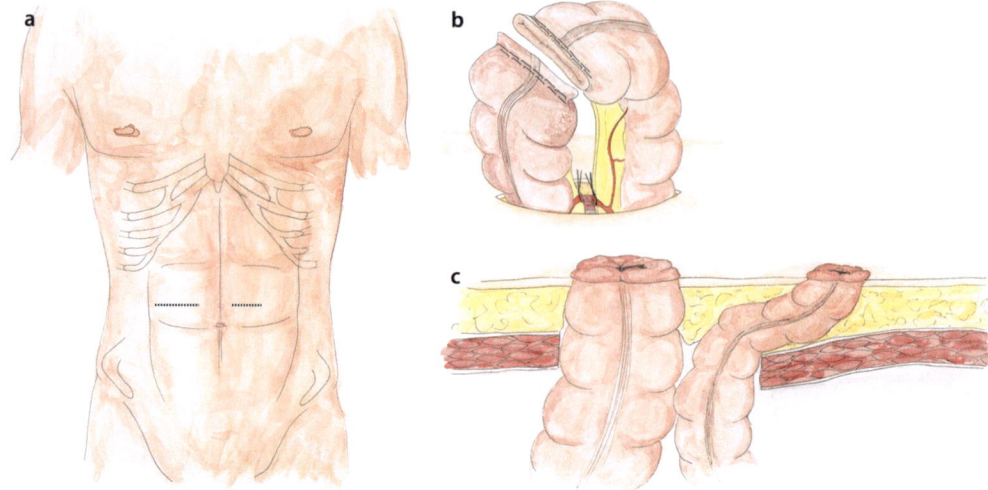

◘ Abb. 3.10   a–c Divided Colostomy, wie sie von Ein beschrieben wurde. Der abführende Schenkel wird über einen subkutanen Tunnel über eine separate Hautinzision ausgeleitet

über den Stomakanal so gut zu mobilisieren, dass das Stoma prominent ausgeleitet werden kann. Dadurch kann eine Erweiterung des Zugangs oder gar eine Laparotomie erforderlich sein, was in der Notfallsituation nachteilig ist.

Liegt keine oder nur eine geringe Dilatation des Kolons vor, ist die laparoskopische Anlage eines doppelläufigen Sigmoidostomas vorteilhaft – das Colon sigmoideum kann von den lateralen Adhäsionen gelöst und so ausreichend mobilisiert werden. So kann auch der Stomakanal kleinstmöglich und oft ohne Durchtrennung der Muskulatur gebildet werden.

3.4.4 Doppelläufiges End-Kolostoma („*divided colostomy*")

Eine Alternative zur Formation eines recht voluminösen zum Überlauf neigenden doppelläufigen Kolostomas stellt das sog. doppelläufige End-Kolostoma (auch „divided colostomy" genannt) dar. Hierzu gibt es mehrere Variationen. Prasad beschrieb 1984

folgende Technik (Prasad et al. 1984): Die ausgewählte Kolonschlinge wird mit einem linearen Klammernahtgerät durchtrennt, der zuführende Schenkel als endständiges Kolostoma ausgeleitet. An dem abführenden Schenkel wird 1 cm der Klammernahtreihe an der antimesenteriellen Seite eröffnet und auf dem Hautniveau unmittelbar kaudal des zuführenden Schenkels eingenäht. In einer Arbeit von Ein (◘ Abb. 3.10) wurde 1984 bei pädiatrischen Patienten (Ein 1984), die besonders stark zum Prolaps des doppelläufigen Kolostomas neigen, empfohlen, den abführenden Schenkel über einen subkutanen Tunnel und eine separate Hautöffnung auszuleiten (s. ► Kap. 10).

Eine retrospektive Studie aus Schweden lässt vermuten, dass ein endständiges Kolostoma in der Behandlung der Karzinom-bedingten Obstruktion im linken Kolon genauso effektiv ist wie ein doppelläufiges. Die Stomakomplikationen treten nach endständigen Kolostomata dagegen seltener auf (Correa-Marinez et al. 2018). Allgemein ist die doppelläufige Kolostomaanlage allerdings vielerorts nach wie vor Standard (s. ► Kap. 12).

3.5 Endständiges Kolostoma

3.5.1 Indikation

Das endständige Kolostoma wird vor allem im Rahmen der Hartmann-Operation angelegt. Bei Patienten mit anders nicht beherrschbarer Inkontinenz, Analfisteln oder Proktitis wird auch ein permanentes endständiges Kolostoma angelegt. Vor allem bei den letzteren Patienten sollte das endständige dem doppelläufigen Kolostoma bevorzugt werden, da das doppelläufige Kolostoma beinahe in allen Fällen überläuft, sodass der Stuhlgang auch in großen Mengen in den abführenden Schenkel gelangt. Bei Patienten mit Analfisteln führt es dann zu anhaltenden Schmerzen im Analbereich, die Patienten mit Sphinkterschäden leiden weiterhin an Inkontinenz.

Sollte der behandelnde Chirurg sich unsicher darüber sein, ob das Kolostoma noch zurückverlagert wird (z. B. bei perianalen Fisteln), und bevorzugt aus diesem Grund ein doppelläufiges Kolostomas, so kann der abführende Stomaschenkel mit einem linearen Klammernahtgerät verschlossen werden – es resultiert ein funktionell endständiges doppelläufiges Kolostoma, das später auch ohne Laparotomie zurückverlagert werden kann. Alternativ kann die Schlinge mit einem Klammernahtgerät durchtrennt werden und der abführende Schenkel unter die Bauchdecke versteckt werden. So kann ein schmalerer Stomakanal – wie bei purem endständigen Kolostoma – gebildet werden. Das Risiko des Prolapses und der Hernienbildung wird reduziert, die Rückverlagerung jedoch technisch anspruchsvoller. Auch ist es wesentlich schwieriger (weitgehend unmöglich!), im Falle eines doppelläufigen Kolostomas eine Hernienprophylaxe (s. ▶ Kap. 9) durchzuführen.

3.5.2 Offene Anlage

Die häufigste Indikation für das offen angelegte endständige Kolostoma stellt die notallmäßige Hartmann-Operation sowie die elektive offene abdominoperineale Rektumexstirpation dar.

In den elektiven Situationen ist in der Regel ein für 2 Finger durchgängiger Stomakanal für das endständige Kolostoma ausreichend. Bei stark übergewichtigen Patienten und in Notfällen muss allerdings ggf. ein breiterer Stomakanal gebildet werden. Es muss darauf geachtet werden, dass das Kolon ausreichend mobilisiert und skelettiert wird. Für ein Sigmoidostoma ist die Mobilisation der linken Flexur nicht erforderlich, für ein Deszendostoma kann dies nötig sein und muss dann auch konsequent durchgeführt werden. Unter Umständen müssen auch die Vena und/oder noch seltener Arteria mesenterica inferior durchtrennt werden. Im rechten Kolon sollte der ileokolische Übergang vollständig ausgelöst werden.

Das Ausleiten des Kolons durch den Stomakanal kann bei adipösen Patienten vor allem in den Notfallsituationen sehr schwierig sein. Im Gegensatz zu einem endständigen Ileostoma ist dabei nicht die Mesenteriumlänge, sondern das Volumen des Kolons das entscheidende Problem. Das Ausleiten des abgesetzten Kolonendes allein durch Zug an den Allis-Klemmen kann oft misslingen, es sollte daher mit der linken Hand versucht werden, das voluminöse Kolon in den Stomakanal hineinzuschieben. Gelingt auch dies nicht und soll/kann der Stomakanal nicht erweitert werden, so kann das Kolon in eine Plastikfolie (z. B. ein aufgeschnittene Drainagebeutel oder Plastikbezug der laparoskopischen Optik) gewickelt und damit ausgeleitet werden. Noch hilfreicher ist ein Wundschutz/-retraktor (z. B. der Fa. Applied, ◘ Abb. 3.11). Das Volumen des Kolons kann durch das Resezieren der Appendizes epiploicae sowie durch Resektion des mesokolischen Fettes beiderseits der Randarkade reduziert werden.

Das Kolon sollte, bevor es eröffnet wird, das Hautniveau um mindestens 3–4 cm überragen und sich nicht spontan retrahieren. Gleitet das Kolon nach Loslassen zurück in den Stomakanal, ist die Mobilisation nicht

3

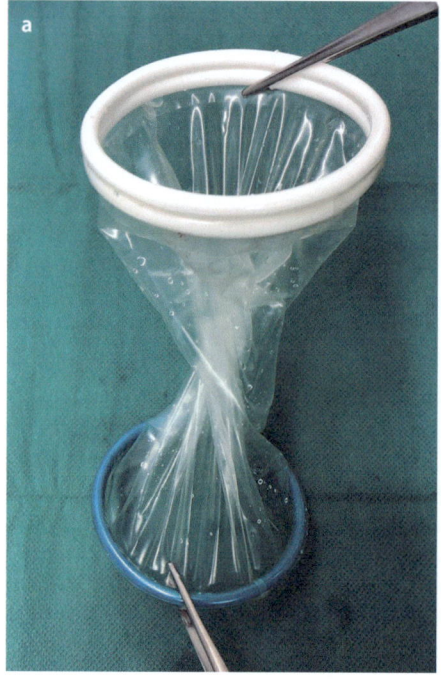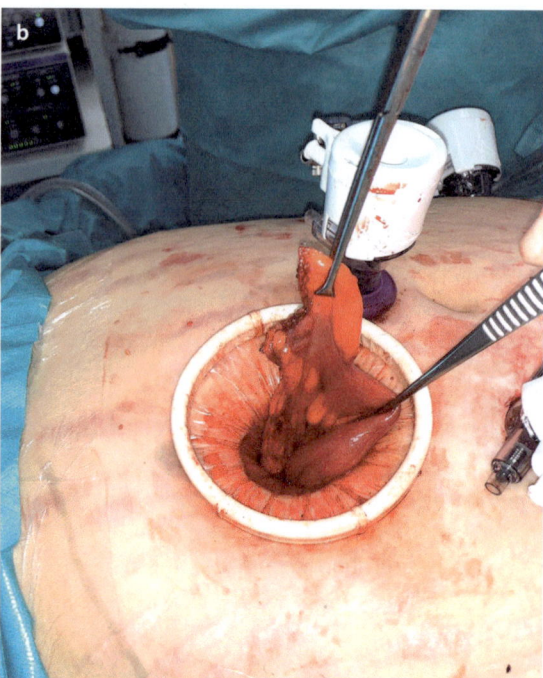

🔹 **Abb. 3.11   a–b** „Alexis®" Wundschutz/-retraktor der Fa. Applied (Rancho Santa Margarita, USA). Geeignet ist je nach Kolonvolumen die Größe S oder M

ausreichend und muss vervollständigt werden. Wird dies nicht getan, ist eine Dehiszenz (Ausriss) vor allem bei notfallmäßig operierten Patienten häufig die Folge. Daraus resultieren gravierende Versorgungsprobleme und teilweise verzweifelte operative Revisionsversuche.

Nachdem das Kolon eröffnet wurde, sollte es evertierend eingenäht werden, auch wenn vielerorts beschrieben wird, dass ein Kolostoma flach eingenäht werden darf/soll. In den Notfallsituationen kann das Evertieren wegen des Ödems der Darmwand und vor allem des Mesenteriums erschwert sein. Manche Autoren empfehlen in solchen Situationen die Entfernung der Serosa über dem Fettgewebe und Vaporisieren des Fettgewebes mit Elektrokoagulation. Durch das Verdampfen des Wassers im Gewebe soll das Volumen reduziert werden (Strong 2016). Dies soll auch das Umstülpen des Darmrands über das adipöse Mesokolon erleichtern. Das Stoma kann in der Regel mit 8 Nähten fixiert werden.

Eine Fixierung an der Bauchdecke ist nicht erforderlich. Ein permanentes endständiges Kolostoma sollte mit einer Hernienprophylaxe versehen werden (s. ▶ Kap. 9).

3.5.3 Laparoskopische Anlage

Dieser Eingriff wird häufig elektiv bei Patienten mit bleibenden Schäden am Sphinkter durchgeführt (Analfisteln, Inkontinenz).

Die Operation kann in der Rückenlage oder je nach Operationszielen in der Steinschnittlage durchgeführt werden. Der Optiktrokar wird in der Regel supraumbilikal platziert, zwei 5-mm-Arbeitstrokare befinden sich in der rechten Flanke. Der Patient wird dann in die Trendelenburg-Position gebracht und der Operationstisch nach rechts gekippt. Die lateralen Adhäsionen des Colon sigmoideum werden durchtrennt und das linke Kolon soweit wie erforderlich von der retroperitonealen Faszie abpräpariert. Bei

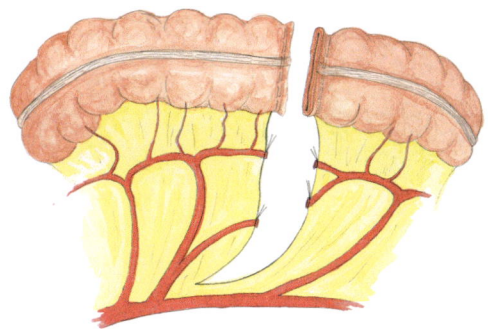

◘ Abb. 3.12 Skelettieren des Kolons zur Anlage eines endständigen Kolostomas. bei Bedarf kann eine Sigmoidalarterie durchtrennt werden. Damit kann die Länge des Stomas verlängert werden.

Bedarf kann eine Sigmoidalarterie durchtrennt werden, falls die Darmlänge nicht ausreicht (◘ Abb. 3.12). Das Kolon wird dann mit einem endoskopischen linearen Klammernahtgerät durchtrennt, wobei die Höhe so gewählt werden sollte, dass das proximale Kolonende bei angelegtem Pneumoperitoneum die Bauchdecke an der markierten Stelle locker berühren kann. Bei adipösen Patienten muss daran gedacht werden, dass man zusätzlich Kolonlänge benötigt. Wird ein permanentes Kolostoma angelegt und eine Hernienprophylaxe (s. ▶ Kap. 9) durchgeführt, müssen bei Bedarf weitere Sigmoidalarterien durchtrennt werden. Wird das endständige Deszendostoma nach einer onkologischen Hartmann-Operation mit zentraler Durchtrennung der arteriellen Versorgung angelegt, so entfällt dieses Manöver, weil die Kolonlänge in der Regel ausreichend ist.

3.6 Zökostoma (Zökalfistel)

Dieser Eingriff sollte nur in seltenen Ausnahmefällen durchgeführt werden (z. B. Patient mit ausgedehnter Peritonealkarzinose und Obstruktion im Bereich der rechten Kolonflexur sowie bei Patienten mit Pseudoobstruktion). Zökostomakomplikationen sind häufig, weil eine ausreichende Eversion der Darmwand unter diesen minimalistischen Bedingungen oft nicht gelingt. Besonders problematisch dürfte die Anlage bei adipösen Patienten sein. Die Versorgung ist auch deswegen erschwert, weil der Stuhlgang im Zökum meist dünnflüssig ist.

Der Stomakanal wird über dem McBurney'schen Punkt gebildet. Über diesen Zugang sollte das Peritoneum lateral des Ileozökalübergangs inzidiert und das Zökum so weit wie möglich von der retroperitonealen Faszie abpräpariert werden. Bei den wenigen Patienten, bei denen dieser Eingriff durchgeführt wird, wird das Zökum stark dilatiert sein, sodass jegliche Mobilisation sich schwierig gestalten wird. Erneut sollte das Zökum, bevor es eröffnet wird, ggf. über eine mit Tabaksbeutelnaht gesicherte kleine Kolotomie dekomprimiert werden, weil sonst eine peritoneale Kontamination zu befürchten ist. Alternativ kann die Kolonwand, bevor das Kolon eröffnet wird, wasserdicht an der Faszie fixiert werden. Auch kann das Kolon über eine dicke, dem Sauger angeschlossene Nadel dekomprimiert und erst dann eröffnet werden. Die Kolonwand wird anschließend so weit wie möglich evertierend eingenäht.

Die Alternative zur Zökostomaanlage ist die perkutane endoskopische Zökostomie (s. ▶ Kap. 16).

3.7 Anastomosenstoma *(Split stoma)*

Diese Stomaart kann bei Patienten mit erhöhtem Risiko der Anastomoseninsuffizienz angelegt werden, z. B. bei notfallmäßigen Ileozökalresektionen bei M. Crohn oder im Rahmen der Hemikolektomie rechts wegen Ischämie oder Volvulus. Dabei wird die Hinterwand der ileokolischen (oder kolokolischen) Anastomosen angelegt und der Rest der Zirkumferenz als Stoma eingenäht. Diese Technik soll ein endständiges Ileostoma/

3

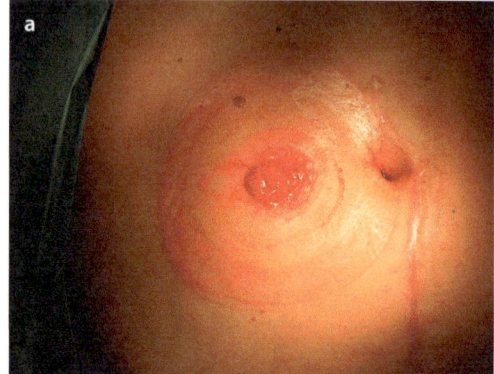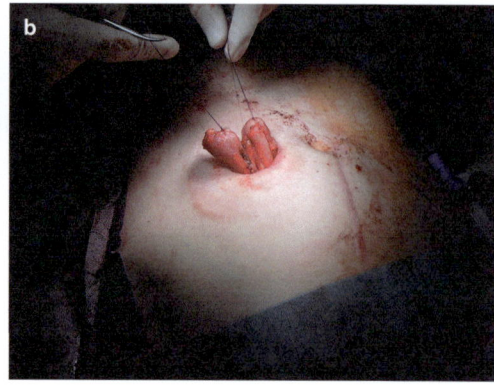

⬛ **Abb. 3.13** **a–b** Ileokolisches Anastomosenstoma bei Patientin mit M. Crohn. **a** – Bild unmittelbar vor der Rückverlagerung. **b** – Man beachte die kurzen Darmschenkel unmittelbar vor dem Anastomosieren. Die bereits bei der Voroperation angelegte Hinterwand der ileokolischen Anastomose wurde reseziert, weil sie während der Freipräparation des Stomas zu stark lädiert wurde. (Foto von I. Iesalnieks)

Kolostoma ersetzen. Dadurch sollte die Stomarückverlagerung über den Stomakanal möglich sein, sodass nicht laparotomiert werden muss. Außerdem entfällt so das Risiko der Leckage an dem blind abgesetzten Kolonstumpf (s. ▶ Kap. 14). Die Stomaversorgung ist schwieriger als bei einem endständigen Ileostoma. Auch kann die Rückverlagerung über den Stomakanal kompliziert sein, weil unter Umständen eine Nachmobilisation des Kolons nicht gelingt und mit sehr kurzen Stomaschenkeln anastomosiert werden muss (⬛ Abb. 3.13). In einer Studie von Myrelid et al. entwickelten 50 % der Patienten mit einem ileokolischen Anastomosenstoma postoperativ Stomakomplikationen (Myrelid et al. 2012).

Literatur

Beck DE (2011) The ASCRS textbook of colon and rectal surgery. Springer, New York, S 522

Block GE, Moossa AR (1994) Operative Colorectal Surgery. W.B. Saunders, S 448

Brooke BN (1952) The management of an ileostomy, including its complications. Lancet 2(6725):102–104

Corman ML (2013) Corman's colon and rectal surgery. Wolter Kluwer, Philadelphia

Correa-Marinez A, Grenabo J, Bock D, Wedin A, Angenete E (2018) The type of stoma matters-morbidity in patients with obstructing colorectal cancer. Int J Colorectal Dis 33(12):1773–1780

Cottam J, Richards K, Hasted A, Blackman A (2007) Results of a nationwide prospective audit of stoma complications within 3 weeks of surgery. Colorectal Dis 9(9):834–838

Ein SH (1984) Divided loop colostomy that does not prolapse. Am J Surg 147(2):250–252

Keighly M, Williams N (1994) Surgery of the anus, rectum and colon. Balliere Tindall 2:198

Khoo RE, Cohen MM, Chapman GM, Jenken DA, Langevin JM (1994) Loop ileostomy for temporary fecal diversion. Am J Surg 167(5):519–522

Leong AP, Londono-Schimmer EE, Phillips RK (1994) Life-table analysis of stomal complications following ileostomy. Br J Surg 81(5):727–729

Liu J, Bruch HP et al (2005) Stoma formation for fecal diversion: a plea for the laparoscopic approach. Tech Coloproctol 9:9–14

Marcello PW, Roberts PL, Schoetz DJ, Coller JA, Murray JJ, Veidenheimer MC (1993) Obstruction after ileal pouch-anal anastomosis: a preventable complication? Dis Colon Rectum 36(12):1105–1111

Myrelid P, Söderholm JD, Olaison G, Sjödahl R, Andersson P (2012) Split stoma in resectional surgery of high-risk patients with ileocolonic Crohn's disease. Colorectal Dis 14:188–193

Oliveira L, Reissman P et al (1997) Laparoscopic creation of stomas. Surg Endosc 11:19–23

Prasad ML, Pearl RK, Abcarian H (1984) End-loop colostomy. Surg Gynecol Obstet 158(4):380–382

Schumpelick V (1997) Operationsatlas Chirurgie. Enke, Stuttgart

Shellito PC (1998) Complications of abdominal stoma surgery. Dis Colon Rectum 41(12):1562–1572

Sier MF, Wisselink DD, Ubbink DT, Oostenbroek RJ, Veldink GJ, Lamme B, van Duijvendijk P, van Geloven AAW, Eijsbouts QAJ, Bemelman WA (2018) ISI trial study group. Randomized clinical trial of intracutaneously versus transcutaneously sutured ileostomy to prevent stoma-related complications (ISI trial). Br J Surg 105(6):637–644

Speirs M, Leung E, Hughes D, Robertson I, Donnelly L, Mackenzie I, Macdonald A (2006) Ileostomy rod–is it a bridge too far? Colorectal Dis 8:484–487

Strong SA (1994) The difficult stoma: challenges and strategies. Clin Colon Rectal Surg 29(2):152–159

Stomakomplikationen

Peter C. Ambe

© Springer-Verlag GmbH Deutschland, ein Teil von Springer Nature 2020
I. Iesalnieks (Hrsg.), *Chirurgie des intestinalen Stomas,* https://doi.org/10.1007/978-3-662-59123-9_4

- **Einführung**

Unter Stomakomplikationen werden solche Komplikationen verstanden, die direkt mit dem Vorhandensein einer Enterostomie in Verbindung stehen. Stomakomplikationen werden von gut 70 % der Stomaträger angegeben (Ambe et al. 2018; Parmar et al. 2011). Hierbei lassen sich sog. Major- von Minorkomplikationen unterscheiden (Nastro et al. 2010). Während die Majorkomplikationen einer chirurgischen Therapie bedürfen, werden die Minorkomplikationen konservativ behandelt. Neben dieser klinisch-orientierten Klassifikation lassen sich Stomakomplikationen auch in Früh- oder Spätkomplikationen unterteilen. Frühkomplikationen entstehen innerhalb von 30 Tagen nach der Stomaanlage, die Spätkomplikationen dagegen mehr als 30 Tage nach der Stomaanlage (Hawley und Ritchie 1979; Porter et al. 1989). So lassen sich ischämische Komplikationen überwiegend der Gruppe der Frühkomplikationen zuordnen, wohingegen die parastomale Hernie typischerweise den Spätkomplikationen zuzuordnen ist. Diese zeitbezogene Einteilung ist teilweise problematisch, da sich eine Reihe von Komplikationen (z. B. Dehydration) sowohl innerhalb von 30 Tagen postoperativ als auch später entwickeln können. Stoma-bedingte Komplikationen werden durch zahlreiche Risikofaktoren prädisponiert. Die Lebensqualität und die damit verbundene Akzeptanz der Enterostomie durch den Stomaträger werden durch stomabedingte Komplikationen negativ beeinflusst. Das Wissen über und der Umgang mit Stomakomplikationen gehören daher zu den wichtigsten Voraussetzungen einer erfolgreichen Führung bzw. Behandlung eines Stomapatienten.

4.1 Risikofaktoren der stomabedingten Komplikationen

Das Risiko der Entwicklung stomabedingter Komplikationen hängt von patienten-abhängigen und -unabhängigen Faktoren ab.

Ein Verständnis der möglichen Risikofaktoren eröffnet die Möglichkeit eines individualisierten Vorgehens in Hinblick auf Beratung und Therapieplanung.

4.1.1 Patienten-abhängige Risikofaktoren

Die Rolle von patienten-spezifischen Faktoren bei der Entstehung von Stomakomplikationen wurde ausgiebig in der Literatur untersucht (Nastro et al. 2010; Mahjoubi et al. 2005). Hierzu gehören das Alter, das Geschlecht, der Body Mass Index (BMI) und der Performance Status gemessen mittels des American Society of Anesthesiologists (ASA) Scores (Arumugam et al. 2003).

4.1.1.1 Adipositas

Die Adipositas ist ein gesicherter Risikofaktor für Stomakomplikationen. In einer Untersuchung von Harilingam et al. hatten Patienten mit BMI >30 kg/m^2 ein signifikant höheres Risiko für Stomakomplikationen. Laut dieser Studie ist das Risiko einer Stomakomplikation bei adipösen Patienten 3,3-fach höher (Harilingam et al. 2017). Ein ähnlicher Zusammenhang zwischen BMI und dem Komplikationsrisiko wurde auch von anderen Arbeitsgruppen berichtet (Arumugam et al. 2003; Hebert 1988). Insbesondere werden die Stomanekrose und -retraktion als häufige Komplikationen bei adipösen Patienten beschrieben. Einer Arbeit von Leenen et al. zufolge hängen diese Komplikationen sehr wahrscheinlich mit der schwierigen Mobilisation eines verfetteten und verkürzten Mesenteriums zusammen (Leenen und Kuypers 1989). Dies kann in der frühen postoperativen Phase zu einer Minderdurchblutung und langfristig zur Retraktion des Stomas führen.

Die Schwierigkeiten der Stomaanlage beim adipösen Patienten sind allgegenwärtig. Das Dilemma entsteht einerseits durch die Gefahr der Devaskularisation durch eine ausgedehnte Mobilisation des Mesenteriums zur

Längengewinnung für die Schaffung eines spannungsfreien Stomas und andererseits durch das Risiko eines unter Spannung stehenden Stomas aufgrund des kurzen Mesenterialstiels. Dieses Dilemma darf nicht durch ein *„Es sieht etwas livide aus, wird aber schon gut werden."* abgetan werden, denn eine eventuelle Ischämie wird langfristig sicherlich zur Retraktion oder Enge des Stomas führen. Die Sicherstellung eines ausreichend mobilen und vitalen stomatragenden Darmsegments muss gewährleistet werden.

> **Tipp**
>
> Eine Real-Time-Untersuchung der Gefäßdurchblutung des Stomas, z. B. mittels intraoperativer Fluoreszenz-Angiographie mit Indocyaningrün (ICG), stellt nach eigener Erfahrung ein gutes objektives Hilfsmittel zur Überprüfung der Perfusion am Stoma dar.

4.1.1.2 **Alter**

Eine Veröffentlichung von der Arbeitsgruppe um John Parks und Herand Abcarian aus Chicago zeigte bereits im Jahre 1999 einen Zusammenhang zwischen Alter und dem Risiko der Stomakomplikationen (Park et al. 1999). Die Autoren fanden eine signifikante Assoziation zwischen Komplikationen und höherem Patientenalter nach Analyse von 1616 intestinalen Stomata. Nach Subgruppenanalyse ließ sich diese Tendenz allerdings lediglich für Frühkomplikationen, jedoch nicht für Spätkomplikationen zeigen. Hierbei scheint es eine starke altersabhängige Korrelation insbesondere in Hinblick auf Hautkomplikationen zu geben (Pittman et al. 2008). In einer weiteren Untersuchung aus Iran wurde die starke Korrelation zwischen Patientenalter und Stomakomplikationen bekräftigt. Die Autoren konnten zeigen, dass psychosoziale Komplikationen (Odds Ratio = 2,77), mukosale Blutungen (OR = 2,19) sowie Hautkomplikationen (OR = 3,14) stark mit einem Alter > 40 Jahre

zusammenhingen (Mahjoubi et al. 2005). Auch Lago und Hellmann berichteten über häufigere dermatologische Komplikationen bei älteren Stomaträgern unabhängig von Stomatyp (Hellman und Lago 1990).

Trotz zunehmender Studien zum Alter als Risikofaktor für Stomakomplikationen lassen die vorhandenen Daten keine klare Altersgrenze festlegen. Während die Altersgrenze in der iranischen Veröffentlichung von Mahjoubi et al. (Mahjoubi et al. 2005) bei 40 Jahren lag, wurde sie nach Multivariate-Analyse in der Arbeit von Saghir et al. bei 65 Jahren (Saghir et al. 2001) angegeben. Diese Daten spiegeln trotz der o. g. Limitation die klinischen Erfahrungen wider.

4.1.1.3 **Performance-Status**

Dass der Allgemeinzustand des Patienten eine wichtige Rolle bei der Entstehung von Komplikationen spielt, ist unumstritten. Der Performance-Status wird in der Literatur durch die Verwendung von bekannten Komorbidität-Scores definiert. In Deutschland findet überwiegend der ASA-Score Verwendung. Daten aus dem Royal London Hospital von Nastro et al. deuten auf einen starken Zusammenhang zwischen dem ASA-Score und dem Risiko von Stomakomplikationen hin. In deren Veröffentlichung war das Risiko von Stomakomplikationen um das 4,33-fache höher bei Patienten mit ASA III/IV verglichen mit Patienten mit ASA I/II (Nastro et al. 2010). Der ASA Score eignet sich allerdings weniger für die Beurteilung des Patientenstatus im Rahmen eines dringlichen Eingriffes. Hierfür wäre ein akut physiologisches Bewertungssystem geeigneter. Darüber hinaus könnten bestimmte Diagnosen relevanter für den Outcome nach Stomaanlage als ein unspezifischer Score sein. So konnten Arumugam et al. zeigen, dass Diabetes die Wahrscheinlichkeit von Stomakomplikationen signifikant erhöht (Arumugam et al. 2003).

4.1.1.4 **Das Geschlecht**

Der Einfluss des Geschlechts auf das Outcome einer chirurgischen Behandlung rückt

4

zunehmend in den Fokus der Forschung (Peters und Norton 2018). In einer aktuellen Veröffentlichung von Arolfo et al. konnte das männliche Geschlecht nach einer Untersuchung von 1076 Stomaträgern als Risikofaktor für Stomakomplikationen in der Univariate-Analyse festgestellt werden (Arolfo et al. 2018). Ältere Veröffentlichungen lassen jedoch keine relevante Korrelation zwischen dem Geschlecht und dem Risiko einer Stomakomplikation feststellen (Caricato et al. 2007; Duchesne et al. 2002; Kouba et al. 2007). Zusammenfassend lässt sich also sagen, dass es zum jetzigen Moment an stichhaltiger Evidenz für das Geschlecht als unabhängiger Risikofaktor für Stomakomplikationen fehlt.

4.1.1.5 Grunderkrankung/ Begleiterkrankungen

Ein Bericht von der Arbeitsgruppe um Victor Fazio aus der Cleveland Clinic aus dem Jahre 1982 fasste die Ergebnisse von 17 Morbus-Crohn-Patienten mit vornehmlich dermalen Komplikationen zusammen (Last et al. 1984). Demnach scheint der M. Crohn per se ein Grundleiden mit Prädisposition zu Stomakomplikationen zu sein. Aus der eigenen klinischen Erfahrung scheint insbesondere der fistulierende M. Crohn mit Stomakomplikationen assoziiert zu sein. Peristomale Fisteln führen regelrecht zu häufigen Leckagen mit persistierender Hautulzeration und erschwerter Stomaversorgung. Eine Revision des Stomas kann erforderlich werden.

Stomata, die im Rahmen der Behandlung von Darmischämien angelegt werden, sind ebenfalls sehr komplikationsträchtig. Die Ursache der Stomakomplikation in dieser Gruppe hängt zum einen eng mit der Durchblutungsstörung und zum anderen mit der intensivmedizinischen Behandlung zusammen. Die kompromittierte Durchblutung kann zur Ischämie des Stomas als Frühkomplikation und langfristig zu Stomaretraktion oder -stenose führen. Eine frühzeitige Stomarevision bzw. -korrektur nach entsprechender Stabilisierung des kritisch

kranken Patienten sollen angestrebt werden, treten jedoch in der akuten Situation leider oft in den Hintergrund. Durchblutungsstörungen des Stomas, die während der intensivmedizinischen Behandlung entstehen, sind in den meisten Fällen reversibel.

4.1.2 Patienten-unabhängige Risikofaktoren

Zu diesem bereich zählen der Chirurg bzw. die chirurgische Expertise, die Dringlichkeit des Eingriffes und die präoperative Markierung.

4.1.2.1 Chirurgische Expertise

Eine nicht sachgerecht angelegte Enterostomie führt besonders häufig sowohl zu Früh- als auch zu Spätkomplikationen. Möglicherweise stellt auch in der Stomachirurgie die Fallzahl eine relevante Determinante der Stomakomplikationen dar. Entsprechend hat der Slogan *„Volume counts"* auch in der Stomachirurgie eine Berechtigung. Eine adäquate Ausbildung jüngerer Chirurgen ist ebenfalls unerlässlich.

4.1.2.2 Präoperative Markierung

In einer historischen Publikation untersuchte die Arbeitsgruppe von Abcarian aus Chicago die Rate an Stomakomplikationen unter präoperativ markierten und nicht markierten Stomaträgern. Die Patienten wurden zwischen 1978 und 1996 behandelt. Vollständige Nachsorgedaten von 593 Patienten standen zum Zeitpunkt der Analyse zur Verfügung. Eine präoperative Markierung wurde in 292 Fällen vorgenommen und in 301 Fällen nicht. Die Rate an Stomakomplikationen war signifikant höher in der Gruppe ohne Markierung: 43,5 % vs. 32,5 %, $p < 0{,}0075$ (Bass et al. 1997). Ein ähnliches Ergebnis wurde in einer multizentrischen Studie aus der Türkei berichtet. Die Studienpopulation bestand aus 748 Patienten, von denen 287 präoperativ markiert wurden. Die Inzidenz der Stomakomplikationen war mit 22,9 % vs.

46 % signifikant geringer in der markierten Gruppe, p < 0,001 (Baykara et al. 2014). Auch in puncto Lebensqualität scheint die präoperative Markierung einen positiven Effekt zu haben (Person et al. 2012). Die Datenlage zum Einfluss der präoperativen Markierung auf das Outcome nach der Stomaanlage ist erdrückend (Arolfo et al. 2018; Erwin-Toth und Barrett 1997; Goldberg et al. 2010).

4.1.2.3 Dringlichkeit der Stomaanlage

Harris et al. stellten nach Analyse von 345 Stomaanlagen fest, dass Stomata, die im Rahmen von Notfalleingriffen bei Divertikelkrankheit oder Karzinom angelegt wurden, verglichen mit elektiven Stomata signifikant komplikationsträchtiger waren – unabhängig vom Stomatyp (Harris et al. 2005). Neben Stomakomplikationen gilt der Notfalleingriff darüber hinaus als Risikofaktor für die perioperative Mortalität (Stothert et al. 1982).

4.2 Stomakomplikationen

Unter dem Oberbegriff „Stomakomplikationen" werden Komplikationen im Zusammenhang mit dem Vorhandensein eines Stomas zusammengefasst. In diesem Text werden die Begriffe „Stomakomplikationen" und „stomabedingte Komplikationen" als Synonyme verwenden.

4.2.1 Dermatologische stomabedingte Komplikationen

Hautveränderungen stellen die häufigste stomabedingte Komplikation dar. In der Vergangenheit wurden Inzidenzen zwischen 37 % und 80 % berichtet (Hellman und Lago 1990; Cola et al. 1984). Hierbei ist das Risiko dermaler Komplikationen in den ersten 5 Jahren nach Stomaanlage am höchsten (Londono-Schimmer et al. 1994). Der Einfluss dieser Komplikation auf die Lebensqualität des Betroffenen lässt sich durch eine Veröffentlichung von Jemec und Nybaek

erahnen. Dieser Arbeit zufolge werden Stomatherapeuten in über einem Drittel der Fälle wegen stomabedingter Hautkomplikationen aufgesucht (Jemec und Nybaek 2008). In einer Untersuchung aus Frankreich und Dänemark zeigte sich, dass die Behandlungskosten für einen Zeitraum von 7 Wochen sich auf 263 € für Stomaträger mit Hautkomplikationen gegenüber 215 € für Stomaträger ohne Hautkomplikationen beliefen (Meisner et al. 2012). Insbesondere hierzulande, wo die Kostenübernahme für Stomaartikel seitens mancher Krankenkassen gedeckelt ist, stellt diese Komplikation eine finanzielle Belastung dar.

Zur Charakterisierung des Ausmaßes der Hautläsionen verwendet man in Deutschland die LSD-Klassifikation nach Runkel et al. (2016). Hierbei steht das „L" für die Läsion der Stoma umgebenden Haut, „S" für den Status der Stomaversorgung und „D" für Disease (Systemerkrankungen). Abhängig vom Ausmaß der Läsion, der Stomafunktion und vom Vorhandensein systemischer Erkrankungen werden die Buchstaben mit Ziffern ergänzt, sodass eine Art Schweregradeinteilung aus Buchstaben und Ziffern entsteht (◌ Tab. 4.1). Kritisch anzumerken ist jedoch die Tatsache, dass diese Einteilung bislang noch nicht prospektiv validiert wurde.

Ein weiteres Hilfswerk zur Beschreibung der peristomalen Hautkomplikationen stellt das Ostomy Skin Tool dar (Martins et al. 2008). Dieses Tool basiert auf 3 klinischen Parametern:

- Discoloration (D) (deutsch: Farbänderung), ◌ Abb. 4.1
- Erosion/Ulceration (E) (deutsch: Erosion/ Ulzeration), ◌ Abb. 4.2
- Tissue overgrowth (T) (deutsch: Gewebsüberwucherung), ◌ Abb. 4.3.

Auch bei dieser Klassifikation werden die 3 Buchstaben mit Ziffern zwischen 0 und 5 versehen, sodass letztendlich ein DET-Score zwischen 0 und 15 für jede Läsion ermittelt wird. Hier korreliert die Höhe des Scores mit der Komplexität der Läsion (Jemec et al. 2011; Martins et al. 2010). Die Vorteile dieser

◘ Tab. 4.1 In Deutschland von einer Expertengruppe ausgearbeitete Klassifikation der Stomapathologie: LSD-Score

L (Läsion)	S (Status der Stomaversorgung)	D (Disease, Systemerkrankung)
L0: keine Hautläsion	S0: Versorgung sicher und einfach	D0: keine Systemerkrankung
L1: Effloreszenzen auf Hautniveau (z. B. Erythem)	S1: sicher, doch mit erhöhtem Aufwand. Wechselintervall >24 h. Häusliche Versorgung	D1: Systemerkrankung ohne Einfluss auf L oder S
L2: erhabene Läsionen (Bläschen, Pusteln etc.) oder Defekte (Ulkus, etc.)	S2: keine sichere Selbstversorgung trotz erhöhten Aufwands, Wechselintervall <24 h, Fachhilfe oder stationäre Aufnahme erforderlich oder andere Intervention	D2: Systemerkrankung mit Einfluss auf S oder L
L3: lokale Infektion (Abszess, Phlegmone, etc.)	S-Zusatz-Stomapathologie O – Ostomy Stenose R – Retraktion P – Prolaps H – Hernie E – Ödem oder Nekrose der Darmwand US – ungünstige Stomaposition	

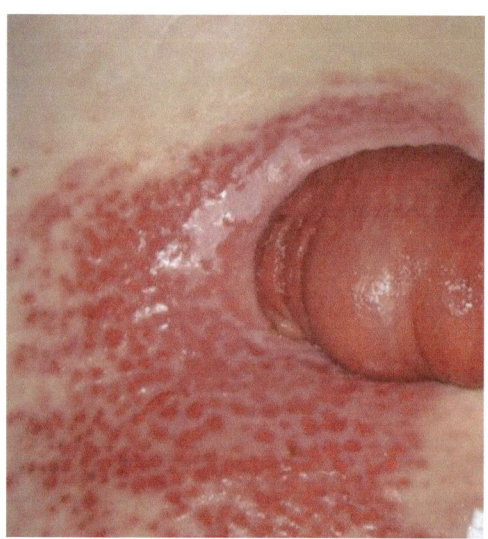

◘ Abb. 4.1 Milde peristomale Hautkomplikation mit Rötung. (Foto von P. Ambe)

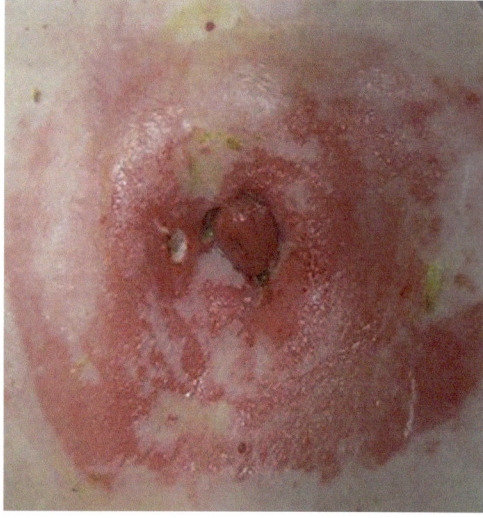

◘ Abb. 4.2 Moderate peristomale Hautkomplikation mit Erosionen und Ulzerationen. (Foto P. Ambe)

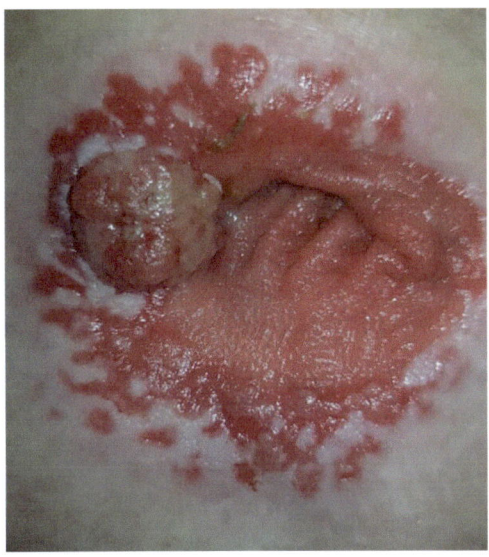

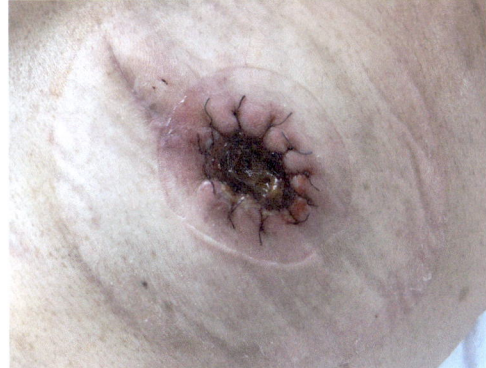

◘ Abb. 4.4 Stomanekrose am 3. postoperativen Tag nach Stomaanlage. (Foto von P. Ambe)

◘ Abb. 4.3 Gewebshyperplasie am Rand des Stomas mit Stomaleckage und peristomaler Rötung. (Foto von P. Ambe)

Klassifikation bestehen darin, dass sie prospektiv validiert wurde und international angewandt wird.

Dermale Stomakomplikationen können in den meisten Fällen konservativ versorgt werden. Die Behandlung erfolgt in der Regel ambulant durch Stomatherapeuten.

4.2.2 Stomanekrose

Die Häufigkeit der Stomanekrose wird mit 1–5 % für das Ileostoma bzw. 1–10 % fürs Kolostoma angegeben (Arumugam et al. 2003; Londono-Schimmer et al. 1994; Cottam et al. 2007). Die Stomanekrose stellt ein klassisches Beispiel für eine Majorkomplikation dar. Eine chirurgische Revision ist meistens unerlässlich. Typischerweise fällt die Nekrose relativ schnell nach Stomaanlage auf (◘ Abb. 4.4). Oft weist bereits die intraoperativ ignorierte livide Verfärbung des Darms auf die kompromittierte Durchblutung hin. Heutzutage soll es möglich sein, mit diversen Möglichkeiten zur intraoperativen dynamischen Überprüfung der Durchblutung, z. B. mittels Indocyaningrün,

die intraoperative Stomaperfusion zu untersuchen (◘ Abb. 4.5). Stomanekrosen können auch im Rahmen eines irreponiblen Prolapses auftreten (◘ Abb. 4.6).

4.2.3 Stomaretraktion

Hiermit wird eine Retraktion des Stomas von mehr als 0,5 cm unters Hautniveau definiert (◘ Abb. 4.7). Die Stomaretraktion wird meistens in den ersten 6 Wochen nach der Stomaanlage beobachtet. Spätere Manifestationen sind dennoch nicht selten. Laut einer Arbeit von Shellito et al. liegt die Retraktionsrate bei 3–17 % für Ileostomata und bei 1–6 % für Kolostomata (Shellito 1998). Gut 3 Wochen nach Stomaanlage lag die Retraktionsrate in der Untersuchung von Cottam et al. bei 12 % fürs Ileostoma und 14 % fürs Kolostoma (Cottam et al. 2007). Ein aktuelles systematisches Review von Malik et al. beziffert die Retraktionsraten auf 3 % für die Ileostomie und 4 % für die Kolostomie.

Prädisponierend für eine Stomaretraktion ist ein kurzer Mesenterialstiel bei adipösen Patienten.

❶ Insbesondere bei dem laparoskopischen Vorgehen besteht eine reelle Gefahr der Überschätzung der Länge des mobilisierten Darms. Dies ist ein ernsthafter „Pitfall" der laparoskopischen

4

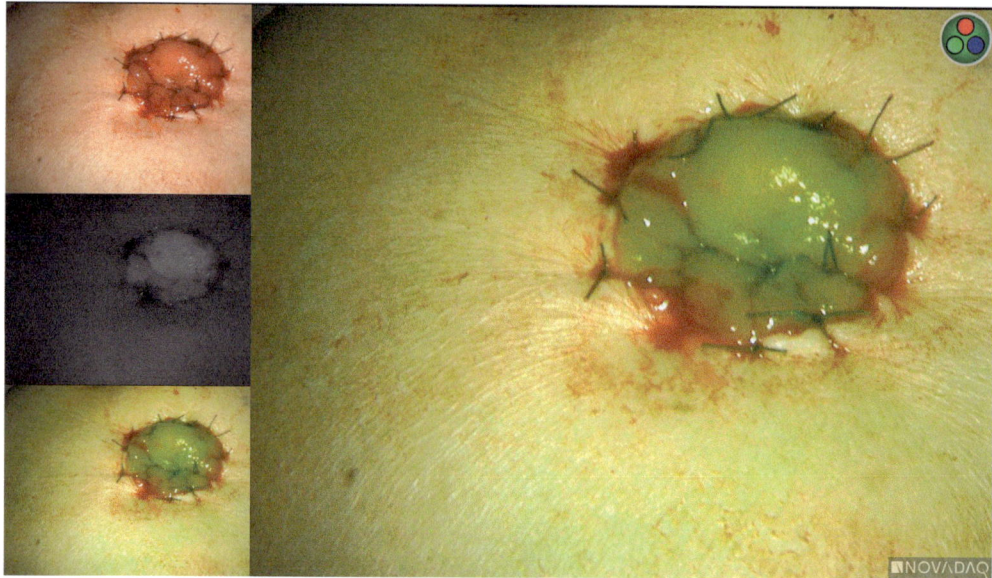

🔹 **Abb. 4.5**   Real-Time-Untersuchung (intraoperativ) der Stomaperfusion mittels Fluoreszenz-Angiographie mit Indocyaningrün mit Nachweis einer regelrechten Durchblutung des Stomas. Dies ist insbesondere im angiographischen Modus (links mittig) sehr eindeutig. (Foto von P. Ambe)

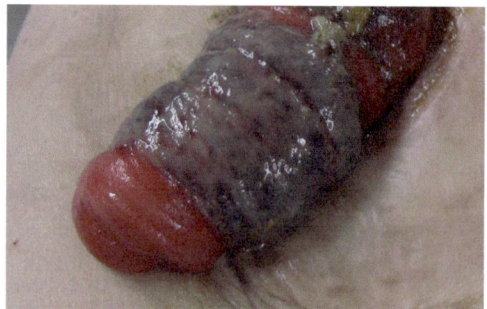

🔹 **Abb. 4.6**   Segmentale Stomaischämie ca. 2 Jahre nach Stomaanlage. (Foto von P. Ambe)

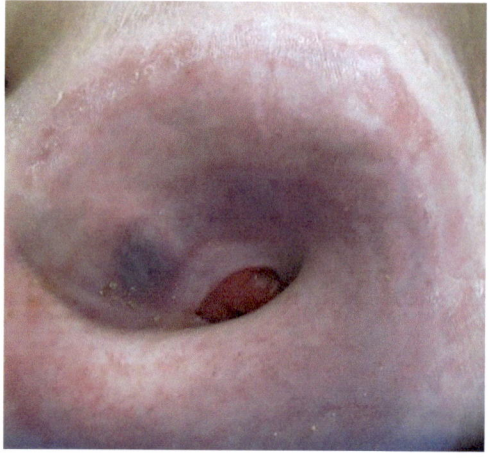

🔹 **Abb. 4.7**   Stomaretraktion. Man erkennt das retrahierte Stoma mit peristomaler Hautirritation aufgrund rezidivierender Leckage. (Foto von P. Ambe)

> **Loop-Sigmoidostoma-Anlage, bei dem das Sigma bei fehlender Mobilisation der linken Flexur eingeschränkt mobil sein kann. Die Retraktion entsteht also aufgrund eines starken Zugs auf das Stoma, welcher meistens schon beim Annähen des Stomas auffällt und dennoch ignoriert wird.**

Die Stomaretraktion stellt eine Majorkomplikation dar. Die Schwierigkeit der Stomaversorgung führt oft zu einer chirurgischen Korrektur.

4.2.4   Stomastenose

Die Häufigkeit der Stomastenose wird auf 2–14 % geschätzt (Beraldo et al. 2006). Obwohl sich eine Stenose jederzeit nach Stomaanlage entwickeln kann, wird sie überwiegend erst im Langzeitverlauf beobachtet. Diese Komplikation scheint vorwiegend im Zusammenhang mit Morbus Crohn aufzutreten. Die Stenose kann auch als Folge der Ischämie auftreten. Bedingt durch die Enge des Stomas (◘ Abb. 4.8) kommt es zum Abgang von lautem Flatus, welcher vom Betroffenen als blamabel empfunden wird. Laut einem Erfahrungsbericht von Baraldo et al. sind Dilatationen mit Hegar-Stiften kaum von Erfolg gekrönt, sodass eine chirurgische Revision erfolgen muss. Hierbei wird das stenotische Segment reseziert und ein neues Stoma angelegt. Als Alternative kann die von Beraldo et al. beschriebene W-Plastik angewandt werden (Beraldo et al. 2006).

4.2.5 Stomaprolaps

Ein Stomaprolaps beschreibt einen Vorfall eines Darmsegments durch die Stomaöffnung. Laut Arumugam et al. liegt ein Stomaprolaps vor, wenn die Größe des Stomas sich derart verändert, dass eine Modifikation der Stomaversorgung oder eine chirurgische Intervention notwendig wird (Arumugam et al. 2003). Der Stomaprolaps wird überwiegend

als eine Spätkomplikation betrachtet. Die Prolapsneigung besteht hauptsächlich bei doppelläufigen Stomata (◘ Abb. 4.9). Dennoch kann diese Spätkomplikation auch bei terminalen Stomata auftreten (◘ Abb. 4.10). Laut Shellito wird der Stomaprolaps mit einer Inzidenz von 7–25 % am häufigsten bei der doppelläufigen Transversostomie beobachtet. Die Häufigkeiten bei der terminalen Kolostomie und Ileostomie werden mit 12 % bzw. 11 % angegeben (Shellito 1998).

Die Ätiologie hinter einem Stomaprolaps ist bislang nicht gänzlich geklärt. Postuliert

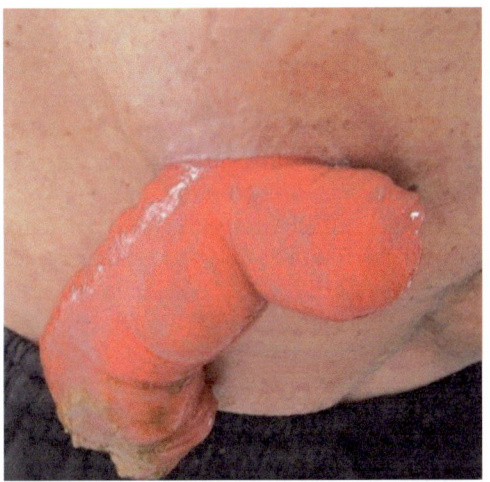

◘ **Abb. 4.9**   Prolaps eines doppelläufigen Kolostomas. (Foto von P. Ambe)

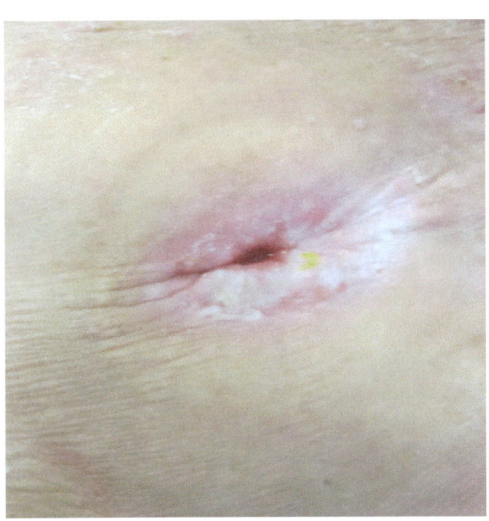

◘ **Abb. 4.8**   Stomastenose mit deutlicher Verengung der Stomaöffnung. (Foto von P. Ambe)

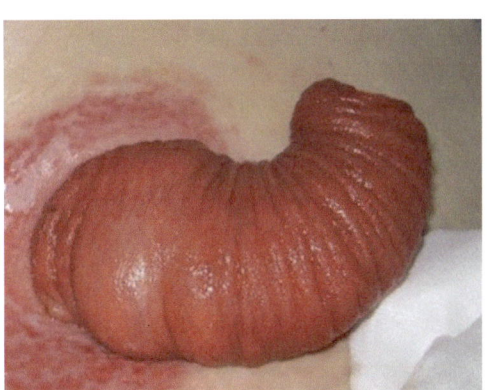

◘ **Abb. 4.10**   Prolaps eines terminalen Kolostomas. (Foto von P. Ambe)

4

werden eine zu große Stomaöffnung, Adipositas, erhöhter intraabdomineller Druck und ein langer oraler Stomaschenkel (McErlain et al. 2004). Die Fixation des proximalen Schenkels bei einem doppelläufigen Stoma reduzierte in Arbeiten von Londono-Schimmer (Londono-Schimmer et al. 1994) und Leong (Leong et al. 1994) die Prolapsneigung nicht.

Der Anblick eines Prolapses kann für den Betroffenen sehr angsteinflößend sein. Die Funktion des Stomas wird jedoch meist nicht gestört. Selten kann es zu Komplikationen wie Strangulation oder Ischämie kommen. Ein Ödem liegt in den meisten Fällen vor. Dieser Aspekt des Prolapses ist die Grundlage für die von Fligelstone et al. beschriebene osmotische Therapie mit Zucker (Fligelstone et al. 1997). Hierbei wird Zucker auf den prolabierten Darm aufgetragen. Bedingt durch die Osmose wird Flüssigkeit aus dem ödematös verquollenen prolabierten Darm entzogen, sodass dieser wieder reponibel wird. Ich kläre den Patienten immer über die Benignität des Befunds auf, damit keine Panik beim erneuten Prolaps aufkommt. Bei rezidivierendem Prolaps soll eine Revision des Stomas erfolgen.

Neben dem Stomaverschluss mit Wiederherstellung der Darmkontinuität existieren eine Reihe an weiteren chirurgischen Reparaturmaßnahmen (s. ▶ Kap. 10) (Canil et al. 1995; Seamon et al. 2008; Abulafi et al. 1990). Für ein prolabiertes endständiges Stoma favorisiere ich die Stapler-Reparatur wie von Hata et al. publiziert wurde (Hata et al. 2005). Beim doppelläufigen Stoma stellt für mich das von Maeda et al. beschriebene Verfahren eine sehr gute Option dar (Maeda et al. 2004). Eine Verletzung des Mesenteriums mit hämorrhagischen und/oder ischämischen Folgen stellt einen wesentlichen „Pitfall" des Staplerverfahrens dar.

4.2.6 Parastomale Hernie

Die parastomale Hernie gehört mit einer Inzidenz von bis zu 50 % zu den häufigsten Stomakomplikationen, besonders nach

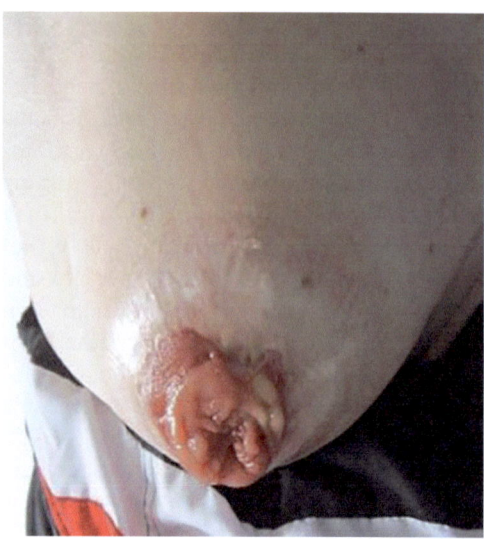

◻ **Abb. 4.11**   Große parastomale Hernie Typ III nach EHS-Klassifikation. (Foto von P. Ambe)

Kolostomie. Häufigkeiten von ca. 4 %–48 % bzw. 0–30 % werden für das terminale Kolostoma bzw. für das doppelläufige Kolostoma von Carne und Koluton berichtet (Carne et al. 2003; Koltun et al. 2000) ◻ Abb. 4.11. Für das doppelläufige Ileostoma wird die Rate an parastomaler Hernie bei knapp 6 % angegeben, wohingegen für das endständige Ileostoma Raten von bis zu 28 % berichtet werden (Edwards et al. 2001; Williams et al. 1990).

Parastomale Hernien lassen sich bezogen auf die Lage des Bruchsacks in 4 Gruppen nach der ersten Beschreibung von Devlin and Kingsnorth unterteilen (Devlin und Kingsnorth 1988) (◻ Tab. 4.2).

Weitere radiologisch basierte Klassifikationen sind die von Moreno-Matias et al. (2009) und Seo et al. (2011). Eine noch aktuellere Klassifikation stellt die Klassifikation der European Hernia Society (EHS) dar (Smietanski et al. 2014). Diese Klassifikation unterteilt die parastomalen Hernien in Abhängigkeit von der Größe der Bruchpforte und vom Vorhandensein einer begleitenden Narbenhernie im Bereich der Laparotomie oder des Laparoskopiezugangs in vier Typen (◻ Tab. 4.3):

Chirurgisch-technische Aspekte und Patientencharakteristika scheinen eine Rolle bei der

▣ **Tab. 4.2** Klassifikation der parastomalen Hernien nach Devlin (Devlin und Kingsnorth 1988)	
Interstitieller Typ	Der Bruchsack befindet sich auf Höhe der Bauchdeckenmuskulatur
Subkutaner Typ	Der Bruchsack befindet sich in der Subkutis
Intrastomaler Typ	Der Bruchsack befindet sich auf Höhe des Stomas
Peristomaler Typ	Hernie assoziiert mit Stomaprolaps

▣ **Tab. 4.3** EHS-Klassifikation der parastomalen Hernien	
Typ I	≤ 5 cm ohne begleitende Narbenhernie
Typ II	≤ 5 cm mit begleitender Narbenhernie
Typ III	> 5 cm ohne begleitende Narbenhernie
Typ IV	> 5 cm mit begleitender Narbenhernie

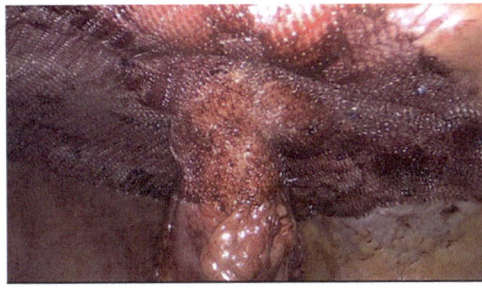

▣ **Abb. 4.13** Laparoskopische Versorgung einer Typ III parastomalen Hernie mittels Mesh-Augmentation. (Foto von P. Ambe)

Symptomatische parastomale Hernien sollten chirurgisch versorgt werden (s. ▶ Kap. 9). Hierbei gilt die Mesh-Augmentation als Verfahren der Wahl (▣ Abb. 4.13). Heutzutage wird die primäre präventive Mesh-Augmentation als Standard für ein terminales Stoma gefordert (Lambrecht et al. 2015; Shabbir et al. 2012; Jänes et al. 2009; Chapman et al. 2017). Die primäre Mesh-Augmentation ist sowohl für die laparoskopische als auch für die offene Operation leicht durchführbar.

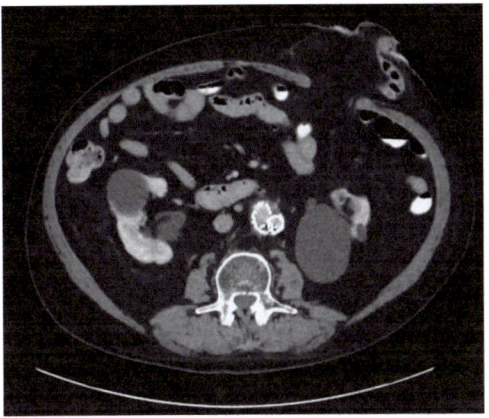

▣ **Abb. 4.12** CT-Abdomen mit Darstellung einer Typ III parastomalen Hernie. (Foto von P. Ambe)

Entstehung von parastomalen Hernien zu spielen. Die Hernien sind meistens asymptomatisch, sie können jedoch auch ein gigantisches Ausmaß annehmen (▣ Abb. 4.12 und 4.13). Im Verlauf kann es zu Beschwerden und zur Versorgungsschwierigkeiten des Stomas kommen. Darmeinklemmung mit Strangulation und Inkarzeration oder sogar Perforation sind selten, stellen dennoch die befürchteten Komplikationen dar (Leslie 1984).

4.2.7 Dehydration und Elektrolytverschiebung

Flüssigkeits- und Elektrolytverlust stellen eine häufige und schwerwiegende Komplikation bei Ileostomaträgern dar (Ladefoged und Olgaard 1985). Diese Komplikation droht insbesondere in den ersten 3–8 postoperativen Tagen (Tang et al. 1995). Die Dehydrationsrate nach Ileostomaanlage wird laut Feinberg et al. mit 20 % angegeben (Feinberg et al. 1987). In anderen Arbeiten wird eine noch höhere

Inzidenz berichtet (Baker et al. 2011; Bax und McNevin 2007). In der Studie von Messaris et al. (Messaris et al. 2012) lag die 60-Tage-Wiederaufnahmerate nach Ileostomanlage bei 16,1 %. Hierbei war die Dehydration mit über 44 % die häufigste Indikation zur Wiederaufnahme. Dieser Trend wurde von Hayden et al. (Hayden et al. 2013) und anderen bestätigt.

Eine einheitliche Definition des High-Outputs existiert nicht. Allgemein werden Stomata mit Fördervolumina von mehr als 2000 ml/24 h über mehrere Tage (mehr als 3 Tage) als „High-Output-Stomata" bezeichnet (Baker et al. 2011). Der Begriff „High Output" kann auch beim Vorliegen von Elektrolytstörungen ohne Nachweis höherer Fördermengen verwendet werden (Nightingale und Jeremy 2006; Van Gossum et al. 2009). Neben Störungen des Wasser- und Elektrolythaushaltes kann es bei einem High-Output-Stoma langfristig zu Malnutrition kommen.

Die typischen High-Output-Symptome sind: wässriger Durchfall, sehr häufige Leerungen (>7–10x/d), Müdigkeit, Appetitlosigkeit, Schwindel, starkes Durstgefühl, konzentrierter Urin, kleine Urinmengen, schneller Gewichtsverlust, Übelkeit und Erbrechen. In schweren Fällen, vor allem bei älteren Patienten, können Bewusstseinseintrübung und Nierenversagen auftreten, auch kann es dann zum plötzlichen Sistieren der Stomaproduktion kommen.

Mit einem „High-Output-Stoma" ist nach einer ausgedehnten Dünndarmresektion mit weniger als 200 cm verbliebenden gesunden Dünndarms zu rechnen, insbesondere bei gleichzeitigem Verlust des Dickdarms. Die Gefahr eines High-Output-Stomas ist besonders hoch nach der Anlage eines Jejunostomas. Bei diesen Patienten sollte womöglich eine Abschätzung der Länge des verbliebenen gesunden Dünndarms intraoperativ erfolgen, damit ein eventueller High-Output antizipiert wird und entsprechende Behandlungsmaßnahmen frühzeitig angesetzt werden.

Ein High-Output-Stoma kann auch andere als chirurgische Gründe haben. Eine infektiöse Gastroenteritis kann durch eine Steigerung der Darmsekretion zu einem High-Output-Zustand führen. Daher soll bei einer plötzlichen Zunahme der Stomafördermenge eine gastrointestinale Infektion ausgeschlossen werden. Auch Medikamente können die Fördermenge eines Stomas beeinflussen. So kann es durch das Absetzen von Kortisonpräparaten oder die Einnahme von Metformin zu einem High-Output kommen.

Die Komplexität des Geschehens macht eine multidisziplinäre (Chirurg, Gastroenterologe, Ernährungsmediziner, Stomatherapeuten, usw.) Behandlung zwingend notwendig. Auch eine aktive Einbindung des Betroffenen in die Behandlung soll stets erfolgen. Aus therapeutischer Sicht müssen zwei Aspekte berücksichtigt werden: die symptomatische Behandlung durch Ausgleich von Elektrolyten, Flüssigkeit und Nährstoffen sowie die Beseitigung der zugrundeliegenden Pathologie.

Die symptomatische Behandlung zielt auf eine Reduktion des Flüssigkeits- und Elektrolytenverlustes sowie ggf. auf die Nahrungsergänzung ab. Dies beinhaltet eine Korrektur von pathologischen Zuständen, eine Überprüfung der Dauermedikationen, Maßnahmen zur Eindickung des Stoma-Outputs bzw. Verlängerung der Passagezeit, Restriktion der oralen Flüssigkeitszufuhr sowie ggf. die intravenöse Flüssigkeitsgabe.

Laut dem Protokoll von Arenas Villafranca et al. sollte die orale Flüssigkeitszufuhr auf 500–1000 ml isotonischer Getränke pro Tag limitiert werden (Villafranca et al. 2015). Hierbei sind hypotonische Flüssigkeiten wie Tee, Kaffee, Alkohol und Säfte zu vermeiden. Das Leitungswasser darf getrunken werden, doch sollten die Patienten auch auf die Elektrolytenaufnahme achten. Hierfür sind das Mineralwasser ohne Kohlensäure oder isotonische Getränke besser geeignet.

> **Tipp**
>
> Es kann ratsam sein, die Speisen etwas stärker zu salzen, damit die Wasserresorption zusätzlich verstärkt wird. Die Patienten sollten nicht gleichzeitig

> essen und trinken, weil dies die Stomaproduktion verstärkt. Es ist besser, entweder 20 min vor oder 20 min nach der Mahlzeit zu trinken. Auch sollten keine großen Mengen auf einmal getrunken werden. Die akute Rehydratation kann durch Infusionen ergänzt werden.

Vor jeder Mahlzeit und vorm Schlafengehen kann der Patient jeweils 2 mg Loperamid einnehmen. Sollte dies nicht ausreichen, kann die Dosis auf jeweils 4 mg vor Mahlzeiten und vorm Schlafengehen erhöht werden (16 mg/Tag). Diese Dosis gilt allgemein als die Höchstdosis für Loperamid-Therapie. Höher dosierte Loperamid-Einnahme kann zu Koliken, Schwindel und Taubheit der Zunge führen, doch insgesamt sind die Nebenwirkungen sehr selten. Das Loperamid kann in schwereren Fällen sublingual eingenommen werden („Imodium akut"), allerdings werden hohe Loperamid Dosierungen in dieser Verabreichungsform schlechter toleriert. In der Literatur sind Fälle beschrieben, wo Patienten bis 90-400 mg Loperamid am Tag einnahmen (was 45 bis 200 Kapseln am Tag entspricht) und damit die High-Output-Symptomatik beherrschen konnten (Mackowski et al. 2005). Leider werden in Deutschland lediglich 2 mg Tabletten und Kapseln hergestellt, was die Compliance mit höher dosierten Therapien sicher verringert. Sollte das Loperamid die Stomaproduktion nicht ausreichend verlangsamen, können Opium- oder Codein-Lösungen zusätzlich eingenommen werden. Entleert der Patient fettige Stühle, kann die zusätzliche Colestyramin-Gabe sinnvoll sein. Auch eine Hemmung der Dünndarmsekretion durch die Gabe von Octreotid wird in diesem Protokoll suggeriert. Die Daten zur Octreotid-Therapie im Rahmen des High-Output-Stomas sind jedoch nicht ausreichend und die Kosten werden von der Krankenkasse meist nicht übernommen.

Das o. g. Protokoll geht leider nicht auf die Notwendigkeit parenteraler Ernährung ein. Aus dem klinischen Alltag weisen diese Patienten eine gewisse Malnutrition auf, sodass die parenterale Ernährung eine wichtige Behandlungssäule darstellt. Dies gilt sowohl für die stationäre als auch für die ambulante Versorgung und stellt in vielen Guidelines einen relevanten Teil des Behandlungsprotokolls dar (Nightingale und Jeremy 2006; Van Gossum et al. 2009).

> **Tipp**
>
> Der Behandlungsverlauf sollte in einem Tagebuch dokumentiert werden. Hierbei sind Daten über Outputmenge, Konsistenz und Farbe sowie Dokumentation des Elektrolytstatus nach Blutanalysen wichtig. Auch das Körpergewicht kann den Behandlungsverlauf widerspiegeln und soll daher regelmäßig erfasst und dokumentiert werden.

Neben der symptomatischen Behandlung sollen Optionen einer dauerhaften Therapie erörtert werden. Hierbei kommt dem Timing der chirurgischen Intervention eine zentrale Bedeutung zu. Da die für eine ausreichende Resorption benötigte Dünndarmlänge individuell unterschiedlich ist und eine eventuelle Adaptation des verbliebenen Dünndarms bis zu einem Jahr andauern kann, soll von einer verfrühten chirurgischen Intervention Abstand genommen werden.

Hierbei stellt die Wiederherstellung der Darmkontinuität die primäre Option dar, sofern diese bei Vorhandensein des Dickdarms möglich ist. Weitere operative Optionen sind u. a. die Schaltung eines antiperistaltischen Dünndarmsegments, die Konstruktion eines Dünndarmventils, eine Dickdarminterposition (sofern der Dickdarm noch vorhanden ist), Dünndarmverlängerung oder eine Dünndarmtransplantation (Seetharam und Rodrigues 2011; Shanbhogue und Molenaar 1994).

Am häufigsten kommt die Schaltung eines antiperistaltischen Dünndarmsegments zur Behandlung eines High-Outputs zur Anwendung. In einer koreanischen Arbeit analysierten Ho et al. die Outputmenge nach antiperistaltischer Schaltung eines Dünndarmsegments. Die Studiengruppe bestand aus 6 Patienten nach Proktokolektomie und Ileostomie wegen Familiärer adenomatöser Polyposis (FAP) bzw. Colitis ulcerosa. In dieser Gruppe wurden die letzten 25 cm des terminalen Ileums antiperistaltisch mit dem Rest des Ileums anastomosiert und als endständiges Ileostoma angelegt. Die Kontrollgruppe bestand aus 6 Patienten nach konventioneller Proktokolektomie und Ileostomie. Der durchschnittliche Stoma-Output war signifikant geringer in der Studiengruppe im Vergleich zur Kontrollgruppe (503 ± 126 ml vs. 815 ± 113 ml) (Nahm-gun et al. 1999).

Die Herstellung eines Dünndarmventils als Ausflusshindernis stellt ebenfalls eine chirurgische Option dar. In diesem Zusammenhang erscheint die Anlage eines kontinenten Pouchs nach Kock eine attraktive Option (▶ Kap. 15) (Kock 1973), wobei High-Output nicht als Standardindikation gilt und beim Scheitern das Kurzdarmproblem sich zusätzlich verstärken kann. Als letzte Option steht die Dünndarmtransplantation zur Verfügung, wobei die Abstoßungsrate sehr hoch ist (Grant 2003).

Literatur

Abulafi AM, Sherman IW, Fiddian RV, Rothwell-Jackson RL (1990) Délorme's operation for rectal prolapse. Ann Roy Coll Surg Engl 72(6):382–385

Ambe PC, Kurz NR, Nitschke C, Odeh SF, Moslein G, Zirngibl H (2018) Intestinal Ostomy. Dtsch Arztebl Int 115(11):182–187

Arolfo S, Borgiotto C, Bosio G, Mistrangelo M, Allaix ME, Morino M (2018) Preoperative stoma site marking: a simple practice to reduce stoma-related complications. Tech Coloproctol 22(9):683–687

Arumugam PJ, Bevan L, Macdonald L, Watkins AJ, Morgan AR, Beynon J, Carr ND (2003) A prospective audit of stomas–analysis of risk factors and complications and their management. Colorectal Dis 5(1):49–52

Baker M, Williams R, Nightingale J (2011a) Causes and management of a high-output stoma. Colorectal Dis 13(2):191–197

Baker ML, Williams RN, Nightingale JMD (2011b) Causes and management of a high-output stoma. Colorectal Dis 13(2):191–197

Bass EM, Del Pino A, Tan A, Pearl RK, Orsay CP, Abcarian H (1997) Does preoperative stoma marking and education by the enterostomal therapist affect outcome? Dis Colon Rectum 40(4):440–442

Bax TW, McNevin MS (2007) The value of diverting loop ileostomy on the high-risk colon and rectal anastomosis. Am J Surg 193(5):585–587, Discussion 587–588

Baykara ZG, Demir SG, Karadag A, Harputlu D, Kahraman A, Karadag S, Hin AO, Togluk E, Altinsoy M, Erdem S (2014) A multicenter, retrospective study to evaluate the effect of preoperative stoma site marking on stomal and peristomal complications. Ostomy/Wound Manage 60(5):16–26

Beraldo S, Titley G, Allan A (2006) Use of W-plasty in stenotic stoma: a new solution for an old problem. Colorectal Dis 8(8):715–716

Canil K, Fitzgerald P, Lau G, Cameron G, Walton M (1995) Button-pexy fixation for repair of ileostomy and colostomy prolapse. J Pediatr Surg 30(8):1148–1149

Caricato M, Ausania F, Ripetti V, Bartolozzi F, Campoli G, Coppola R (2007) Retrospective analysis of long-term stoma defunctioning stoma complications after colorectal surgery. Colorectal Dis 9(6):559–561

Carne PW, Robertson GM, Frizelle FA (2003) Parastomal hernia. Br J Surg 90(7):784–793

Chapman SJ, Wood B, Drake TM, Young N, Jayne DG (2017) Systematic review and meta-analysis of prophylactic mesh during primary stoma formation to prevent parastomal hernia. Dis Colon Rectum 60(1):107–115

Cola B, Farella S, Bacalini GC, Palmerio B, Patrone P (1984) Peristomal dermatitis. Etiopathogenetic, clinical and therapeutic considerations apropos of 102 cases. Minerva Chir 39(22):1565–1570

Cottam J, Richards K, Hasted A, Blackman A (2007) Results of a nationwide prospective audit of stoma complications within 3 weeks of surgery. Colorectal Dis 9(9):834–838

Devlin HB, Kingsnorth A (1988) Management of abdominal hernias. Butterworths, London

Duchesne JC, Wang Y-Z, Weintraub SL, Boyle M (2002) Stoma complications: a multivariate analysis/discussion. Am J Surg 68(11):961

Edwards DP, Leppington-Clarke A, Sexton R, Heald RJ, Moran BJ (2001) Stoma-related complications are more frequent after transverse colostomy than loop ileostomy: a prospective randomized clinical trial. Br J Surg 88(3):360–363

Erwin-Toth P, Barrett P (1997) Stoma site marking: a primer. Ostomy/Wound Manage 43(4):18–22

Feinberg SM, McLeod RS, Cohen Z (1987) Complications of loop ileostomy. Am J Surg 153(1):102–107

Fligelstone LJ, Wanendeya N, Palmer BV (1997) Osmotic therapy for acute irreducible stoma prolapse. Br J Surg 84(3):390

Goldberg M, Aukett LK, Carmel J, Fellows J, Pittman J (2010) Management of the patient with a fecal ostomy: best practice guideline for clinicians. J Wound Ostomy Cont Nurs 37(6):596–598

Grant D et al (2005) 2003 report of the intestine transplant registry: a new era has dawned. Ann Surg 241(4):607

Harilingam M, Sebastian J, Twum-Barima C, Boshnaq M, Mangam S, Khushal A, Marzouk D, Tsavellas G (2017) Patient-related factors influence the risk of developing intestinal stoma complications in early post-operative period. ANZ J Surg 87(10): E116–E120

Harris DA, Egbeare D, Jones S, Benjamin H, Woodward A, Foster ME (2005) Complications and mortality following stoma formation. Ann R Coll Surg Engl 87(6):427–431

Hata F, Kitagawa S, Nishimori H, Furuhata T, Tsuruma T, Ezoe E, Ishiyama G, Ohno K, Fukui R, Yanai Y et al (2005) A novel, easy, and safe technique to repair a stoma prolapse using a surgical stapling device. Dig Surg 22(5):306–309, discussion 310

Hawley PR, Ritchi JK (1979) The colon. Part I: Complications of ileostomy and colostomy following excisional surgery. Clin Gastroenterol 8(2):403–415

Hayden DM, Pinzon MC, Francescatti AB, Edquist SC, Malczewski MR, Jolley JM, Brand MI, Saclarides TJ (2013) Hospital readmission for fluid and electrolyte abnormalities following ileostomy construction: preventable or unpredictable? J Gastrointest Surg 17(2):298–303

Hebert JC (1988) A simple method for preventing retraction of an end colostomy. Dis Colon Rectum 31(4):328–329

Hellman J, Lago CP (1990) Dermatologic complications in colostomy and ileostomy patients. Int J Dermatol 29(2):129–133

Jänes A, Cengiz Y, Israelsson LA (2009) Preventing Parastomal Hernia with a Prosthetic Mesh: A 5-Year Follow-up of a Randomized Study. World J Surg 33(1):118–121

Jemec GB, Nybaek H (2008) Peristomal skin problems account for more than one in three visits to ostomy nurses. Br J Dermatol 159(5):1211–1212

Jemec GB, Martins L, Claessens I, Ayello EA, Hansen AS, Poulsen LH, Sibbald RG (2011) Assessing peristomal skin changes in ostomy patients: validation of the ostomy skin tool. Br J Dermatol 164(2):330–335

Kock NG (1973) Continent ileostomy. Prog Surg 12:180–201

Koltun L, Benyamin N, Sayfan J (2000) Abdominal stoma fashioned by a used circular stapler. Dig Surg 17(2):118–119

Kouba E, Sands M, Lentz A, Wallen E, Pruthi RS (2007) Incidence and risk factors of stomal complications in patients undergoing cystectomy with ileal conduit urinary diversion for bladder cancer. J Urol 178(3):950–954

Ladefoged K, Olgaard K (1985) Sodium homeostasis after small-bowel resection. Scand J Gastroenterol 20(3):361–369

Lambrecht JR, Larsen SG, Reiertsen O, Vaktskjold A, Julsrud L, Flatmark K (2015) Prophylactic mesh at end-colostomy construction reduces parastomal hernia rate: a randomized trial. Colorectal Dis 17(10):191–197

Last M, Fazio V, Lavery I, Jagelman D (1984) Conservative management of paraileostomy ulcers in patients with Crohn's disease. Dis Colon Rectum 27(12):779–786

Leenen LP, Kuypers JH (1989) Some factors influencing the outcome of stoma surgery. Dis Colon Rectum 32(6):500–504

Leong AP, Londono-Schimmer EE, Phillips RK (1994) Life-table analysis of stomal complications following ileostomy. Br J Surg 81(5):727–729

Leslie D (1984) The parastomal hernia. Surg Clin North Am 64(2):407–415

Londono-Schimmer EE, Leong AP, Phillips RK (1994) Life table analysis of stomal complications following colostomy. Dis Colon Rectum 37(9):916–920

Mackowski A, Chen HK, Levitt M (2015) Successful management of chronic high-output ileostomy with high dose loperamide. BMJ Case Rep. pii: bcr2015209411

Maeda K, Maruta M, Utsumi T, Sato H, Aoyama H, Katsuno H, Hulten L (2004) Local correction of a transverse loop colostomy prolapse by means of a stapler device. Tech Coloproctol 8(1):45–46

Mahjoubi B, Moghimi A, Mirzaei R, Bijari A (2005) Evaluation of the end colostomy complications and the risk factors influencing them in Iranian patients. Colorectal Dis 7(6):582–587

Martins L, Tavernelli K, Serrano J (2008) Introducing a peristomal skin assessment tool: the ostomy skin tool. World Coun Enteros Therapists 28(2 supplement):8–13

Martins L, Ayello EA, Claessens I, Steen Hansen A, Hentze Poulsen L, Gary Sibbald R, Jemec GB (2010) The ostomy skin tool: tracking peristomal skin changes. Brit J Nurs 19(15):960–964

McErlain D, Kane M, McGrogan M, Haughey S (2004) Clinical protocols for stoma care: 5. Prolapsed stoma. Nurs Stand 18(18):41–42

Meisner S, Lehur PA, Moran B, Martins L, Jemec GB (2012) Peristomal skin complications are common, expensive, and difficult to manage: a population based cost modeling study. PLoS ONE 7(5):e37813

Messaris E, Sehgal R, Deiling S, Koltun WA, Stewart D, McKenna K, Poritz LS (2012) Dehydration is the most common indication for readmission after diverting ileostomy creation. Dis Colon Rectum 55(2):175–180

Moreno-Matias J, Serra-Aracil X, Darnell-Martin A, Bombardo-Junca J, Mora-Lopez L, Alcantara-Moral M, Rebasa P, Ayguavives-Garnica I, Navarro-Soto S (2009) The prevalence of parastomal hernia after formation of an end colostomy. A new clinico-radiological classification. Colorectal Dis 11(2):173–177

Nahm-gun Oh, Kang In-soon, Sim Mun-sup (1999) Antiperistaltic ileostomy using the long terminal ileal segment. Dis Colon Rectum 42(10):1330–1333

Nastro P, Knowles CH, McGrath A, Heyman B, Porrett TR, Lunniss PJ (2010) Complications of intestinal stomas. Br J Surg 97(12):1885–1889

Nightingale J, Woodward JM (2006) Guidelines for management of patients with a short bowel. Gut 55(4):iv1–iv12

Park JJ, Del Pino A, Orsay CP, Nelson RL, Pearl RK, Cintron JR, Abcarian H (1999) Stoma complications: the cook county hospital experience. Dis Colon Rectum 42(12):1575–1580

Parmar KL, Zammit M, Smith A, Kenyon D, Lees NP, Greater M (2011) Cheshire Colorectal Cancer N: A prospective audit of early stoma complications in colorectal cancer treatment throughout the Greater Manchester and Cheshire colorectal cancer network. Colorectal Dis 13(8):935–938

Person B, Ifargan R, Lachter J, Duek SD, Kluger Y, Assalia A (2012) The impact of preoperative stoma site marking on the incidence of complications, quality of life, and patient's independence. Dis Colon Rectum 55(7):783–787

Peters SA, Norton R (2018) Sex and gender reporting in global health: new editorial policies. BMJ Spec J 3(4):e001038

Pittman J, Rawl SM, Schmidt CM, Grant M, Ko CY, Wendel C, Krouse RS (2008) Demographic and clinical factors related to ostomy complications and quality of life in veterans with an ostomy. J Wound Ostomy Cont Nurs 35(5):493–503

Porter JA, Salvati EP, Rubin RJ, Eisenstat TE (1989) Complications of colostomies. Dis Colon Rectum 32(4):299–303

Runkel N, Droste W, Reith B, Jehle EC, Benz S, Birk M, Staib G, Romankiewicz J, Hartkopf F, Jooss M (2016) LSD score. A new classification system for peristomal skin lesions. Chirurg 87(2):144–150

Saghir JH, McKenzie FD, Leckie DM, McCourtney JS, Finlay IG, McKee RF, Anderson JH (2001) Factors that predict complications after construction of a stoma: a retrospective study. Eur J Surg 167(7):531–534

Seamon LG, Richardson DL, Pierce M, O'Malley DM, Griffin S, Cohn DE (2008) Local correction of extreme stomal prolapse following transverse loop colostomy. Gynecol Oncol 111(3):549–551

Seetharam Prasad, Rodrigues Gabriel (2011) Short bowel syndrome: a review of management options. Saudi journal of gastroenterology: official journal of the Saudi Gastroenterology Association 17(4):229

Seo SH, Kim HJ, Oh SY, Lee JH, Suh KW (2011) Computed tomography classification for parastomal hernia. J Korean Surg Soc 81(2):111–114

Shabbir J, Chaudhary B, Dawson R (2012) A systematic review on the use of prophylactic mesh during primary stoma formation to prevent parastomal hernia formation. Colorectal Dis 14(8):931–936

Shanbhogue LKR, Molenaar JC (1994) Short bowel syndrome: metabolic and surgical management. Br J Surg 81(4):486–499

Shellito PC (1998) Complications of abdominal stoma surgery. Dis Colon Rectum 41(12):1562–1572

Smietanski M, Szczepkowski M, Alexandre JA, Berger D, Bury K, Conze J, Hansson B, Janes A, Miserez M, Mandala V et al (2014) European hernia society classification of parastomal hernias. Hernia 18(1):1–6

Stothert JC, Brubacher L, Simonowitz DA (1982) Complications of emergency stoma formation. Arch Surg 117(3):307–309

Tang CL, Yunos A, Leong AP, Seow-Choen F, Goh HS (1995) Ileostomy output in the early postoperative period. Br J Surg 82(5):607

Van Gossum A et al (2009) ESPEN guidelines on parenteral nutrition: gastroenterology. Clin Nutr 28(4):415–427

Villafranca JJA et al (2015) Protocol for the detection and nutritional management of high-output stomas. Nutr J 14(1):45

Williams JG, Etherington R, Hayward MW, Hughes LE (1990) Paraileostomy hernia: a clinical and radiological study. Br J Surg 77(12):1355–1357

Physiologische Veränderungen nach Anlage eines intestinalen Stomas

Peter C. Ambe

© Springer-Verlag GmbH Deutschland, ein Teil von Springer Nature 2020
I. Iesalnieks (Hrsg.), *Chirurgie des intestinalen Stomas*, https://doi.org/10.1007/978-3-662-59123-9_5

5.1 Ileostoma

Täglich passieren gut 2000 bis 3000 ml Flüssigkeit die Valvula Bauhini. Durch die Passage des Magendarmtraktes kommt es zur Absorption von gut 90 % der Flüssigkeit im Dickdarm, sodass lediglich 200 bis 300 ml mit dem geformten Stuhl ausgeschieden werden. Nach Schaffung eines Ileostomas entfällt die kolonische Flüssigkeitsresorption, sodass große Flüssigkeitsvolumina und Elektrolyten nicht resorbiert ausgeschieden werden (Ambe et al. 2018).

Ein Ileostoma fördert unmittelbar nach der Anlage zunächst ein grünes flüssiges Sekret. Das Output ist zunächst mit über 1000 ml/Tag relativ hoch. Die Outputmenge und -qualität ändern sich jedoch zügig nach Einleitung des Kostaufbaus. In dieser Phase wird der Stomaoutput zunehmend bräunlicher und breiiger. Eine biliöse Färbung gilt dennoch als normal. Im Verlauf wird ein Stomaoutput von median 500 ml/Tag als Standard angenommen. Bei kompletter Nüchternheit kann das Output unter 100 ml/Tag fallen. Persistierender Verlust größerer Flüssigkeitsvolumina kann ein Hinweis für das Vorliegen pathologischer Zustände sein (Kanaghinis et al. 1963).

Das Output eines Dünndarmstomas hängt zum Teil auch von individuellen Gegebenheiten, insbesondere der Körpergröße ab (Hill et al. 1979). Die Ileostomavolumina können täglich schwanken und werden zum Teil durch die Nahrungsaufnahme beeinflusst. Große Trinkmengen führen nur zu einer geringfügigen Zunahme der Outputmenge, da die oral zugeführte Flüssigkeit überwiegend resorbiert und über die Nieren ausgeschieden wird. Eine Reduktion der oral zugeführten Flüssigkeitsmenge kann allerdings zu einer relevanten Abnahme der Outputmenge führen. Fettreiche Nahrung führt durch eine Steigerung der pankreatischen Sekretion zu erhöhtem und flüssigerem Output. Eine ähnliche Tendenz wird nach dem Verzehr von Kohl und Meeresfrüchte beobachtet (Gazzard et al. 1978) (s. auch ▶ Kap. 6).

Die Dickdarmresektion mit Anlage eines Ileostomas scheint einen Einfluss auf die Passagezeit des Dünndarms zu haben. Eine Untersuchung von Soper und Kollegen aus 1989 beschäftigte sich mit der Passagezeit im Dünndarm nach Kolektomie (Soper et al. 1989). Hierbei wurde die Dünndarmpassage von 3 Patientengruppen untersucht. Gruppe I: nach Proktokolektomie mit endständigem Ileostoma, Gruppe II: nach Proktokolektomie mit Ileo-Pouch-Analer Anastomose (IPAA) sowie eine Kontrollgruppe von Gesunden ohne jegliche Darmoperation (Gruppe III). In der Studie zeigte sich, dass die Passage bei den Operierten deutlich länger war im Vergleich zu der Kontrollgruppe. Diese Tendenz wurde von Robertson und Mathers im Jahre 2000 bestätigt (Robertson und Mathers 2000). In deren Studie konnte eine Verlängerung der Magenpassagezeit für feste Nahrung bei kolektomierten Stomaträgern festgestellt werden. Bislang ist nicht geklärt, ob dieser Vorgang neuronal oder hormonell gesteuert wird. Ein möglicher Erklärungsansatz ist eine gesteigerte Aufnahmefähigkeit nach Hyperplasie der Dünndarmmukosa.

Eine weitere physiologische Veränderung, die nach Ileostomaanlage beobachtet wird, stellt eine Hypertrophie der Mukosa dar. Nach Anlage einer ileoanalen Pouchanastomose (IPAA) wurde eine Metaplasie der Schleimhaut beschrieben. Es ist unklar, ob solche auch nach Anlage eines Ileostomas stattfindet und ob sie die Flüssigkeitsresorption verbessert.

Eine Ileostomaanlage kann des Weiteren mit Elektrolytverschiebungen einhergehen. Das Ausmaß der Elektrolytenstörung ist umso größer, je oraler das Stoma-tragende Segment liegt. Neben Kalium kann der Verlust von Natrium bei Ileostomaträgern beobachtet werden. Bei einem gut funktionierenden Ileostoma mit einem Stomaoutput von 500 ml/Tag werden ca. 60 mmol Natrium ausgeschieden. Diese Menge ist dreifach höher als die Konzentration im Stuhl nach normaler Kolonpassage (Gallagher et al. 1962).

Proximale Dünndarmstomata bergen die Gefahr einer mangelhaften Resorption von Fetten und fettlöslichen Vitaminen. Insbesondere die verminderte Resorption von Vitamin B12 nach Ausschalten des terminalen Ileums mit gestörter Hämoglobinsynthese und perniziöser Anämie ist problematisch (Schiergens et al. 2017). Daher sollten der Eisen- und Vitaminstatus bei Stomaträgern regelmäßig kontrolliert und ggf. korrigiert werden.

Flüssigkeits- und Elektrolytverlust über ein Ileostoma stellen eine Herausforderung für die Nierenfunktion dar. Ein 40 %iger Rückgang der Urinmenge sowie ein bis zu 55 %iger Natriumverlust werden bei Ileostomaträgern beschrieben (Messaris et al. 2012). Diese Veränderungen können auf Dauer zu einem chronischen Nierenversagen und Bildung von Nierensteinen führen (Clarke et al. 1967).

Der Dünndarm ist in der Regel frei von bakterieller Besiedlung. Nach Anlage eines Ileostomas kommt es zu einer Kolonisation des terminalen Ileums mit Bakterien. Hierbei handelt es sich meistens um eine gemischte Mikroflora überwiegend aus Hautkeimen wie Streptokokken und Staphylokokken sowie in einem geringeren Ausmaß Candida. Diese Mikroflora unterliegt einer individualisierten Variation. Anaerobier kommen bei Ileostomata eher selten vor.

5.2 Kolostoma

Die Form und Konsistenz des Kolostomaprodukts hängt von der Lokalisation des Stomas ab. Es kann generell festgehalten werden: Je aboraler das Stoma gelegen ist, desto fester und geformter wird das Stomaprodukt. Im Gegensatz zum Dünndarmstoma ist das Stomaprodukt des Dickdarms eher bräunlich gefärbt.

Das Stomaoutput eines proximalen Kolostomas (Ascendo- und Transverstoma) ist weder flüssig noch fest. Die breiige Konsistenz hängt vom Ausmaß der Flüssigkeitsresorption ab. Somit können auch hohe Volumina über ein proximales Kolostoma verlorengehen.

Im proximalen Kolon kommt der Darminhalt mit Bakterien in Kontakt. Durch die bakterielle Zersetzung des Stuhls entsteht in diesem Bereich der fäkale Foetor. Stomata im linken Kolon produzieren eher geformten Stuhl. Bis auf die aufgehobene Kontinenz gibt es bei solchen Stomata keine nennenswerte Veränderung der Darmfunktion und damit der Physiologie.

5.3 Diversionskolitis

Die Entzündung des ausgeschalteten Dickdarmsegments nach der Stuhlableitung mittels eines Ileo- oder Kolostomas wurde zunächst von Morson im Jahre 1972 beschrieben (Morson und publications 1972). In den folgenden Jahren wurde von Glotzer und Kollegen beobachtet, dass die Entzündung nach Wiederherstellung der Dickdarmkontinuität heilt, wonach das Krankheitsbild als „Diversionskolitis" tituliert wurde (Glotzer et al. 1981).

Der Auslöser der Diversionskolitis ist nicht gänzlich verstanden. Eine mangelhafte mukosale Versorgung mit kurzkettigen Fetten wird als mögliche Ätiologie der Diversionskolitis propagiert (Roediger 1990). Diese Hypothese wird durch eine deutliche klinische Besserung unter fettiger Ernährung bekräftigt (Guillemot F et al. 1991; Harig et al. 1989). Eine mikrobakterielle Ursache konnte in einer Studie von Whelan et al. nicht gefunden werden (Whelan et al. 1994). Auch die Hypothese prolongierter Exposition der ausgeschalteten Schleimhaut gegenüber endoluminaler Toxine konnte bisher nicht belegt werden (Whelan et al. 1994). Dennoch bleibt eine entzündliche Ätiologie durch nicht pathogene Bakterien ein logischer Erklärungsansatz.

Klinisch wird die Diversionskolitis in gut 30–40 % der Stomaträger beschrieben. Die endoskopische Inzidenz variiert zwischen 50 % und 90 % und ist besonders bei CED-Patienten hoch (Kabir et al. 2014). Bei Patienten mit Colitis ulcerosa scheint die Diversionskolitis die Grunderkrankung zu triggern. Klinisch macht sich die Diversionskolitis u. a. mit perianalen Blut und Schleimabgang, Bauchschmerzen und Tenesmus bemerkbar (Ona und Boger 1985; Ma et al. 1990). Diese Symptome können unmittelbar oder verzögert (bis mehrere Wochen) nach der Stomaanlage auftreten.

Die Diagnose der Diversionskolitis wird anhand der Klinik gestellt und kann endoskopisch bestätigt werden. Die endoskopische Präsentation ist sehr vielfältig. So reicht das Spektrum der Befunde von mukosalen Erythem, Petechien, Pseudopolypen bis hin zu tiefen Ulzerationen. Diese Veränderungen könnten auf andere Genesen wie M. Crohn, Colitis ulcerosa aber auch eine Colitis im Rahmen einer C.difficile Infektion schließen lassen. Histologisch zeigt sich das Bild einer unspezifischen Kolitis mit milder bis moderater chronischer Inflammation (Komorowski 1990).

Stuhlkulturen sowie eine Schnell-Testung auf C. difficile sowie andere pathogene Keime sollen erfolgen, obschon pathogene Keime selten gefunden werden (Nielsen et al. 2008). Ob eine endoskopische Diagnosesicherung sinnvoll ist, muss von Fall zu Fall entschieden werden. Die Endoskopie bringt in den meisten Fällen keinen zusätzlichen Informationsgewinn.

Der spontane Verlauf ist weitgehend unbekannt, wobei ein benigner selbstlimitierender Verlauf überwiegend beobachtet wird. Eine symptomorientierte Behandlung stellt eine pragmatische Vorgehensweise dar. Eine Antibiotikatherapie ist meistens nicht notwendig. Insbesondere besteht die Gefahr der zweizeitigen Entstehung einer Antibiotika-assoziierten Kolitis. Eine Nahrungsmittelrestriktion erscheint der angenommenen Ätiologie zufolge wenig sinnvoll.

Die Diversionskolitis wurde in Studien mittels Einläufe kurzkettiger Fettsäuren erfolgreich behandelt (Harig et al. 1989). Therapien mit Kortison und 5-ASA sind mit unterschiedlichen Erfolgsraten beschrieben worden (Triantafillidis et al. 1991). Während die Rationale der Behandlung mit Cortison hinterfragt wird, erscheint die Schleimhautmodulation mittels 5-ASA eine sinnvolle Therapieergänzung. Die effektivste Therapie der Diversionskolitis bleibt die Wiederaufnahme der Zottenernährung durch die Kontinuitätswiederherstellung.

5.4 Pharmakologische Aspekte nach Anlage eines intestinalen Stomas

Die Anlage eines intestinalen Stomas kann von pharmakologischer Relevanz sein. Diese pharmakologischen Aspekte hängen vor allem mit der veränderten Resorptionsfläche zusammen (Karlstrand J 1977). Kolostomata sind hinsichtlich der Resorption oraler Medikamente (ausgenommen von solchen, die erst im Dickdarm freigesetzt werden) grundsätzlich unproblematisch. Bei Dünndarmstomata kann die Aufnahme oral applizierter Medikamente dagegen unzureichend sein. Hier ist wiederum die Resorptionswahrscheinlichkeit bei Jejunostomata wesentlich schlechter als bei Ileostomata.

Allgemein lassen sich leicht säuerliche Medikamente wie Aspirin bereits im Magen resorbieren und stellen somit kaum ein Problem bei Stomaträgern dar. Unbeschichtete Medikamente, Suspensionen, Säfte und Kapsel mit Gelatinbeschichtung werden zügig in den Dünndarm aufgenommen und stellen auch beim Vorhandensein eines Dünndarmstomas kein Problem dar (Zanni und Wick 2006).

Die Beschichtung der Tabletten hat verschiedene Funktionen: Maskierung des Geschmackes, Erhaltung der Form und der Farbe, Schonung der Magenschleimhaut, oder retardierte Abgabe des Wirkstoffes. Im Einzelfall sollte der Patient bzw. sein Arzt wissen, warum die Tabletten beschichtet sind und im welchem Abschnitt des Magendarmtrakts sich die Beschichtung auflöst. Sollte sich die Beschichtung durch den Magensaft nicht auflösen, so sollten die Tabletten zerbrochen/zerkleinert werden, was im Einzelfall unangenehmen Geschmack mit sich ziehen wird.

Die Patienten müssen allerdings ausdrücklich darauf hingewiesen werden, dass retardierte Präparate nicht gebrochen oder zerkleinert werden dürfen! Bei magensaftresistenten Filmtabletten werden die entsprechenden Wirkstoffe erst im distalen Dünndarm oder nach Passage des Dünndarms freigesetzt, sodass solche Präparate für Dünndarmstomaträger eher ungeeignet sind. Die Medikamente werden nicht selten nahezu unverändert aus dem Stoma ausgeschieden. Über dieses Vorkommnis müssen Stomaträger aufgeklärt werden.

Neben der Umstellung auf ein anderes besser resorbierbares Präparat kann durch das Zermörsern die Resorption des betroffenen Medikaments verbessert werden. Alternativ kann auf andere Darreichungsformen ausgewichen werden. Aus der klinischen Erfahrung stellt die medikamentöse Behandlung von Stomaträgern mit Tabletten kaum eine Schwierigkeit dar. Nichtsdestotrotz muss die medikamentöse Therapie regelmäßig überwacht werden.

❗ Frauen im gebärfähigen Alter sollten darüber informiert werden, dass die oralen Kontrazeptiva womöglich nicht vollständig resorbiert werden, sodass alternative Verhütungsmethoden verwendet werden müssen.

Literatur

Ambe PC, Kurz NR, Nitschke C, Odeh SF, Moslein G, Zirngibl H (2018) Intestinal ostomy. Dtsch Arztebl Int 115(11):182–187

Clarke AM, Chirnside A, Hill GL, Pope G, Stewart MK (1967) Chronic dehydration and sodium depletion in patients with established ileostomies. Lancet 2(7519):740–743

Gallagher ND, Harrison DD, Skyring AP (1962) Fluid and electrolyte disturbances in patients with long-established ileostomies. Gut 3:219–223

Gazzard BG, Saunders B, Dawson AM (1978) Diets and stoma function. Br J Surg 65(9):642–644

Glotzer DJ, Glick ME, Goldman H (1981) Proctitis and colitis following diversion of the fecal stream. Gastroenterology 80(3):438–441

Guillemot F, Colombel JF, Neut C, Verplanck N, Lecomte M, Romond C, Paris JC, Cortot A (1991) Treatment of diversion colitis by short-chain fatty acids. Prospective and double-blind study. Dis Colon Rectum 34(10):861–864

Harig JM, Soergel KH, Komorowski RA, Wood CM (1989) Treatment of diversion colitis with short-chain-fatty acid irrigation. N Engl J Med 320(1):23–28

Hill GL, Millward SF, King RF, Smith RC (1979) Normal ileostomy output: close relation to body size. Br Med J 2(6194):831–832

Kabir SI, Kabir SA, Richards R, Ahmed J, MacFie J (2014) Pathophysiology, clinical presentation and management of diversion colitis: a review of current literature. International Journal of Surgery 12(10):1088–1092

Kanaghinis T, Lubran M, Coghill NF (1963) The Composition of Ileostomy Fluid. Gut 4:322–338

Karlstrand J (1977) The pharmacist and the ostomate. J Am Pharm Assoc 17(12):735–738

Komorowski RA (1990) Histologic spectrum of diversion colitis. Am J Surg Pathol 14(6):548–554

Ma CK, Gottlieb C, Haas PA (1990) Diversion colitis: a clinicopathologic study of 21 cases. Hum Pathol 21(4):429–436

Messaris E, Sehgal R, Deiling S, Koltun WA, Stewart D, McKenna K, Poritz LS (2012) Dehydration is the most common indication for readmission after diverting ileostomy creation. Dis Colon Rectum 55(2):175–180

Morson BC, Dawson IMP (1972) Gastrointestinal pathology. Blackwell scientific publications, Oxford

Nielsen OH, Vainer B, Rask-Madsen J (2008) Non-IBD and noninfectious colitis. Nat Clin Pract Gastroenterol Hepatol 5(1):28–39

Ona FV, Boger JN (1985) Rectal bleeding due to diversion colitis. Am J Gastroenterol 80(1):40–41

Robertson MD, Mathers JC (2000) Gastric emptying rate of solids is reduced in a group of ileostomy patients. Dig Dis Sci 45(7):1285–1292

Roediger WE (1990) The starved colon – diminished mucosal nutrition, diminished absorption, and colitis. Dis Colon Rectum 33(10):858–862

Schiergens TS, Hoffmann V, Schobel TN, Englert GH, Kreis ME, Thasler WE, Werner J, Kasparek MS (2017) Long-term quality of life of patients with permanent end ileostomy: results of a nationwide cross-sectional survey. Dis Colon Rectum 60(1):51–60

Soper NJ, Orkin BA, Kelly KA, Phillips SF, Brown ML (1989) Gastrointestinal transit after proctocolectomy with ileal pouch-anal anastomosis or ileostomy. J Surg Res 46(4):300–305

Triantafillidis J, Nicolakis D, Mountaneas G, Pomonis E (1991) Treatment of diversion colitis with 5-aminosalicylic acid enemas: comparison with betamethasone enemas. Am J Gastroenterol 86(10):1552

Whelan RL, Abramson D, Kim DS, Hashmi HF (1994) Diversion colitis. A prospective study. Surg Endosc 8(1):19–24

Zanni G, Wick J (2006) Ostomy care and the consultant pharmacist. Consultant Pharmacist 21(4):262–274

5

Ernährung

Daniela Pacini und Igors Iesalnieks

© Springer-Verlag GmbH Deutschland, ein Teil von Springer Nature 2020
I. Iesalnieks (Hrsg.), *Chirurgie des intestinalen Stomas,* https://doi.org/10.1007/978-3-662-59123-9_6

6

Die Fragen zu Ernährung sind für viele Patienten mit Stoma sehr wichtig. In den Gesprächen darüber sollte man betonen, dass es vielmehr „Ernährungstipps" als „Ernährungsregeln" gibt. Das Wissen der Patienten sollte ihnen helfen, mit unliebsamen Nebenwirkungen, wie Gasbildung, Geruchsbelästigung und Durchfall klarzukommen. Die Gefahren – die Dehydratation und die Blockierung – sollten zugleich gründlich erklärt werden.

De Oliveira et al. untersuchten in einer Studie (de Oliveira 2018), wie Ileostomaträger versuchen, durch Anpassung der Ernährung die Stomafunktion zu beeinflussen. Die Studie zeigte, dass die Undichtigkeit der Stomaversorgung, Gas- und Geruchsproduktion, Erhöhung der Fördermenge und Obstipation zu den am häufigsten geäußerten Sorgen gehören. Um sich solchen Unannehmlichkeiten anzupassen, hatten sich die Patienten folgende Strategien zurechtgelegt: Oft aßen sie nicht außer Haus, nahmen seltener Obst und Gemüse zu sich, sie setzten Mahlzeiten ganz aus und tranken sehr wenig bis gar nicht. Die Patientenaufklärung über den Einfluss der Ernährung auf die Stomafunktion ist allein schon deshalb von großer Bedeutung, damit die Patienten nicht gezwungen sind, zu solchem maladaptiven Verhalten zu greifen.

6.1 Ernährungstipps für Ileostomaträger

In den ersten Wochen nach der Operation ist es sinnvoll, leichter verdauliche Speisen zu sich zu nehmen. Dazu gehören Weißbrot, Zwieback, Reis, Weizenprodukte, gekochtes oder püriertes Gemüse, Äpfel ohne Schale, Bananen. Allmählich kann dann der Speiseplan erweitert und den Gewohnheiten des Patienten angepasst werden. Der Patient sollte neue Speisen nacheinander wiedereinführen und darauf achten, wie die

Verträglichkeit ist. Die Milchprodukte (Achtung: sahnehaltige Saucen!) können zu starker Gasbildung und Durchfall führen. Wenn dies der Fall ist, sollten sie für wenige Tage ausgelassen und in kleineren Mengen wieder eingeführt werden. Fleisch sollte zunächst im eigenen Saft zubereitet werden, erst später gebraten und mit Saucen. Im Laufe der Zeit sollte zunehmend frisches Obst und Gemüse gegessen werden, weil dies die natürlichen Ballaststoffquellen sind. Die Patienten sollten regelmäßig und zu gleichen Zeiten essen. Das Auslassen von Mahlzeiten und Fasten führt zu dünnflüssigerem Stuhlgang.

> **Tipp**
>
> Patienten sollten in der Regel nicht mehr als 1–1,5 l trinken, größere Trinkmengen führen zu größerem Stuhlvolumen.

Frisch gepresster Orangensaft, Ananassaft und Grapefruitsaft können Brennen am Stomarand verursachen. Ein Tagebuch kann hilfreich sein, um erkennen zu können, welche Speisen die Verdauung (negativ) beeinflussen. In der ◘ Tab. 6.1 sind die Nahrungsmittel aufgelistet, die zum unliebsamen Stomaverhalten führen.

Durch andere Nahrungsmittel kann diesen negativen Erscheinungen teilweise entgegengewirkt werden (◘ Tab. 6.2).

> **Tipp**
>
> Um die Aromastoffe zu binden, kann Aktiv-Kohle in den Stomabeutel gelegt werden. Hierfür gibt es auch kommerziell hergestellte Kohle-Produkte, z. B. „Diamonds" von Fa. Convatec. Die gleiche Funktion haben die in den Stomabeutel gelegten Süßstofftabletten. Der Patient sollte beim Essen nicht sprechen, weil dies mit Aerophagie und Gasbildung assoziiert ist.

◨ Tab. 6.1 Nahrungsmittel, welche zur verstärkten Gasbildung, Geruchsbelästigung und Durchfall führen

Verstärkte Gasproduktion	Verstärkte Geruchsbelästigung	Verstärkte Durchfallneigung
Alkohol	Spargel	Alkohol
Hülsenfrüchte	Hülsenfrüchte	Vollkornprodukte
Eier	Kohl	Kleie
Kohl	Brokkoli	Fruchtsäfte
Getränke mit Kohlensäure	Reifer Käse	Frisches Obst
Gurken	Eier	Blattsalat
Paprika	Fisch	Milch
Frisches Hefegebäck, sehr frisches Brot	Zwiebel	Pflaumen
Kaugummi	Knoblauch	Rosinen
Radieschen	Pilze	Rohes Gemüse
Knoblauch		Gewürze
Zwiebeln		Kaffee
Rohes und unreifes Obst		Coca-Cola
Pilz		Sehr fette Speisen
		Honig, Zucker

◨ Tab. 6.2 Nahrungsmittel, die Geruchsbelästigung reduzieren und obstipierend wirken

Obstipierende Wirkung	Reduktion der Geruchsbildung
Tee, schwarz oder grün, länger ziehen lassen	Buttermilch
Pektin-haltige Produkte (Götterspeise, Äpfel gerieben, Fruchtgummi)	Joghurt
Getrocknete Preiselbeeren, Heidelbeeren	Kefir
Pürierte Karotten	Preiselbeersaft
Bananen	Tomatensaft
Schokolade, vor allem dunkle	Petersilie
Kakao mit Wasser zubereitet[a]	Blattspinat
Toast, Weißbrot, Gebäck, Kuchen, Kekse	Blattsalat
Reis	
Kartoffelpüree, mit Wasser zubereitet[a]	
Haferflocken, Flohsamen	

[a]Milchprodukte wirken abführend

6.2 Stomaobstruktion

Die Stomaobstruktion (-blockade) durch bestimmte Speisen ist ein seltenes Ereignis, sie kann jedoch zur stationären Aufnahme, aufwendigen Abklärungen und Verunsicherung des Patienten führen. Folgende Speisen können vorübergehend zur Obstruktion führen: Pilze, ganze Maiskörner, frischer Kohl, Sauerkraut, Zucchini, Erbsen, ganze Körner, ganze Nüsse, faserige Nahrungsmittel (Zitrusfrüchte, Feigen, Datteln, Trockenobst), grobes Vollkornbrot, faseriges zähes Fleisch, feste Obst- und Gemüseschalen, Ananas, Kokosnüsse, Spargel, Popcorn. Die Patienten sollten vor allem in den ersten 4–6 Wochen nach der Operation, in denen das Risiko für verschiedene Stomakomplikationen erhöht ist, langsam essen und gründlich kauen, um das Obstruktionsrisiko zu reduzieren.

6.3 Ernährungstipps für Kolostomaträger

Patienten mit Kolostoma können folgende Beschwerden äußern, die durch die Ernährung positiv wie negativ beeinflusst werden können: Gasproduktion, Geruchsproduktion, Durchfall und Obstipation. Zu Gas- und Geruchproduktion s. o. Bei Durchfallneigung kann obstipierende Ernährung (s. o.) und ggf. Loperamid eingenommen werden. Bei Obstipationen sind Kaffee, Obst und Gemüse hilfreich. Bei Bedarf können Laxanzien eingenommen werden, wobei ausreichend dosiertes Macrogol zu bevorzugen ist.

Literatur

de Oliveira AL, Boroni Moreira AP, Pereira Netto M, Gonçalves Leite IC (2018) A cross-sectional study of nutritional status, diet, and dietary restrictions among persons with an ileostomy or colostomy. Ostomy Wound Manage 64(5):18–29

Verschluss der intestinalen Stomata: chirurgische Technik

Safak Gül-Klein und Felix Aigner

© Springer-Verlag GmbH Deutschland, ein Teil von Springer Nature 2020
I. Iesalnieks (Hrsg.), *Chirurgie des intestinalen Stomas*, https://doi.org/10.1007/978-3-662-59123-9_7

7.1 Präoperative Vorbereitung

Die wichtigste präoperative Vorbereitung vor Verschluss intestinaler Stomata ist die Frage nach der medizinischen Indikation, dem richtigen Zeitpunkt, und der genauen Abklärung des ableitenden Darmabschnittes. Was war die Ursache der Stomaanlage? Ist die zugrunde-liegende Erkrankung ausreichend behandelt oder stabil? Hatte das Stoma protektiven Charakter, z. B. doppelläufiges Ileo- oder Kolostoma nach tiefer anteriorer Rektumresektion nach neoadjuvanter Radiochemotherapie? Bestand eine Notwendigkeit zur Ausschaltung aboral gelegener Darmabschnitte, z. B. bei therapie-resistentem perianal fistulierendem M. Crohn? Oder wurde ein Stoma als Therapiealternative bei therapieresistenter Beckenboden-dysfunktion und Stuhlentleerungsstörung (sowohl Inkontinenz als auch Obstruktion oder Obstipation) angelegt? In letzterem Fall ist mit dem Patienten die Sinnhaftigkeit einer Rückverlegung des Stomas oder eine Wieder-anschlussoperation bei eventuell nach wie vor bestehender Funktionsstörung zu diskutieren. Eine Abwägung des Nutzen-Risiko-Verhält-nisses von Lebensqualität mit Stoma und ohne Stoma, aber mit einer wieder erlebbaren Ent-leerungsstörung, muss individuell getroffen und v. a. im Aufklärungsgespräch sorgfältig dokumentiert werden. Auf jeden Fall muss ver-mieden werden dem Patienten anzubieten, dass ein Wiederanschluss kein Problem sei, weil schließlich und endlich jederzeit ein neuerliches Stoma angelegt werden kann. Damit geben wir uns als behandelnde Chirurgen mehr und mehr dem *trial-and-error*-Prinzip hin und las-sen uns zu etwaigen voreiligen v. a. patienten-getriebenen Entscheidungen verleiten.

> Der Patient muss ausführlich und laienverständlich über mögliche Folgen wie Funktionsstörungen, neuerliches Aufflammen der Grunderkrankung (z. B. enterische Fisteln, Stuhlinkontinenz) nach Verschluss intestinaler Stomata im Idealfall in Anwesenheit einer Stomapflege aufgeklärt werden.

Praktisch richtet sich die präoperative Vor-bereitung vor Verschluss des intestinalen Stomas nach der Art des Stomas. Grundsätz-lich sollte vor jeder Operation der All-gemeinzustand vor allem in Hinblick auf etwaige Mangelernährung und damit ver-bundenen Wundheilungsstörungen inklusive Anastomoseninsuffizienzen nach Verschluss intestinaler Stomata geachtet und gegebenen-falls prähabilitative Maßnahmen vorstationär getroffen werden.

Zur Abklärung der Qualität, aber auch der Länge des ausgeschalteten Darmabschnittes bei Hartmann-Situationen (kurzer und lan-ger Hartmannstumpf) oder sonstigen blind abgesetzten Kolonabschnitten können diese endoskopisch oder mittels Röntgen-kontrastverfahren in der Durchleuchtung (Kolonkontrasteinlauf o. ä., ☐ Abb. 7.1) eva-luiert werden. Regelhaft sind alle Grade von Diversionskolitiden oder -proktitiden zu erwarten (s. ► Kap. 5). Eine CT-Angiographie kann Aufschluss über die Perfusion des Hart-mannstumpfes geben, besonders, wenn eine Kolonischämie die Indikation für die Hart-mannoperation darstellte.

Eine Überprüfung der Beckenboden-funktion, insbesondere der Schließmuskel-funktion, ist unabdingbar. Manche Chirurgen empfehlen bei längerfristiger Ausschaltung des Enddarmes das kontinuierliche Becken-bodentraining für die Dauer der Diversion als Vorbereitung für eine zukünftige Wieder-herstellung der Darmpassage, es fehlen dies-bezüglich allerdings valide wissenschaftliche Daten. Die Anomanometrie zur Evaluierung der Schließmuskelfunktion hat in den letz-ten Jahren aufgrund der Untersucher- und Geräteabhängigkeit und damit verbundener Interobservervariabilität in der einschlägigen Literatur an Bedeutung verloren. Die rek-tal digitale Untersuchung und vor allem eine professionelle Einschätzung der Becken-bodenfunktion durch einen erfahrenen Kolo-proktologen ist heutzutage unentbehrlich. Entleerungstest wie der Ballonexpulsions-test oder die Überprüfung der anorektalen Sensibilität mittels Ballonfüllung (Gefühl der

7

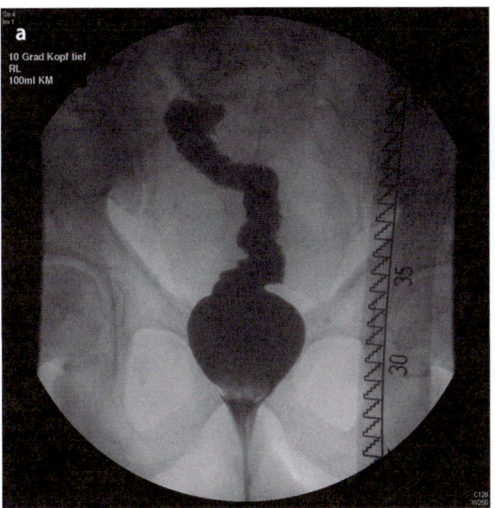
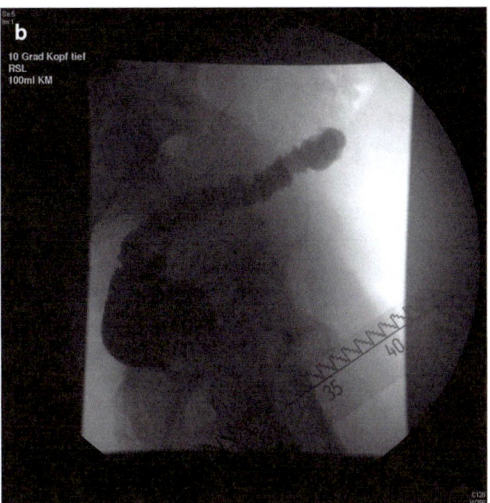

◻ Abb. 7.1   a–b. a – Kolonkontrasteinlauf: ventrale Projektion in Rückenlage. **b** – Kolonkontrasteinlauf: seitliche Projektion in Rechtsseitenlage. Rektale Peritrastgabe vor Wiederherstellung der Kontinuität bei Hartmann-Situation: Darstellung Rektum und rektosigmoidaler Übergang mit regelrechtem Schleimhautrelief, ohne Strikturen, ohne Extraluminat. (Foto von S. Gül-Klein)

ersten Wahrnehmung, Stuhldrang und Rückhaltevermögen) sind allfällige ergänzende Untersuchungen zur Beurteilung der Enddarmfunktion.

> **Praxistipp**
>
> Der „Breitest" ist ein unseres Erachtens altbewährtes Mittel zur subjektiven Überprüfung der Kontinenzleistung des Patienten. Dabei werden bis zu 100 ml gefärbten (z. B. mit Methylenblau) Griesbreis in angemessener Konsistenz über eine Blasen- oder Perfusorspritze in den Enddarm und eine Vorlage in die Unterwäsche eingebracht. Der Patient wird sodann angehalten, sich zu bewegen, Treppen zu steigen und aktiv zu kneifen. Nach 15 min wird die Vorlage auf etwaigen „Stuhlverlust" als gefärbte Breispuren untersucht und eine zu erwartende Inkontinenz ermittelt. Natürlich hat dieser Test auch eine nicht zu vernachlässigende psychologische Wirkung auf den Patienten und kann die

Entscheidung zur Wiederherstellung der Darmpassage damit beeinflussen.

Grundsätzlich ist bei Rückverlagerungen oder Wiederanschlussoperationen von intestinalen Stomata, ob doppelläufig oder endständig, nicht zwingend eine Darmvorbereitung im Sinne von Darmreinigung notwendig. Dies richtet sich nach den jeweiligen klinikinternen Protokollen, hier lässt sich auch unter Berücksichtigung von ERAS (*enhanced recovery after surgery*, Fast Track) keine einheitliche Empfehlung aussprechen.

7.2 Doppelläufiges Ileostoma

7.2.1 Indikation

Die Rückverlegung des doppelläufigen Ileostomas ergibt sich in Analogie zum ▶ Abschn. 3.2 als konsequent zweizeitiger operativer Eingriff nach Kolon- und Rektum-Operationen, insbesondere nach tiefen

Rektumresektionen oder nach restorativer Proktokolektomie mit Ileumpouch im zwei- oder dreizeitigen Verfahren bei Colitis ulcerosa oder FAP, aber auch als Deviation zur Ausschaltung eines funktionseingeschränkten oder inflammatorisch belasteten Darmabschnittes (z. B. bei perianal fistulierendem M. Crohn).

Der Zeitpunkt der Rückverlegung richtet sich nach unterschiedlichen Faktoren:

- Art und Dauer der adjuvanten Chemotherapie
- Ausschleichen der immunsuppressiven Therapie bei Colitis ulcerosa
- Nach Ileumpouchanlage in der Regel 3 Monate danach
- Nach sonstigen Faktoren wie Abheilung der zugrundeliegenden Erkrankung (z. B. perianal fistulierender M. Crohn)

Der Zeitpunkt der Rückverlegung protektiver Ileostomata nach anteriorer Rektumresektion wurde jüngst vor allem in Hinblick auf die Endpunkte Krankenhausaufenthalt und postoperative Komplikationen sowie Lebensqualität eingehend untersucht (Abdalla und Scarpinata 2018). Eine signifikant geringere postoperative Komplikationsrate mit kürzerem Krankenhausaufenthalt konnte trotz inkonsistent angewandter Zeitpunkte nach der frühen Rückverlagerung in den diversen Studien beobachtet werden (Danielsen et al. 2017). Eine Verbesserung der Lebensqualität konnte hingegen bei früherer Ileostomarückverlagerung nicht nachgewiesen werden (Park et al. 2018).

7.2.2 Durchführung

Die Rückverlegung eines Ileostomas beginnt mit dem sparsamen Mobilisieren und „Entwickeln" der beiden Ileumschenkel aus der Bauchdecke, um größere Defekte derselben zu vermeiden (◘ Abb. 7.2a–c). Dabei ist zu achten, dass beide Schenkel komplett aus der Bauchdecke gelöst und auch intraperitoneal ausreichend mobilisiert werden. Die

Stomaöffnungen werden nach ausreichender Mobilisation mittels fortlaufender Naht verschlossen, um Stuhlaustritt während der weiteren Präparation zu vermeiden. Der Hautschnitt zur Mobilisation des Stomas aus der Bauchdecke sollte grundsätzlich so sparsam wie möglich zirkulär mit dem Kauter oder einem Skalpell erfolgen (◘ Abb. 7.2b).

Stärkere Verwachsungen können eine zum Teil ausgedehnte Adhäsiolyse erfordern, wenngleich diese über den eingeschränkten Zugang limitiert ist. In seltenen Fällen und bei starken Verwachsungen muss unter Umständen die Indikation zur Laparotomie, ggf. über eine Erweiterung des Zuganges, oder eine explorative Laparoskopie mit anschließender Adhäsiolyse über einen Single-Port-Zugang über die ehemalige Ileostomastelle oder zusätzliche Trokare, gestellt werden, um Verwachsungen kontrolliert lösen und eine spannungsfreie Re-Anastomosierung gewährleisten zu können. Ist der Dünndarm so weit mobil, dass beide Schenkel vor die Bauchdecke gebracht werden können, wird der zweite Schritt, die Anastomose offen-chirurgisch extrakorporal zu legen, durchgeführt. Diese kann nach den klinikinternen Standards manuell oder mittels Klammernahtgerät, Seit-zu-Seit (◘ Abb. 7.2d) oder End-zu-End, iso- (◘ Abb. 7.2d) oder anisoperistaltisch angelegt werden. Eine Seit-zu-Seit-Anastomose (iso- oder anisoperistaltisch) bietet gerade bei länger bestehender Stomaanlage mit Hungerdarm im abführenden Schenkel den Vorteil einer ausreichend weiten Anastomose. Wir präferieren in diesem Fall die manuelle Seit-zu-Seit-Anastomose nach Resektion der beiden Stomaenden in fortlaufender, zweireihiger Nahttechnik mit monofilem, resorbierbarem Faden (Stärke 4-0, z. B. PDS®, Johnson&Johnson, Ethicon, Norderstedt). Gong et al. favorisieren die Seit-zu-Seit-Anastomose in Stapler-Technik, weil sie technisch schneller und mit weniger Komplikationen assoziiert ist (Gong et al. 2013).

Es bestehen jedoch diesbezüglich in der Literatur kontroverse Ansichten und im Großen und Ganzen keine signifikanten Unterschiede

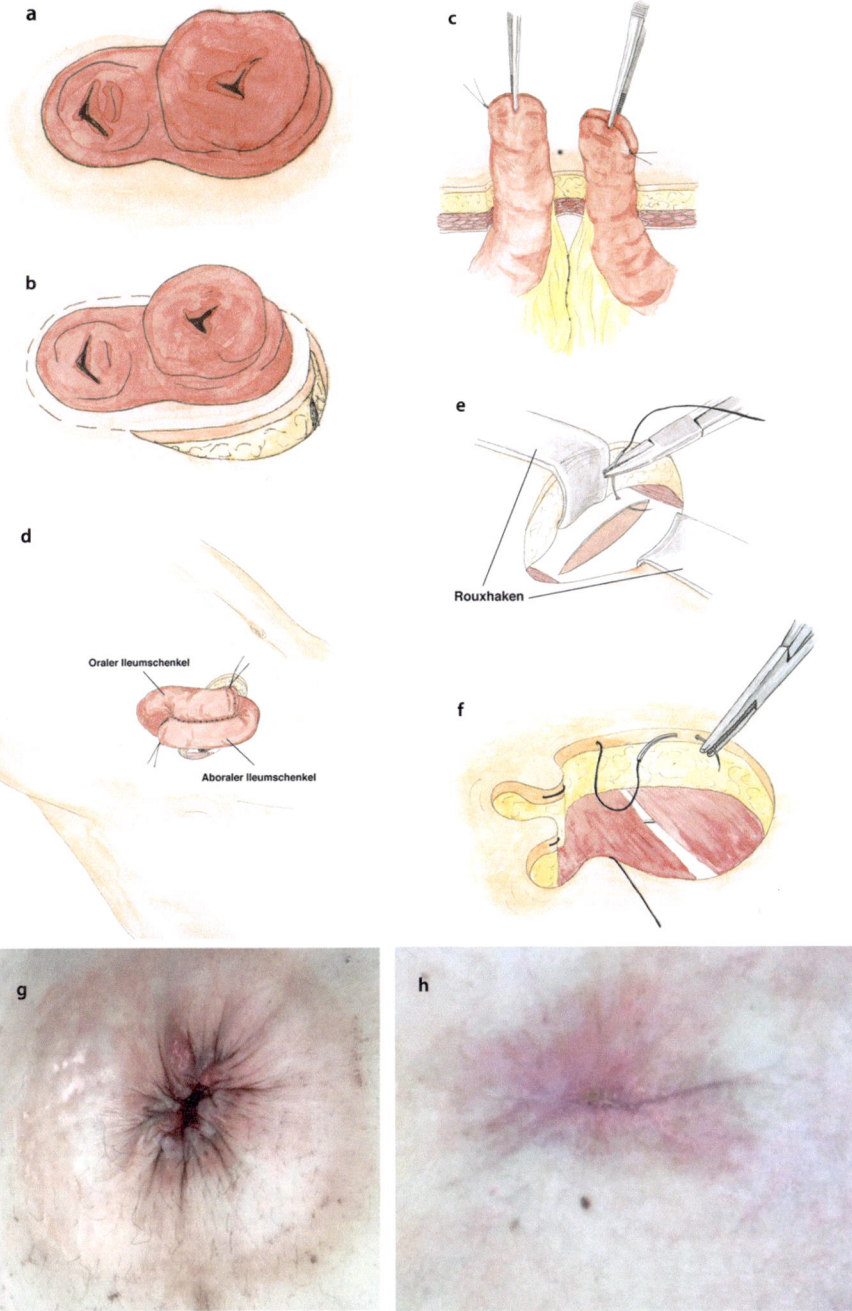

◘ Abb. 7.2   a–h. Rückverlagerung eines doppelläufigen Ileostomas. a – Doppelläufiges Ileostoma. **b** – Zirkuläres Ausschneiden des Stomas. **c** – Zirkuläres Präparieren des doppelläufigen Ileostomas. **d** – Seit-Seit-Ileoileostomie extrakorporal. **e** – Faszienverschluss nach Rückverlagerung der Seit-Seit-Ileoileostomie nach intraabdominell. **f** – Vulkan-Technik: Zirkuläre intrakutane Naht der ehemaligen Ileostoma-Wunde. **g** – Wundverschluss in Vulkan-Technik nach Rückverlagerung des Ileostomas. **h** – Wundkontrolle 3 Monate nach Wundverschluss in Vulkan-Technik. (Foto von S. Gül-Klein)

zwischen den einzelnen Techniken (Madani et al. 2018).

> **Praxistipp**
>
> Wir bevorzugen grundsätzlich bei ausreichender Darmlänge eine isoperistaltische, handgenähte, zweireihige Seit-zu-Seit-Anastomose. In seltenen Fällen, v. a. bei extremen Verwachsungen nach abgelaufener Peritonitis und verkürztem Mesenterium und damit verbundener limitierter Mobilisation der Ileumenden vor die Bauchdecke, verwenden wir ein lineares Klammernahtgerät (55 mm Klammernahtlänge) zur Anlage einer anisoperistaltischen Seit-zu-Seit-Anastomose.

Die verbliebene Faszienlücke wird nach sorgfältiger Darstellung der Faszienränder mittels fortlaufender resorbierbarer Naht verschlossen (◘ Abb. 7.2f). Vor Faszienverschluss sollte das vordere Blatt der Rektusscheide ausreichend mobilisiert und bei simultaner Parastomalhernie der Bruchsack reseziert werden. Die Fasziennaht wird je nach Klinikpräferenz fortlaufend oder mit Einzelknopfnähten mit resorbierendem Nahtmaterial (z. B. Monomax® oder PDS®, Johnson&Johnson, Ethicon, Norderstedt) dicht verschlossen.

> **Praxistipp**
>
> Grundsätzlich dient das Faszienblatt der vorderen Rektusscheide als Nahtlager beim Faszienverschluss. Das hintere Blatt ist meistens – je nach Dauer der Stomaanlage – retrahiert und der M. rectus abdominis wird in unserer Klinik *en principe* nicht vernäht, sondern höchstens (bei größeren Defekten) adaptiert.

Der Verschluss der Kutis kann grundsätzlich primär mittels linearer Naht oder sog. Vulkan-Technik mit partiell sekundärer Wundheilung unternommen werden. Letztere Technik wurde in einer Meta-Analyse mit einer signifikant geringeren Rate an Wundheilungsstörungen assoziiert (Hajibandeh et al. 2018) und auch von unserer Klinik standardmäßig durchgeführt (Krenzien et al. 2017; ◘ Abb. 7.2f). Die Kutis wird dabei mit einem resorbierbaren monofilen Faden der Stärke 2–0 intrakutan tabaksbeutelnahtartig mit akzeptablem kosmetischem Langzeitergebnis verschlossen Ein Fadenzug ist prinzipiell nicht nötig, wird von uns aber regelhaft im Rahmen der Kontrolle nach 4 Wochen ambulant durchgeführt (◘ Abb. 7.2g–h).

7.2.3 Pitfalls

Adhäsionen in der Bauchdecke und intraperitoneal können diesen Eingriff beachtlich verlängern. Eine Erweiterung der Hautinzision respektive der Faszie bis hin zur Relaparotomie bzw. Relaparoskopie je nach Primäreingriff kann mitunter notwendig werden. In jedem Fall sollte auf ausreichende Länge der zu anastomosierenden Ileumenden geachtet werden. Ist der Abstand zur Ileozökalklappe am abführenden Ileumschenkel für eine suffiziente Seit-zu-Seit-Anastomose zu knapp, muss eine Strategieänderung im Sinne einer End-zu-End- oder End-zu-Seit-Ileoileostomie oder einer Ileoaszendostomie mit/ohne Ileozökalresektion in Erwägung gezogen werden.

7.3 Endständiges Ileostoma

7.3.1 Indikation

Unterschieden werden prinzipiell temporäre endständige Ileostomata, die nach Ileumsegment- oder ileokolischen Resektionen unterschiedlichster Indikation (z. B. bei interenterischen oder enterokutanen Fisteln bei M. Crohn im septischen Stadium oder nach Darmischämie) endständig angelegt wurden, von solchen nach Kolektomie im klassischen dreizeitigen Vorgehen im Rahmen der restorativen Proktokolektomie bei Colitis ulcerosa (s. Kap. 14).

7.3.2 Durchführung

Die Präparation des Ileumschenkels und Mobilisation aus der Bauchdecke sowie der Bauchdeckenverschluss unterscheidet sich prinzipiell nicht von dem Vorgehen, wie im ▶ Abschn. 7.2 beschrieben. Auch hier ist eine ausreichende Liberation des zu anastomosierenden Ileums intraperitoneal notwendig, um für die Wiederherstellung der Darmpassage (ileokolische, ileoileale Anastomose oder ileorektale bzw. ileumpouchanale Anastomose) ausreichende Darmlänge, spannungsfrei und gut durchblutet gewährleisten zu können. Die Technik der Pouchformation ist Standardwerken der kolorektalen Chirurgie zu entnehmen und nicht Inhalt dieses Kapitels. Nach Auslösen des endständigen Ileostomas aus der Bauchdecke kann diese Inzision als minimal-invasiver Zugangsweg für die anschließende Kontinuitätswiederherstellung genutzt werden (z. B. in SILS oder reduced-Port-Technik). Die ehemalige Ileostomastelle kann beim dreizeitigen Vorgehen im Rahmen der Proktokolektomie für die Anlage einer protektiven, doppelläufigen Ileostomie wiederverwendet werden.

7.4 Doppelläufiges Kolostoma

7.4.1 Indikation

Doppelläufige Kolostomata können prinzipiell überall im Verlauf des Colonrahmens mit protektivem Charakter (nach anteriorer tiefer Rektumresektion) oder therapeutisch zur Entlastung eines Dickdarmileus (z. B. stenosierendem Kolon-/Rektumtumor) als Bridging vor definitiver Versorgung der zugrundeliegenden Ursache im Intervall angelegt werden. In letzterem Fall kann es sein, dass das doppelläufige Kolostoma später im Rahmen der onkologischen Resektion mitreseziert wird.

7.4.2 Durchführung

Auch hier entspricht die Technik der Mobilisation der Kolonschenkel im Wesentlichen der der Ileostomaverschlusstechnik (s. Abschn. 7.2). Die Wiederherstellung der Darmkontinuität erfolgt je nach klinikinternem Standard in manueller oder maschineller und End-zu-End- oder Seit-zu-Seit-Technik. Wir präferieren auch in diesem Fall die manuelle Seit-zu-Seit-Anastomose nach Resektion der beiden Stomaenden in fortlaufender, zweireihiger Nahttechnik mit monofilem, resorbierbarem Faden (Stärke 4–0, z. B. PDS®, Johnson&Johnson, Ethicon, Norderstedt). Wenn technisch möglich, kann auch ein fortlaufender Verschluss der Kolonwand erfolgen, ohne dass stomatragende Segment zu resezieren. Zum Bauchdeckenverschluss verwenden wir die o. g. Vulkan-Technik, nicht zuletzt aus infektiologischen Gründen bei grundsätzlich verunreinigter Wunde bei Rückverlegung von intestinalen Stomata, insbesondere von Kolostomata. Die Verwendung von nicht-resorbierbaren Netzen zur Faszienverstärkung in Sublay-Technik, bei insgesamt höherer Rate an Narbenhernien nach Stomaverschlüssen und insbesondere nach Verschluss von Kolostomata (Bhangu et al. 2012), wird von manchen Autoren favorisiert (Warren et al. 2018).

7.5 Endständiges Kolostoma

7.5.1 Indikation

Die Wiederanschlussoperation eines endständigen Kolostomas ergibt sich als Folge der Kontinuitätswiederherstellung nach Hartmannsituation. Entscheidend für die

Operationsplanung ist hier die Kenntnis über die Restkolonlänge bzw. nach linksseitiger Kolonresektion über die Länge des Rektumstumpfes. Bezüglich präoperativer Evaluierung siehe ▶ Abschn. 7.1.

7.5.2 Durchführung

Auch hier sei auf die Technik der Mobilisation des endständigen Kolonschenkels in Analogie der Technik beim endständigen Ileostoma auf ▶ Abschn. 7.3 verwiesen. Nach vollständiger Mobilisation des Kolonschenkels kann bei Anastomosierung im linken Hemikolon oder Rektum für die zukünftige maschinelle End-zu-End-Anastomose bereits bei diesen ersten Präparationsschritten der Staplerkopf in den proximalen Kolonschenkel eingenäht werden. Nach Versenken des Kolonschenkels in der Bauchhöhle kann die ehemalige Stomastelle wiederum als minimal-invasiver Zugangsweg in SILS oder reduced-Port, aber auch in konventioneller laparoskopischer Technik genutzt werden. Die Kontinuitätswiederherstellung erfolgt anschließend unabhängig vom Zugang (laparoskopisch oder offen), je nach Lokalisation (rechts- oder linksseitiges Kolon), nach ausreichender Mobilisation des proximalen und distalen Colonschenkels in End-zu-End- oder Seit-zu-Seit-Technik, manuell oder mittels Klammernahtgerät.

Der Bauchdeckenverschluss erfolgt dann wieder in der unter ▶ Abschn. 7.2.2 beschriebenen Vulkan-Technik..

7.5.3 Sondersituation kurzer Hartmannstumpf

Bei Kontinuitätswiederherstellung nach linksseitiger Kolon- und/oder Rektumresektion und endständigem Kolostoma stellt die unterschiedliche Rektumstumpflänge eine besondere Herausforderung für den Chirurgen dar. Der Schweregrad der der Hartmann-Situation zugrundeliegenden Grunderkrankung, Komorbiditäten sowie die Länge des Rektumstumpfes beeinflussen signifikant die Rate an unterlassenen Wiederanschlussoperationen und direkt die Rate an permanenten Kolostomata.

Die lokale Wundinfektionsrate (*surgical site infections,* SSI) nach Stomaverschluss wurde bereits in ▶ Abschn. 7.2 erwähnt. Registerstudien haben gezeigt, dass die Rate an SSI, so wie in vielen Bereichen der kolorektalen Chirurgie, bei der Hartmann-Wiederanschlussoperation nach laparoskopischen Verfahren vor allem bei adipösen Patienten signifikant geringer ist als nach offenen Verfahren (Brathwaite et al. 2017).

Das Aufsuchen des Rektumstumpfes kann je nach Voroperation durch Verwachsungen und Vernarbungen sowie durch den retroflektierten Uterus und die Adnexe deutlich erschwert sein.

> **Praxistipp**
>
> Bei der primären Operation (Diskontinuitätsresektion nach Hartmann) empfiehlt es sich, den Rektumstumpf an beiden Enden der Klammernaht (bei Verwendung eines linearen Klammernahtgerätes) mit einem nicht-resorbierbaren Faden mit ausreichender Länge zu markieren, um bei der späteren Wiederanschlussoperation diesen leichter aufzufinden.

Die ausreichende Mobilisation des Rektumstumpfes ist unabdingbar für ein kontrolliertes Abfeuern der zirkulären Stapleranastomose. Dabei ist auf eine klare Trennung des Rektumstumpfes von den anterior gelegenen Strukturen und Organen wie Harnblase, Scheide und Prostata mit Samenblasen zu achten.

❶ Beim weiblichen Situs kann bei unzureichender Mobilisation des Rektumstumpfes von der Scheidenhinterwand gerade nach gynäkologisch-onkologischer Voroperation mit Hysterektomie und retrahiertem Scheidenstumpf durch unübersichtliches Einführen und Abfeuern

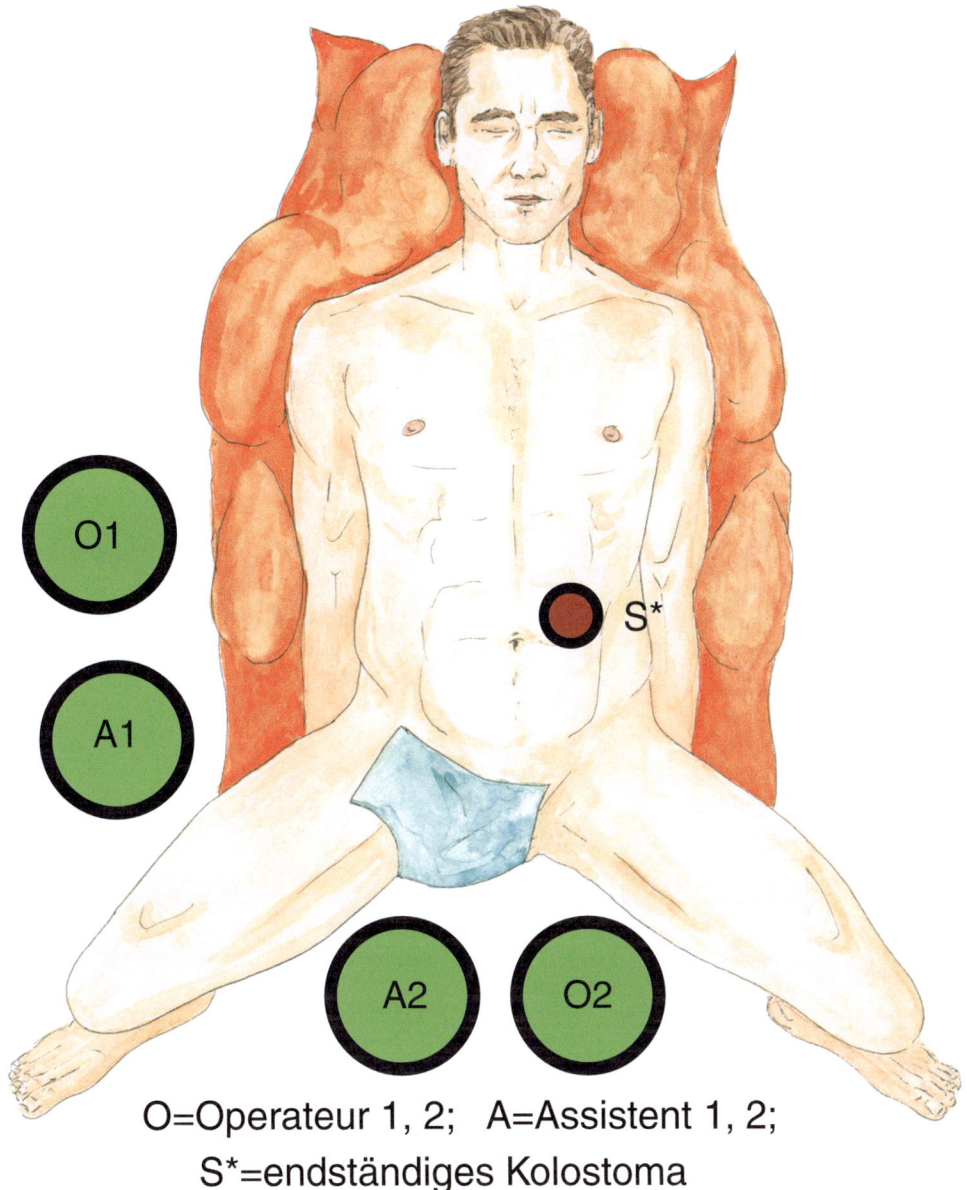

O=Operateur 1, 2;   A=Assistent 1, 2;
S*=endständiges Kolostoma

◘ Abb. 7.3   Aufbau und Steinschnittlagerung für TAMIS-Zugang/Lagerung auf einer Vakuum-Matratze (transanal minimally invasive surgery)

des Zirkularstaplers von transanal die Scheide akzidentiell miterfasst und eine rektovaginale Fistel verursacht werden.

Eine immer noch verhältnismäßig hohe Konversionsrate bei der laparoskopischen Hartmann-Wiederanschlussoperation zum offenen Verfahren von 11,7 % in einem Review über 21 Studien (Lucchetta 2016) unterstreicht die Komplexität dieses Eingriffes selbst in erfahrenen Zentren.

Wir pflegen bei derart kurzen Rektumstümpfen mit jedoch ausreichendem Abstand zum Beckenboden und suffizienter Beckenbodenfunktion den transanalen Zugang zur

7

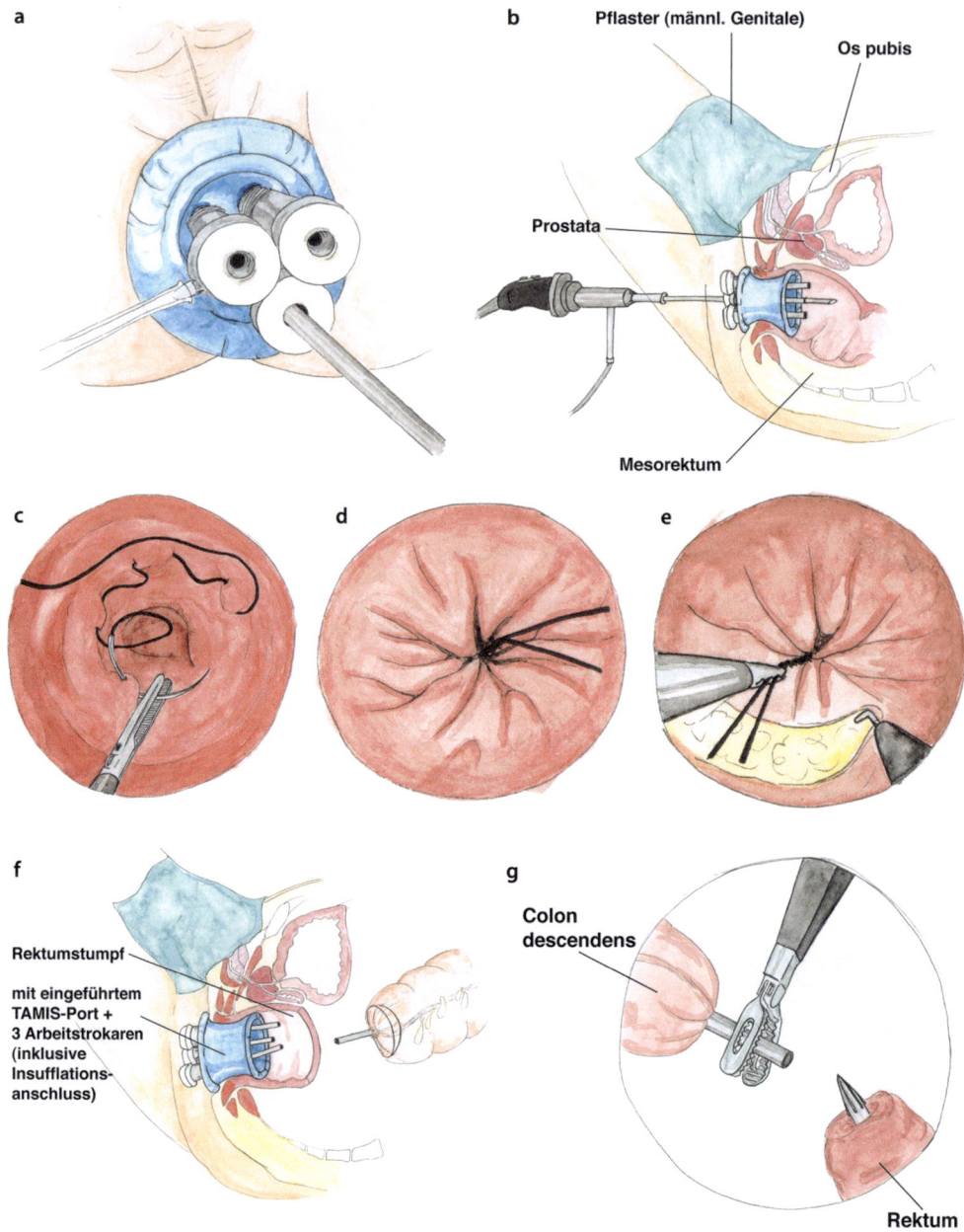

■ **Abb. 7.4   a–g.** TAMIS (transanal minimally invasive surgery) Hartmannwiederanschlussoperation. **a** – Frontale Ansicht in Steinschnittlagerung (SSL) transanaler Port. **b** – Seitliche Ansicht transanaler Port. **c** – Transanaler Port: Kamerablick beim Setzen der Tabaksbeutelnaht. **d** – Transanaler Port: Kamerablick nach Setzen und Verschluss der Tabaksbeutelnaht. **e** – Transanaler Port: Kamerablick während der Rektotomie. **f** – Seitliche Ansicht transanaler Port nach Rektotomie. **g** – Laparoskopische Ansicht, abdomineller Part im kleinen Becken: Colon descendens mit Spieß in Fasszange

Präparation (■ Abb. 7.3). Hierfür wird ein transanales flexibles Portsystem (Applied Medical, Rancho Santa Margarita, CA, USA) mit kontinuierlicher Insufflation und Absaugung (Airseal®, CONMED, Utica, NY, USA) für ein stabiles Pneumopelvis verwendet (■ Abb. 7.4a–b). Mittels konventioneller laparoskopischer Instrumente und Optik wird endoskopisch von transanal der Rektumstumpf exploriert und analog zur Technik der transanalen TME (TaTME; Adamina et al. 2018) mittels Tabaksbeutelnaht verschlossen (■ Abb. 7.4c–d). Anschließend erfolgt die Rektotomie mittels monopolarem Häkchen und Komplettierung der Mobilisation des Rektumstumpfes im Rendezvous Verfahren zwischen abdominellem und transanalem Team (■ Abb. 7.4f–g).

Der Vorteil der transanalen Technik ist einerseits die kontrollierte Präparation vom gesunden ins vernarbte Gewebe gerade bei oben genannten Limitationen durch die Voroperation und damit verbundener besserer Schonung umliegender Organe (Scheide, Prostata), andererseits das Vermeiden von double-stapling durch die transanale Tabaksbeutelnaht.

Bei ausreichender Länge des Rektumstumpfes mit Erhalt der Ampulla recti führen wir standardmäßig eine End-zu-End kolorektale Anastomose unter Verwendung eines 29 mm Zirkularstaplers durch (■ Abb. 7.4f–g). Bei kurzem Hartmannstumpf und tiefer Anastomose präferieren wir analog zur onkologischen Resektion eine latero-terminale Stapleranastomose oder eine koloanale Handnaht.

Zusammenfassend sei hier nochmals betont, dass – wie auch die Anlage eines intestinalen Stomas – der Verschluss desselben einen zwar zu fördernden Ausbildungseingriff in der viszeral- und allgemeinchirurgischen Weiterbildung darstellt, aber keineswegs eine Anfängeroperation ist und unabdingbar von erfahrenen Koloproktologen angeleitet und supervidiert werden muss. Eine Einschulung in die dazugehörige Stomapflege durch entsprechendes klinikeigenes Pflegepersonal vor

Ort wie auch die Standardisierung der Technik der Anlage und des Verschlusses, sind essenzieller Bestandteil für die Vermeidung gravierender septischer Komplikationen, die nicht selten mit einer neuerlichen und eventuell dauerhaften Stomaanlage vergesellschaftet sind (Musters et al. 2016).

Literatur

Abdalla S, Scarpinata R (2018) Early and late closure of loop ileostomies: a retrospective comparative outcomes analysis. Ostomy Wound Manag 64(12):30–35

Adamina M, Buchs NC, Penna M, Hompes R, St.Gallen Colorectal Consensus Expert Group (2018) St.Gallen consensus on safe implementation of transanal total mesorectal excision. Surg Endosc 32(3):1091–1103

Bhangu A, Nepogodiev D, Futaba K, West Midlands Research Collaborative (2012) Systematic review and meta-analysis of the incidence of incisional hernia at the site of stoma closure. World J Surg 36(5):973–983

Brathwaite S, Latchana N, Esemuede I, Harzman A, Husain S (2017) Risk factors for surgical site infection in open and laparoscopic hartmann closure: a multivariate analysis. Surg Laparosc Endosc Percutan Tech 27(1):51–53

Danielsen AK, Park J, Jansen JE, Bock D, Skullman S, Wedin A, Marinez AC, Haglind E, Angenete E, Rosenberg J (2017) early closure of a temporary ileostomy in patients with rectal cancer: a multicenter randomized controlled trial. Ann Surg 265(2):284–290

Gong J, Guo Z, Li Y, Gu L, Zhu W, Li J, Li N (2013) Stapled vs hand suture closure of loop ileostomy: a meta-analysis. Colorectal Dis 15(10):e561–e568

Hajibandeh S, Hajibandeh S, Kennedy-Dalby A, Rehman S, Zadeh RA (2018) Purse-string skin closure versus linear skin closure techniques in stoma closure: a comprehensive meta-analysis with trial sequential analysis of randomised trials. Int J Colorectal Dis 33(10):1319–1332

Krenzien F, Benzing C, Harders F, Junghans T, Rasim G, Bothe C et al (2017) The Vulkan Technique: a novel ostomy-closure technique that reduces complications and operative times. Arq Bras Cir Dig 30(2):139–142

Lucchetta A, De Manzini N. Laparoscopic reversal of Hartmann procedure: is it safe and feasible? Updates Surg. 2016 Mar;68(1):105–10. doi: 10.1007/s13304-016-0363-2. Epub 2016 Apr 13. Review. PMID: 27075662

Madani R, Day N, Kumar L, Tilney HS, Gudgeon AM (2018) Hand-sewn versus stapled closure of loop ileostomy: a meta-analysis. Dig Surg Mar 7. ▶ https://doi.org/10.1159/000487310

Musters GD, Atema JJ, van Westreenen HL, Buskens CJ, Bemelman WA, Tanis PJ (2016) Ileostomy closure by colorectal surgeons results in less major morbidity: results from an institutional change in practice and awareness. Int J Colorectal Dis 31(3):661–667

Park J, Danielsen AK, Angenete E, Bock D, Marinez AC, Haglind E, Jansen JE, Skullman S, Wedin A, Rosenberg J (2018) Quality of life in a randomized trial of early closure of temporary ileostomy after rectal resection for cancer (EASY trial). Br J Surg 105(3):244–251

Warren JA, Beffa LR, Carbonell AM, Cull J, Sinopoli B, Ewing JA, McFadden C, Crockett J, Cobb WS (2018) Prophylactic placement of permanent synthetic mesh at the time of ostomy closure prevents formation of incisional hernias. Surgery 163(4):839–846

7

Postoperative Komplikationen nach Stomarückverlagerung

Julia Schollbach und Stefan Löb

© Springer-Verlag GmbH Deutschland, ein Teil von Springer Nature 2020
I. Iesalnieks (Hrsg.), *Chirurgie des intestinalen Stomas*, https://doi.org/10.1007/978-3-662-59123-9_8

Die postoperative Morbidität nach Stoma-rückverlagerung ist erheblich, wobei die in der Literatur berichteten Komplikations-raten deutliche Differenzen aufweisen. Ins-besondere variieren die Komplikationsraten bei der Rückverlagerung eines protekti-ven Dünndarmstomas durch den Vergleich von heterogenen Patientenkollektiven oder von unterschiedlichen Beobachtungszeit-räumen sowie aufgrund eines nicht stan-dardisierten und zum Teil willkürlichen Komplikations-Reportings (Chow et al. 2009; Sharma et al. 2013). Dies gilt ebenso für die Hartmann-Wiederanschlussoperation, welche jedoch durch einen höheren tech-nischen Anspruch per se mit einer höhe-ren Komplikationsrate assoziiert sein kann (Horesh et al. 2017). Selbst bei Anwendung des international anerkannten Clavien-Din-do-Scores zur Klassifizierung von post-operativen Komplikationen (Clavien et al. 2009; Dindo et al. 2004) bleiben vor allem die Minorkomplikationen (Clavien-Dindo Grad 1 oder 2) unterrepräsentiert und infolge dessen die Ergebnisse eingeschränkt vergleichbar. Somit liegt es in der Ver-antwortung der einzelnen Autoren, ein adäquates und lückenloses Komplikations-reporting nach Stomarückverlagerung in der Literatur zu präsentieren. Als Resultat die-ser eingeschränkt beeinflussbaren Variablen ergibt sich eine Varianz der postoperativen Morbidität zwischen 20 und 40 % und eine Mortalität von unter 1 % nach Stomarück-verlagerung. Hinsichtlich der Majorkompli-kationen (d. h. Clavien-Dindo-Grad $\geq$3b) zeigt sich im Querschnitt der Literatur eine Komplikationsrate um die 10 % (Chow et al. 2009; Sharma et al. 2013; Horesh et al. 2017; Lob et al. 2018; Kaidar-Person et al. 2005). Zusammenfassend belegen diese Zahlen, dass die Stomarückverlagerung einen durch-aus komplikationsträchtigen chirurgischen Eingriff darstellen kann. Dies gilt für den Hartmann-Wiederanschluss wie auch für die Rückverlagerung eines protektiven Dünn-darmstomas.

In dem nachfolgenden Kapitel soll auf die häufigsten postoperativen Komplikationen wie Passagestörung bzw. Ileus, Anastomosen-insuffizienz und Wundinfektionen nach Stomarückverlagerung eingegangen werden. Gesondert davon wird die Narbenhernie als langfristige Komplikation besprochen. Die Inzidenzen der jeweiligen Komplika-tionen unterscheiden sich nicht wesent-lich in Abhängigkeit von der Stomaart. Das heißt, dass in größeren Kollektiven die Majorkomplikationsrate zwischen Hart-mann-Wiederanschlussoperation und Ileos-tomarückverlagerung in etwa äquivalent ist (Horesh et al. 2017; Lob et al. 2018). In der Literatur findet sich eine Metaanalyse mit insgesamt 1204 Patienten, welche die Häufig-keit der postoperativen Komplikationen nach Rückverlagerung eines protektiven Kolos-tomas mit der nach Dünndarmstomarück-verlagerung vergleicht. Hierbei ergaben sich keine signifikanten Unterschiede in Bezug auf die Gesamtkomplikationsrate (Tilney et al. 2007). Somit gelten die in den folgenden Sub-kapiteln angeführten Inzidenzen für alle For-men der Stomarückverlagerung. Relevante Unterschiede werden entsprechend aufgeführt. Komplikations-assoziierte Risikofaktoren wer-den in den Subkapiteln abgehandelt. Abschlie-ßend erfolgt die Darlegung der häufigsten allgemeinen Risikofaktoren für einen kompli-kativen Verlauf nach Stomarückverlagerung.

8.1 Postoperative Passagestörung bzw. Ileus

Die postoperative Passagestörung ist eine der häufigsten Komplikationen nach Stomarückver-lagerung, insbesondere nach Rückverlagerung eines doppelläufigen Dünndarmstomas. Die Inzidenz hierfür liegt je nach Literaturangabe bei bis zu 15 %, wobei weniger als ein Drittel der betroffenen Patienten eine operative Revi-sion benötigt (Chow et al. 2009; Lob et al. 2018; Kaidar-Person et al. 2005; Loffler et al. 2012). Demnach lassen sich die meisten Ileuszustände mittels Entlastung des Magen-Darm-Traktes durch eine nasogastrale Sonde und prokinetischer Therapie erfolgreich überwinden.

Ätiologisch liegt am ehesten eine temporäre Einengung der Anastomose durch ein Ödem zugrunde, begünstigt durch den tendenziell lumenschwächeren aboralen Schenkel des ehemaligen Stomas. Diese Überlegung führt folgerichtig zu der Hypothese, dass die Anastomosentechnik bei der Rückverlagerung von doppelläufigen Stomata maßgeblich die Inzidenz der postoperativen Passagestörung beeinflussen könnte. Die aktuellste randomisiert-kontrollierte, multizentrische Studie an gut 300 Patienten zu dieser Fragestellung fand jedoch keinen signifikanten Unterschied hinsichtlich der Häufigkeit einer postoperativen Passagestörung zwischen Stapler- oder Handanastomose (Loffler et al. 2015). Hierbei muss jedoch kritisch angefügt werden, dass das Studienkollektiv klein war, die Rate an postoperativen Ileus mit 10 % in der Staplergruppe im Vergleich zu den retrospektiven Daten hoch und folglich die Odds Ratio zwischen beiden Gruppen gering ausfiel (OR 1,72, 95 % CI 0,89–3,31, p = 0,10). Eine rezente Metaanalyse von allen randomisiert-kontrollierten Studien mit insgesamt mehreren 1000 Patienten zeigte hingegen einen klar signifikanten Vorteil für die Stapleranastomose in Bezug auf eine geringere Häufigkeit an postoperativen Passagestörungen (RR 0,53, 95 % CI 0,32–0,88, p = 0,01) (Loffler et al. 2015; Madani et al. 2018).

Die Ursache eines mechanischen Ileus mit Notwendigkeit einer operativen Revision liegt in den meisten Fällen bei intraabdominellen Adhäsionen. Seltener findet sich eine Bride oder ein intramurales Hämatom, welche ein direktes mechanisches Hindernis im Bereich der Anastomose darstellen. Interessanterweise zeigten Patienten nach restaurativer Proktokolektomie, welche einer Relaparotomie zur Stomarückverlagerung zugeführt wurden, eine geringere Rate an postoperativen Passagestörungen als diejenigen, welche eine lokale Stomarückverlagerung mittels peristomaler Inzision erhielten. Die Autoren argumentierten, dass als Folge der kompletten Adhäsiolyse im Rahmen der Laparotomie das Risiko eines postoperativen Adhäsionsileus als Ursache für die Passagestörung reduziert sein könnte (Wong et al. 2005). Dennoch sei bei der Interpretation dieser Daten Vorsicht geboten, da es sich um eine Subgruppenanalyse eines hochselektionierten Patientenkollektivs handelte. Auch ist es schwer abzuschätzen, inwieweit sich diese Erkenntnisse auf die laparoskopisch voroperierten Patienten beziehen. Grundsätzlich kann jedoch bei Patienten mit rezidivierenden Ileuszuständen vor Rückverlagerung des Stomas eine Relaparotomie mit kompletter Dünndarmadhäsiolyse in Erwägung gezogen werden, falls die primäre Operation konventionell durchgeführt wurde. Passend zu dieser Beobachtung findet sich eine geringere Inzidenz an Passagestörungen nach Hartmann-Wiederanschlussoperation von circa 4 % (Horesh et al. 2017), wobei es keine vergleichenden Studien zwischen der Rückverlagerung unterschiedlicher Stomaarten in Bezug auf die postoperative Passagestörungen gibt.

Die postoperative Passagestörung nach Stomarückverlagerung beeinflusst die Morbidität eines Patienten mitunter erheblich. Im Zeitalter von ERAS(enhanced recovery after surgery)-Programmen sowie einem zunehmenden ökonomischen Druck wird die postoperative Liegedauer vielerorts möglichst kurzgehalten. In diesem Zusammenhang gibt es eine interessante Untersuchung, welche die 30-Tages-Wiederaufnahmerate nach frühzeitiger Entlassung (zwischen dem ersten und dritten postoperativen Tag) nach Ileostomarückverlagerung untersucht hat. Diese lag bei 12 % und der durchschnittliche Wiederaufnahmetag war der 7. postoperative Tag. Hauptursache der Wiederaufnahme war die Passagestörung bei gut 41 % der betroffenen Patienten (Keller et al. 2014). Demnach sollte eine ungestörte Magen-Darm-Passage eine Voraussetzung für die Entlassung sein.

8.2 Postoperative Anastomoseninsuffizienz

Die Inzidenz der postoperativen Anastomoseninsuffizienz nach Stomarückverlagerung variiert zwischen 0 und 8 %, wobei die Streuweite vor allem durch die heterogenen Patientenkollektive bedingt ist. In den großen Metaanalysen zur Komplikationshäufigkeit nach Ileostomarückverlagerung wird die durchschnittliche Inzidenz der Anastomoseninsuffizienz mit 1 bis 3 % angegeben (Chow et al. 2009; Wong et al. 2005). Größere retrospektive Auswertungen zur Hartmann-Wiederanschlussoperation beziffern die Häufigkeit mit circa 6 % (Horesh et al. 2018). Die Anastomoseninsuffizienz kann – sofern lediglich punktuell ausgebildet – mitunter subklinisch verlaufen, stellt jedoch in den allermeisten Fällen aufgrund der Sepsisgefahr eine potenziell lebensbedrohliche Komplikation dar und erfordert die umgehende chirurgische Revision.

Im Unterschied zur postoperativen Passagestörung nimmt die Technik der Anastomosenherstellung (Stapler- vs. Handnaht-Anastomose) keinen signifikanten Einfluss auf das Risiko einer Anastomoseninsuffizienz (Madani et al. 2018). Hingegen konnte in einer Subgruppenanalyse zur Identifikation des optimalen Zeitpunkts der Stomarückverlagerung festgestellt werden, dass das Risiko einer postoperativen Anastomoseninsuffizienz nach Rückverlagerung eines doppelläufigen Ileostomas bei Rektumkarzinom Patienten signifikant mit dem Zeitintervall bis zur Stomarückverlagerung korrelierte (Figueiredo et al. 2015). Die Patienten, die eine Stomarückverlagerung später als 90 Tage postoperativ erhielten, wiesen eine höhere Anastomoseninsuffizienzrate auf. Die Stomarückverlagerung während der laufenden Chemotherapie erhöhte das Risiko der Anastomoseninsuffizienzrate dagegen nicht. Die Interpretation dieser Daten sollte jedoch kritisch erfolgen, da es sich um eine retrospektive Subgruppen-Auswertung an einem relativ kleinen Patientenkollektiv handelte. Zudem liefern die Autoren keine schlüssige Erklärung für diese Erkenntnis.

8.3 Postoperative Wundinfektionen

Die Wundinfektionsrate nach Stomarückverlagerung wird in retrospektiven Auswertungen mit bis zu 40 % angegeben, wobei eine erhebliche Streuung in der Literatur zu finden ist. Auch hier berichten die Metaanalysen über einen Durchschnittswert von 10–25 % nach Ileostomarückverlagerung (Chow et al. 2009; Hsieh et al. 2015) und von circa 25 % nach Rückverlagerung eines Kolostomas (Horesh et al. 2018). Die Wundinfektion erfordert eine rechtzeitige und adäquate Behandlung, da sie einen wesentlichen Risikofaktor für die Ausbildung einer Fasziendehiszenz oder Narbenhernie darstellt und dadurch erheblichen Einfluss auf die Dauer des Krankenhausaufenthalts und der damit verbunden Behandlungskosten sowie auf die 30-Tages-Morbidität nehmen kann (Alexander et al. 2011). In der Literatur findet sich wenig Evidenz zu entsprechenden Risikofaktoren für die Entstehung der postoperativen Wundinfektion. Die größte retrospektive Auswertung fand in der Gruppe von Patienten mit Wundinfektionen signifikant mehr Raucher, einen signifikant höheren Anteil an endständigen Stomata sowie eine signifikant seltenere Anlage einer subkutanen Drainage (Chu et al. 2015). In der multivariaten Analyse blieb lediglich der Nikotinkonsum als unabhängiger Risikofaktor bestehen, mit einem zweifach erhöhten Risiko für eine postoperative Wundinfektion (Chu et al. 2015).

Infolgedessen wurden unterschiedliche Strategien zur Reduktion der postoperativen Wundinfektion nach Stomarückverlagerung entwickelt: Durchführung eines zweizeitigen Wundverschlusses, eines partiellen Wundverschlusses mittels adaptierender subkutaner

Tabaksbeutelnaht oder einer Wundheilung *per secundam.* Von all diesen strategischen Überlegungen hat vor allem der partielle Wundverschluss mittels adaptierender Tabaksbeutelnaht überzeugende Ergebnisse geliefert (Lopez et al. 2015; Milanchi et al. 2009). Hierbei wird ein „Wunddefekt" von 5 mm vorgeschlagen, welcher einer sekundären Wundheilung zugeführt wird. In der bislang einzigen Metaanalyse von 4 randomisiert-kontrollierten Studien mit insgesamt gut 300 Patienten fand sich eine signifikante Reduktion von postoperativen Wundinfektionen in der Gruppe der Tabakbeutelnaht (Hsieh et al. 2015). Die Wundinfektionsrate belief sich auf 6,8 % in der Gruppe mit Tabaksbeutelverschluss im Vergleich zu 25,7 % in der Gruppe mit Primärverschluss. Die *„number needed to treat"* wurde mit 4 beziffert. Diese Ergebnisse konnten in einer zeitgleich publizierten randomisiert-kontrollierten Studie an einem größeren Patientenkollektiv verifiziert werden (Lopez et al. 2015). Hinzu kam die Erkenntnis, dass sich keine Unterschiede in der postoperativen Wundinfektionsrate zwischen den Dünn- und Dickdarmstoma-Rückverlagerung zeigten (Lopez et al. 2015). Zusammenfassend ist die Datenlage in Bezug auf die Wundinfektionsrate überzeugend zugunsten des partiellen Hautverschlusses mittels subkutaner adaptierender Tabaksbeutelnaht, sodass international empfohlen wird, diese Technik präferenziell anzuwenden. Interessanterweise findet sich dabei im kurz- und mittelfristigen postoperativen Verlauf keinerlei Einschränkung hinsichtlich Narbenkosmetik (Yoon et al. 2015) oder Lebensqualität (Rausa et al. 2018).

8.4 Narbenhernien

Narbenhernien im Bereich der ehemaligen Stomadurchtrittsstelle können die Lebensqualität der betroffenen Patienten mitunter erheblich einschränken, vor allem bedingt durch chronische Schmerzen und kosmetische Aspekte. Die Inkarzeration und/ oder Strangulation stellen eine akute Komplikation der Narbenhernie dar und bedingen eine notfallmäßige chirurgische Versorgung (Read und Yoder 1989; Snyder et al. 2011). Die berichteten Inzidenzen der Narbenhernie nach Stomarückverlagerung variieren zwischen 0 und 40 %. Die Schwierigkeit in der Interpretation der einzelnen Studien bzw. deren Vergleich in Metaanalysen liegt in heterogenen Patientenkollektiven, unterschiedlichen Beobachtungszeiträumen sowie abweichenden diagnostischen Kriterien für den Nachweis einer Narbenhernie (Bhangu et al. 2012; Kroese et al. 2018). Die Stärke der aktuellsten Metaanalyse von Lambrichts et al. liegt in der Definition von stringenten Variablen für den Studieneinschluss sowie in einem medianen Beobachtungszeitraum von 28 Monaten, womit eine präzisere Aussage hinsichtlich Häufigkeiten und Risikofaktoren möglich wird. Sie beziffert dementsprechend die durchschnittliche Inzidenz von Narbenhernien mit 6,5 % in einem Gesamtkollektiv von knapp 5000 Patienten (Lambrichts et al 2018). Circa 18 % finden sich in der Subgruppenanalyse von Studien, deren primäres Endziel die Narbenhernie darstellte und die Diagnose durch ein bildgebendes Verfahren unterstützt wurde. Durch die ergänzende radiologische Diagnostik wurden sehr wahrscheinlich okkulte bzw. asymptomatische Narbenhernien miterfasst, sodass sich die Inzidenz der symptomatischen Narbenhernien nach Stomarückverlagerung auf knapp 10 % belaufen dürfte. In einer weiteren Subgruppenanalyse in Bezug auf die ehemalige Stomaart fanden sich entgegen bisheriger Beobachtungen (Bhangu et al. 2012) keine signifikante Unterschiede zwischen Dünn- und Dickdarmstomata (Lambrichts et al. 2018).

In der multivariaten Analyse zeigten sich der BMI, ein Diabetes mellitus oder eine maligne Grunderkrankung als unabhängige Risikofaktoren für die Entstehung einer Narbenhernie nach Stomarückverlagerung. Rauchen ist ein anerkannter Risikofaktor für die Ausbildung von Narbenhernien (Sorensen et al. 2005), wobei der Effekt im Hinblick auf die Ausbildung einer Narbenhernie nach Stomarückverlagerung nicht systematisch untersucht ist. Selbiges gilt für die Wundinfektion, deren Korrelation mit dem Auftreten von Narbenhernien als gesichert gilt. Im Hinblick auf das Risiko nach Stomarückverlagerung gibt es allerdings lediglich eine Studie, welche eine statistisch signifikante Assoziation zwischen Wundinfektion und Narbenhernien beschreibt (Oriel et al. 2017).

Diese unabhängigen Risikofaktoren ermöglichen die Selektion eines Hochrisiko-Kollektivs für die Ausbildung einer Narbenhernie. Konsequenterweise stellte sich die Frage, ob die prophylaktische Einlage eines Netzes die Inzidenz an Narbenhernien in diesem Kollektiv nach Stomarückverlagerung senken könnte. Die Effektivität der prophylaktischen Netzeinlage in Risikopopulationen konnte bereits für das Narbenhernienrisiko nach Medianlaparotomie oder in der Prävention der parastomalen Hernie eindrücklich gezeigt werden (Jairam et al. 2017; Lopez-Cano et al. 2017). In Bezug auf das Narbenhernienrisiko nach Stomarückverlagerung ist die Datenlage aktuell allerdings nicht ausreichend. Ob eine prophylaktische Netzeinlage hierbei zukünftig vorteilhaft sein könnte, wird sich nach Veröffentlichung der Daten aus der ROCCS(Reinforcement of Closure of Stoma Site)-Studie zeigen (Reinforcement of Closure of Stoma Site, C. and C. the West Midlands Research 2018). Zum jetzigen Zeitpunkt kann hierfür keine Empfehlung ausgesprochen werden.

8.5 Allgemeine Risikofaktoren

In dem nachfolgenden Abschnitt werden allgemeine Risikofaktoren für einen komplikativen Verlauf nach Stomarückverlagerung erläutert, wobei insgesamt die Datenlage zum Teil sehr gering ist.

Risikofaktor Patient
Hierfür gibt es kaum Daten in der Literatur. Die wenigen Studien beziehen sich ausschließlich auf die Rückverlagerung von protektiven Ileostomata. Zwei retrospektive Auswertungen fanden einen schlechteren Performance-Status, eine höhere ASA-Klassifikation, eine onkologische Grunderkrankung sowie eine vorbestehende Dialysepflichtigkeit mit einem signifikant häufigeren Auftreten von postoperativen Komplikationen assoziiert. Obwohl an großen Patientenkollektiven untersucht, bleibt die Interpretation der Daten aufgrund einer fehlenden einheitlichen Komplikationseinteilung schwierig (Sharma et al. 2013; Bhama et al. 2017).

Risikofaktor Zeit bis zur Stomarückverlagerung
In der klinischen Praxis erfolgt die Rückverlagerung eines protektiven Ileostomas in der Regel nach 2 bis 3 Monaten. Die Stoma-assoziierte Komplikationsrate ist mit circa 50 % als hoch zu werten und führt konsequenterweise zu einer erheblichen Einschränkung der Lebensqualität und mitunter zu einer deutlichen psychisch-emotionalen Belastung der betroffenen Patienten. Darüber hinaus führt die häufig damit verbundene Wiederaufnahme von Patienten zu einer vermehrten ökonomischen Belastung. Ferner muss der Beginn von adjuvanten Therapiekonzepten im Rahmen onkologischer Grunderkrankungen aufgrund von Stomakomplikationen gelegentlich hinausgezögert werden. Somit wird der Zeitpunkt der Rückverlagerung zum Teil individuell, aber grundsätzlich häufig arbiträr festgelegt. Folglich gab es Bestrebungen, protektive Ileostomata frühzeitig, d. h. innerhalb von 2 Wochen nach Primäroperation zurückzuverlagern. Obwohl die ersten Pilotstudien die Machbarkeit dieses Konzeptes bestätigten (Alves et al. 2008; Velmahos et al. 1995), blieb die routinemäßige Umsetzung bislang aus. Die aktuellste Metaanalyse zeigt keinen signifikanten Unterschied in Bezug auf die Gesamtkomplikationsrate, auf die Häufigkeit an postoperativen Anastomoseninsuffizienzen oder

auf die Notwendigkeit einer Reoperation zwischen einer früheren und späteren Stomarückverlagerung bei Patienten mit Rektumkarzinom (Menahem et al. 2018). Die postoperative Passagestörung war seltener nach der frühzeitigen Stomarückverlagerung, die Wundinfektionsrate hingegen erhöht (Menahem et al. 2018). Zusammenfassend lässt sich durchaus eine Empfehlung zur frühzeitigen Rückverlagerung eines protektiven Ileostomas für ein gut selektioniertes Patientenkollektiv aussprechen.

Risikofaktor Ausbildung

Eine strukturierte Ausbildung zum Facharzt für Chirurgie ist wünschenswert. Der zunehmende Anspruch auf Qualitätssicherung und Kosteneffektivität im Gesundheitssystem sowie eine beschränktere Einsetzbarkeit von Assistenten im Rahmen gesetzlich geregelter Arbeitszeiten erhöhen die Schwierigkeit in der Umsetzung dieses Curriculums. Besonderes Augenmerk sollte dabei auf einer regelmäßigen operativen Exposition der Assistenten liegen und es sollte eine systematische Ausbildung weiterhin ohne Zeitdruck erfolgen können. Die Datenlage beweist eindeutig, dass klassische Ausbildungseingriffe auch im modernen Zeitalter von Arbeitszeitgesetz und DRG-basierter Kostenvergütung sicher von Assistenten durchgeführt werden können (Loiero et al. 2017). Die Stomarückverlagerung wird im klinischen Alltag als Ausbildungseingriff zum Erlernen unterschiedlicher Darmnahttechniken eingesetzt, deren Beherrschen eine grundlegende Voraussetzung in der kolorektalen Chirurgie darstellt. So konnten wir an unserem eigenen Kollektiv von knapp 600 Patienten nach Ileostomarückverlagerung zeigen, dass es keine signifikanten Unterschiede in der Rate an postoperativen Majorkomplikationen (i.e. Clavien-Dindo größer gleich Grad 3b) zwischen Assistenten und Fachärzten gab (Lob et al. 2018). Die Ileostomarückverlagerung stellt somit einen geeigneten Ausbildungseingriff für junge Assistenten unter Supervision dar, ohne dabei die Morbidität des Patienten zu beeinflussen.

Literatur

Alexander JW, Solomkin JS, Edwards MJ (2011) Updated recommendations for control of surgical site infections. Ann Surg 253(6):1082–1093

Alves A et al (2008) Randomized clinical trial of early versus delayed temporary stoma closure after proctectomy. Br J Surg 95(6):693–698

Bhama AR et al (2017) Risk factors for postoperative complications following diverting loop ileostomy takedown. J Gastrointest Surg 21(12):2048–2055

Bhangu A et al (2012) Systematic review and meta-analysis of the incidence of incisional hernia at the site of stoma closure. World J Surg 36(5):973–983

Chow A et al (2009) The morbidity surrounding reversal of defunctioning ileostomies: a systematic review of 48 studies including 6,107 cases. Int J Colorectal Dis 24(6):711–723

Chu DI et al (2015) Surgical Site Infections (SSIs) after Stoma Reversal (SR): risk factors, implications, and protective strategies. J Gastrointest Surg 19(2):327–334

Clavien PA et al (2009) The Clavien-Dindo classification of surgical complications: five-year experience. Ann Surg 250(2):187–196

Dindo D, Demartines N, Clavien PA (2004) Classification of surgical complications: a new proposal with evaluation in a cohort of 6336 patients and results of a survey. Ann Surg 240(2):205–213

Figueiredo MN et al (2015) When is the best time for temporary stoma closure in laparoscopic sphincter-saving surgery for rectal cancer? A study of 259 consecutive patients. Tech Coloproctol 19(8):469–474

Horesh N et al (2017) Considerations for Hartmann's reversal and Hartmann's reversal outcomes-a multicenter study. Int J Colorectal Dis 32(11):1577–1582

Horesh N et al (2018) Reversal of Hartmann's procedure: still a complicated operation. Tech Coloproctol 22(2):81–87

Hsieh MC et al (2015) Pursestring closure versus conventional primary closure following stoma reversal to reduce surgical site infection rate: a meta-analysis of randomized controlled trials. Dis Colon Rectum 58(8):808–815

Jairam AP et al (2017) Prevention of incisional hernia with prophylactic onlay and sublay mesh reinforcement versus primary suture only in midline laparotomies (PRIMA): 2-year follow-up of a multicentre, double-blind, randomised controlled trial. Lancet 390(10094):567–576

Kaidar-Person O, Person B, Wexner SD (2005) Complications of construction and closure of temporary loop ileostomy. J Am Coll Surg 201(5):759–773

Keller DS et al (2014) Readmissions after ileostomy closure: cause to revisit a standardized enhanced recovery pathway? Am J Surg 208(4):650–655

Kroese LF et al (2018) Comparing different modalities for the diagnosis of incisional hernia: a systematic review. Hernia 22(2):229–242

Lambrichts DPV et al (2018) Incidence, risk factors and prevention of stoma site incisional hernias: a systematic review and meta-analysis. Colorectal Dis 20(10):O288–O303

Lob S et al (2018) Impact of surgical proficiency levels on postoperative morbidity: a single centre analysis of 558 ileostomy reversals. Int J Colorectal Dis 33(5):601–608

Loffler T et al (2012) HAnd Suture Versus STApling for Closure of Loop Ileostomy (HASTA Trial): results of a multicenter randomized trial (DRKS00000040). Ann Surg 256(5):828–835 (discussion 835–836)

Loffler T et al (2015) Hand suture versus stapler for closure of loop ileostomy – a systematic review and meta-analysis of randomized controlled trials. Langenbecks Arch Surg 400(2):193–205

Loiero D et al (2017) Impact of residency training level on the surgical quality following general surgery procedures. World J Surg 41(11):2652–2666

Lopez MP et al (2015) A randomized controlled clinical trial comparing the outcomes of Circumferential Subcuticular Wound Approximation (CSWA) with conventional wound closure after stoma reversal. Tech Coloproctol 19(8):461–468

Lopez-Cano M et al (2017) Prophylactic mesh to prevent parastomal hernia after end colostomy: a meta-analysis and trial sequential analysis. Hernia 21(2):177–189

Madani R et al (2018) Hand-sewn versus stapled closure of loop ileostomy: a meta-analysis. Dig Surg 36(3):183–194

Menahem B et al (2018) Early closure of defunctioning loop ileostomy: is it beneficial for the patient? A Meta-analysis. World J Surg 42(10):3171–3178

Milanchi S et al (2009) Wound infection after ileostomy closure can be eliminated by circumferential subcuticular wound approximation. Dis Colon Rectum 52(3):469–474

Oriel BS, Chen Q, Itani KMF (2017) Incidence, recurrence and risk factors of hernias following stoma reversal. Am J Surg 214(2):232–238

Rausa E et al (2018) Quality of life following ostomy reversal with purse-string vs linear skin closure: a systematic review. Int J Colorectal Dis 34(2):209–216

Read RC, Yoder G (1989) Recent trends in the management of incisional herniation. Arch Surg 124(4):485–488

Reinforcement of Closure of Stoma Site, C. and C. the West Midlands Research (2018) Randomized controlled trial of standard closure of a stoma site vs biological mesh reinforcement: study protocol of the ROCSS trial. Colorectal Dis 20(2):O46–O54

Sharma A et al (2013) Closure of defunctioning loop ileostomy is associated with considerable morbidity. Colorectal Dis 15(4):458–462

Snyder CW et al (2011) Patient satisfaction, chronic pain, and quality of life after elective incisional hernia repair: effects of recurrence and repair technique. Hernia 15(2):123–129

Sorensen LT et al (2005) Smoking is a risk factor for incisional hernia. Arch Surg 140(2):119–123

Tilney HS et al (2007) Comparison of outcomes following ileostomy versus colostomy for defunctioning colorectal anastomoses. World J Surg 31(5):1142–1151

Velmahos GC et al (1995) Early closure of colostomies in trauma patients – a prospective randomized trial. Surgery 118(5):815–820

Wong KS et al (2005) Loop ileostomy closure after restorative proctocolectomy: outcome in 1,504 patients. Dis Colon Rectum 48(2):243–250

Yoon SI et al (2015) Clinical trial on the incidence of wound infection and patient satisfaction after stoma closure: comparison of two skin closure techniques. Ann Coloproctol 31(1):29–33

Parastomale Hernie

Igors Iesalnieks

© Springer-Verlag GmbH Deutschland, ein Teil von Springer Nature 2020
I. Iesalnieks (Hrsg.), *Chirurgie des intestinalen Stomas*, https://doi.org/10.1007/978-3-662-59123-9_9

9.1 Klinik

Patienten berichten meistens lediglich über eine Vorwölbung im Bereich des Stomas, die im Laufe der Zeit größer wird. Die Progression der Hernie muss nicht zwangsläufig linear sein. Meistens bleibt eine konstante Hernie bestehen, die beim Patienten – wenn überhaupt – lediglich kosmetische Unzufriedenheit auslöst. Die Hernie kann mit der zunehmenden Größe jedoch auch zum Unwohlsein, Druckgefühl im Stomabereich und schließlich zu Problemen mit der Versorgung (◘ Abb. 9.1) führen. Auch Inkarzeration und Ileus sind möglich (◘ Abb. 9.2).

9.2 Prävention

Von den meisten Autoren und auch in diesem Buch wird empfohlen, das Stoma stets über den M. rectus abdominis auszuleiten – auch aus der Überzeugung heraus, dass das Ausleiten über die quere Bauchmuskulatur zu mehr Hernien führt (s. Kap. 3). Es liegen allerdings keine prospektiven Studien vor, die diese Aussage wissenschaftlich belegen (Antoniou et al. 2018). Ein zu breiter Stomakanal begünstigt zwar die Hernienbildung, ein engerer Kanal schützt jedoch nicht davor, wobei die letztere Maßnahme bei den Ileostomata sicherlich eine immer noch größere Bedeutung hat als bei Kolostomata.

Die extraperitoneale Stomaanlage und die Mesh-basierten Techniken stellen die am besten beschriebenen Methoden zur Prävention der parastomalen Hernien dar.

9.2.1 Extraperitoneale Stomaanlage

Diese Technik wurde 1958 vom britischen Chirurgen John C. Goligher (1958) beschrieben (◘ Abb. 9.3). Er wendete diese bei Patienten mit Colitis ulcerosa nach Kolektomie und endständiger Ileostomaanlage als Prävention der

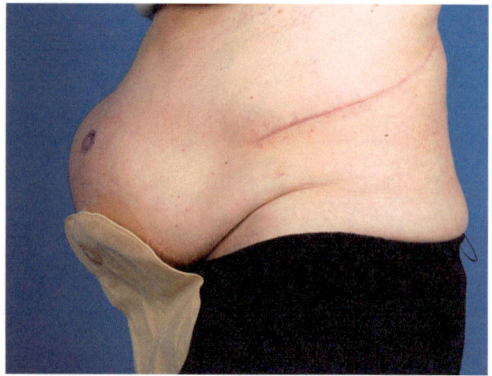

◘ **Abb. 9.1** Große Narbenhernie beim Patienten mit endständigem Kolostoma führt zur Verlagerung nach kaudal, sodass das Stoma für den Patienten nicht mehr einsehbar und damit auch nicht mehr versorgbar ist. Weiter kranial ist bereits die neue Stomaanlagestelle markiert. Das Foto stammt aus dem Jahr 2007 – als Therapie war die Stomarelokation geplant. (Foto von D. Pacini)

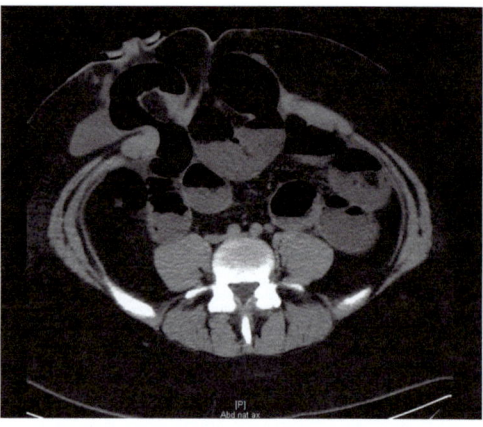

◘ **Abb. 9.2** Inkarzerierte parastomale Hernie bei einem M. Crohn Patienten mit endständigem Ileostoma nach Kolektomie. Es besteht auch eine große mediane Narbenhernie (Typ IV nach EHS-Klassifikation, s. Kap. 4). (Foto von I. Iesalnieks)

inneren Hernierung an. Der breite Raum lateral des im rechten Unterbauch ausgeleiteten Ileostomas sollte so verschlossen werden. Das Problem des mechanischen Ileus nach Kolektomie wurde in den 40er und 50er Jahre häufig gesehen (s. auch ► Kap. 4). Es wurde geglaubt, dass die übermäßige Mobilität des

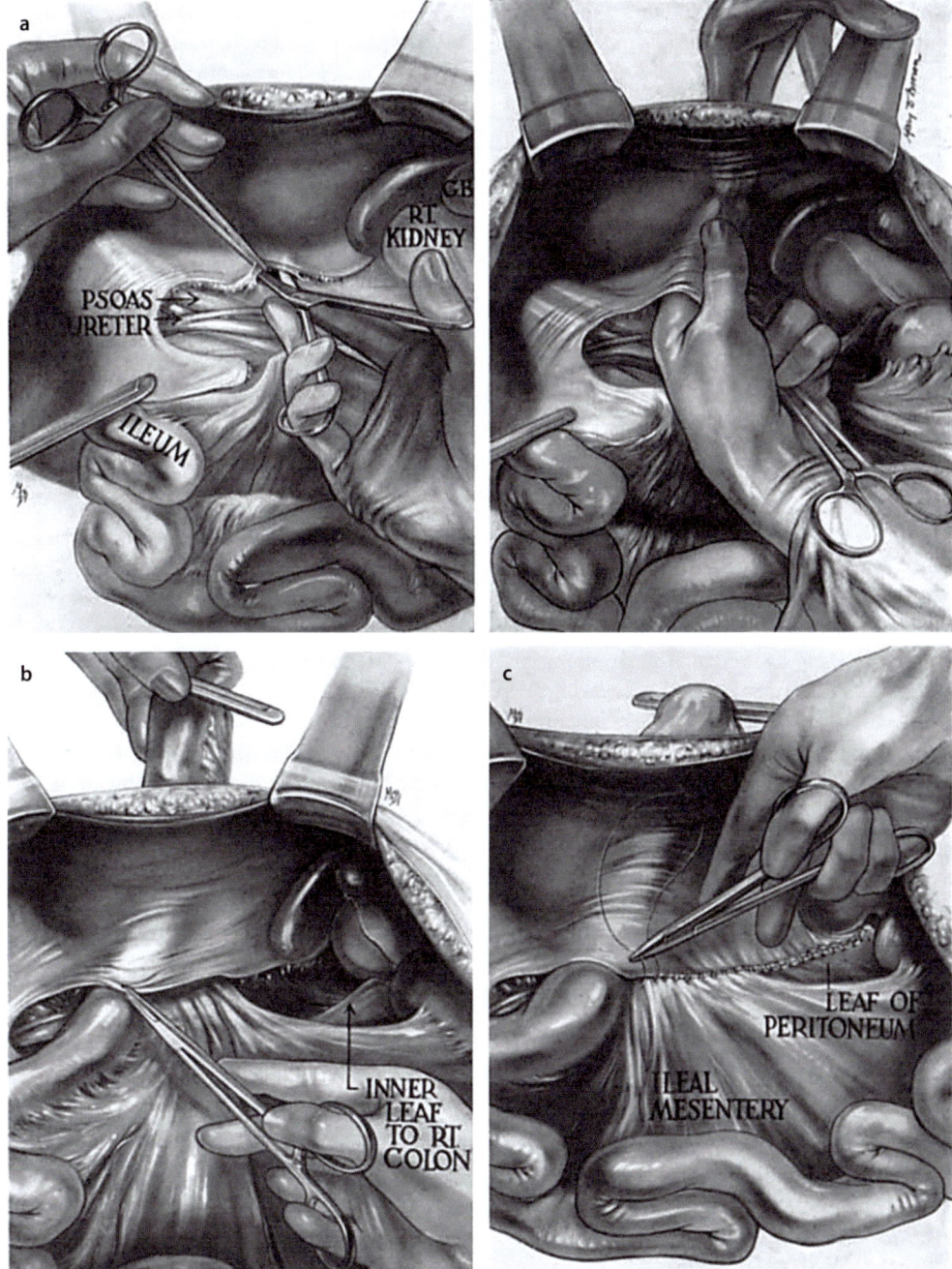

■ **Abb. 9.3 a–c.** Originalzeichnung der extraperitonealen Ileostomaanlage nach Kolektomie bei Patienten mit Colitis ulcerosa (die Publikation von Goligher 1958)

Dünndarms proximal des Stomas und die fehlende Abgrenzung des Dünndarmpakets nach lateral durch Fehlen des Kolonrahmens die Ileusbildung begünstigt. Die damaligen Chirurgen hatten versucht, das terminale Ileum mit nicht-resorbierbaren Nähten an der lateralen Bauchwand und an der Gerota' Faszie zu fixieren und so die innere Hernienbildung zu verhindern. Allerdings wurden immer wieder Fistelbildungen beobachtet. Goligher empfahl daher, das Stoma komplett extraperitoneal auszuleiten.

Bei dieser Technik wird der Stomakanal zunächst in gewohnter Technik (s. ▶ Kap. 3) gebildet. Nachdem das Hinterblatt der Rektusscheide eröffnet wurde, bleibt das Peritoneum allerdings intakt. Nach lateral hin wird nun zwischen der seitlichen Bauchdeckenmuskulatur und dem Peritoneum ein Tunnel mit Schere, Finger oder z. B. Kornzange bzw. Stieltupfer gebildet. Dieser Tunnel wird nach lateral bis zum nach der Kolektomie freien Rand des Peritoneums in der parakolischen Rinne verlängert und hier mit der Bauchhöhle verbunden. Der Tunnel muss breit genug sein, um die Ileumschlinge ausleiten zu können.

> **Praxistipp**
>
> Vor allem im Bereich des M. rectus abdominis ist das Peritoneum dünn und weitgehend ohne präperitoneales Fettgewebe eng an der Bauchecke adhärent. Es kann daher bei Präparation schnell einreißen. Hier sollte sorgfältig vorgegangen werden. Weiter lateral lässt sich jedoch das Peritoneum sehr leicht von der Bauchdecke abtrennen, sodass ein Tunnel beliebiger Größe problemlos gebildet werden kann.

Nachdem das Ileostoma über den Stomankanal ausgeleitet wurde, wird das Mesenterium mit dem peritonealen Rand und der Gerota'schen Faszie vernäht, um den Raum lateral und dorsal des Stomas komplett zu obliterieren.

Als Goligher diese Technik beschrieb, beobachtete er zugleich, dass sie ebenfalls als Prophylaxe der Hernien- und Prolapsbildung dient (s. ▶ Kap. 10). Mit Aufkommen des ileoanalen Pouches in die Chirurgie der Colitis ulcerosa geriet die aufwendige Technik zunehmend in den Hintergrund. Die parastomale Hernienbildung bei Ileostomapatienten ist ein weitaus geringeres Problem als bei Patienten mit Kolostoma, sodass das Ileostoma fortan konventionell ausgeleitet wurde.

Mit zunehmend bewussterem Wahrnehmen der Notwendigkeit der Hernienprophylaxe, vor allem bei Patienten mit Kolostoma, gewann die Technik wieder mehr an Popularität. Sie kann in gleicher Weise auch bei Patienten mit endständigem Kolostoma durchgeführt werden, allerdings ist hier der Verschluss der parakolischen Rinne überflüssig. Das Kolon muss etwas mehr mobilisiert werden, als bei konventioneller Stomaanlage.

Die Technik kann auch laparoskopisch angewendet werden, wobei sich die Präparation des Tunnels mit einer Kornzange als vorteilhaft erweist (◘ Abb. 9.4). Tulina et al. (2018) beschrieben eigene Modifikation dieser Technik, die sie bei Patienten mit abdominoperinealer Rektumexstirpation bei 39 Patienten einsetzten. Die Autoren platzierten in den gebildeten extraperitonealen Tunnel einen laparoskopischen Trokar und schlossen die CO_2-Insufflation an. Der Gasdruck erleichterte die Tunnelbildung. Die Technik ist bei adipösen Patienten wesentlich schwieriger, kann jedoch ebenfalls durchgeführt werden.

> **Praxistipp**
>
> Es hilft, den freien peritonealen Rand beim Durchziehen des Kolons mit einer Zange unter Spannung zu halten, um ein Hängenbleiben zu verhindern (◘ Abb. 9.4).

In einem systemischen Review von Kroese et al. (2016) wurde die extraperitoneale mit der konventionellen endständige Kolostomieanlage

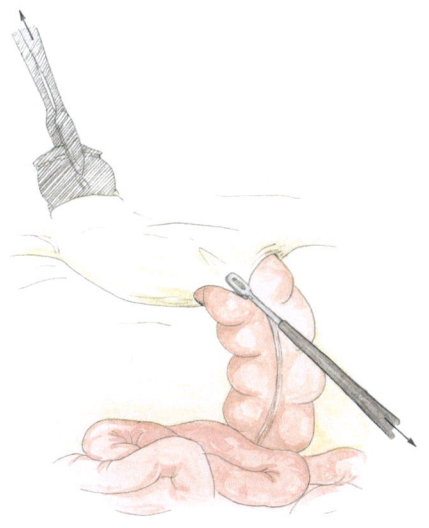

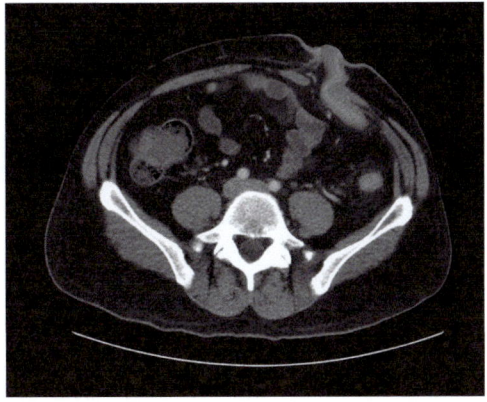

■ **Abb. 9.5** Extraperitoneal ausgeleitetes Kolostoma 2 Jahre nach abdominoperinealer Rektumexstirpation beim Patienten mit im Rahmen von M. Crohn auf- getretenem perianalen Fistelkarzinom. Der Patient führt Irrigationen durch, die trotz des S-förmigen Stomaver- laufes problemlos möglich sind. (Foto von I. Iesalnieks)

■ **Abb. 9.4** Beim Durchziehen des Kolostomas durch den extraperitonealen Tunnel kann der freie Rand des parietalen Peritoneums mit einer Fasszange gefasst und in die entgegengesetzte Richtung gezogen wer- den. Das Kolon kann am besten mit einer Kornzange durchgezogen werden

verglichen. Es wurden 1048 Patienten aus 10 Studien eingeschlossen. Es zeigte sich eine signifikant reduzierte Hernien- (6 % vs. 18 %) und Prolapsrate (1 % vs. 7 %) nach extra- peritonealer Stomaanlage, ohne Erhöhung der Inzidenz der Stomanekrosen (s. Abb. 9.5).

9.2.2 Prävention der parastomalen Hernie durch Platzierung eines nicht- resorbierbaren Netzes

Die intraperitoneale Onlay-Mesh-Technik nach Sugarbaker und die sog. SMART-Tech- nik der Hernienprophylaxe sind zum jetzigen Zeitpunkt am besten erforscht.

9.2.2.1 Intraperitoneale Onlay- Mesh-Technik nach Sugarbaker

Paul Sugarbaker beschrieb diese Methode bereits 1985 als Behandlung der parastomalen

Hernie, sie kann jedoch auch als Prävention eingesetzt werden (Sugarbaker 1985). Ein (heute doppelbeschichtetes) Netz wird so platziert, dass der Stomakanal nach kaudal, medial und kranial hin überlappt wird. Das Kolon läuft von lateral nach medial hin auf den Stomakanal zu und wird ebenfalls vom Netz bedeckt (■ Abb. 9.6). Die Netzgröße beträgt in der Regel 15–20 cm, es wird kaudal, kranial und medial mit Endo-Tacks befestigt.

> **PraxisTipp**
>
> Es empfiehlt sich, zum laparoskopischen Platzieren des Netzes einen zusätzlichen (dritten) Trokar in der rechten Flanke zu platzieren. Dann können sowohl die Optik, als auch beide Arbeitstrokare im ausreichenden Abstand zum Netz eingeführt werden.

Hauters et al. (2016) präsentierten eine pro- spektive Serie von 29 Patienten nach Rektu- mextirpation, die eine Hernienprophylaxe in Sugarbaker Technik erhalten hatten. Eine postoperative Netz-assoziierte Stoma- komplikation entwickelte keiner der Patienten.

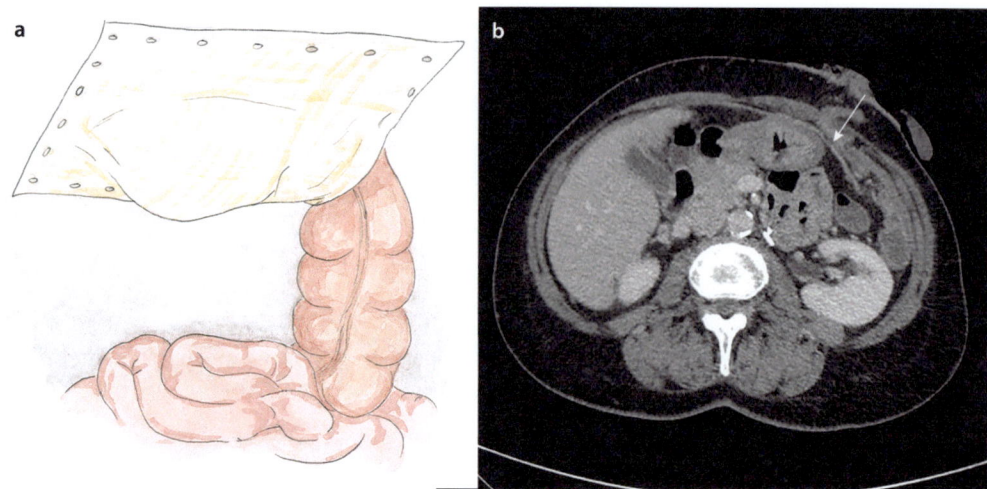

Abb. 9.6   a–b a Hernienprophylaxe mit einem intraperitoneal platzierten Mesh. **b** Ergebnis 2 Jahre nach der Operation bei einer Patientin nach Rektumexstirpation. Die Pfeile weisen auf das Mesh hin, das das Kolon nach lateral hin zur Bauchdecke lenkt. Man beachte, dass das Stoma eine S-förmige Kurve im Stomakanal aufweist, die radiolgisch als geringste Form der Hernie gewertet werden kann, die jedoch asymptomatisch ist

9

Eine radiologisch nachweisbare Hernie konnte bei 7 % der Patienten diagnostiziert werden (■ Abb. 9.6b), bei einem von ihnen wurde klinisch eine kleine Vorwölbung festgestellt, die jedoch nach 4 Jahren nicht progredient war. Es traten keine Spätkomplikationen am Netz auf, ein Patient musste wegen Adhäsionsileus operiert werden. In einer prospektiv randomisierten Studie von (Lopez-Cano et al. 2012) wurde die gleiche Technik mit einem Kontrollkollektiv (24 bzw. 28 Patienten pro Gruppe) verglichen. Median 26 Monate nach der Operation traten keine Mesh-assoziierte Komplikationen auf. Radiologisch ließen sich in der Mesh-Gruppe bei 6 Patienten (25 %) Hernien nachweisen, eine musste operiert werden. Die Hernie trat bei diesem einem Patienten am lateralen Netzrand auf, am ehesten durch Schrumpfung des Netzes. In dem Kontrollkollektiv entwickelten signifikant mehr Patienten (64 %) eine parastomale Hernie.

9.2.2.2 Prävention der parastomalen Hernien durch synthetisches Mesh in Keyhole-Position

Wesentlich mehr Studien haben die Hernienprävention in Keyhole-Technik untersucht.

Die Netzposition variiert in verschiedenen Studien – retromuskulär, präperitoneal und intraperitoneal. Bei allen Methoden wird jedoch das Stoma durch eine Öffnung im synthetischen Netz ausgeleitet. Eine in Deutschland populäre Methode mit Netz in *Keyhole*-Position ist die sog. SMART-Technik (Stapled Mesh stomA Reinforcement Technique) (Williams et al. 2011). Während der Stomaformation wird zunächst der Stomakanal in gewohnter Weise gebildet. Nachdem das Vorderblatt der Rektusscheide eröffnet und die Muskulatur auseinandergeschoben wurde, wird retromuskulär ein auf die Breite der Rektusscheide zugeschnittenes synthetisches Netz platziert. Ein Zirkulärstapler der Größe 31 oder 33 mm wird nun genutzt, um im Netz eine definierte Öffnung zu bilden und zugleich das Netz an dem Hinterblatt der Rektusscheide zu fixieren. Die Intention ist also das Bilden eines fixierten, nicht-dilatierbaren Stomadurchtritts (■ Abb. 9.7).

Eine Fallkontrollstudie aus der Türkei verglich 29 Patienten, die eine Hernienprophylaxe in SMART-Technik erhalten hatten, mit 38 konventionell operierten Kontrollen (Canda

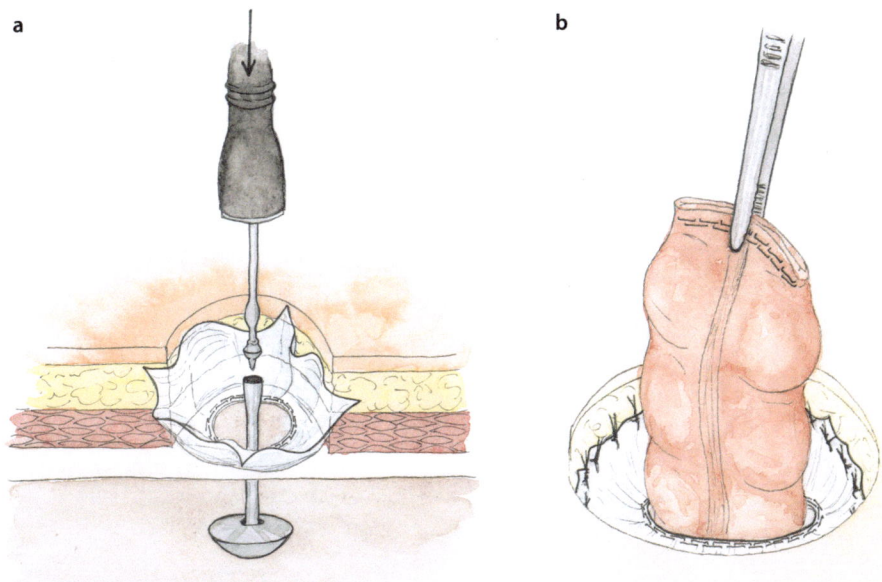

a   b

◻ **Abb. 9.7 a–b.** Prävention der parastomalen Hernie in SMART-Technik. Retromuskulär wird ein synthetisches Netz platziert. Mithilfe eines 31–33 mm Zirkularstaplers wird im Netz bzw. der Faszie eine definierte Öffnung gebildet und das Netz zugleich an der Faszie fixiert

et al. 2018). Die Studie war nicht randomisiert. Die SMART-Technik wurde von einem Chirurgen angewendet, die Kontrollpatienten wurden von anderen Mitgliedern des Teams operiert. Nach im Mittel 27 Monaten hatten 4 Patienten in der SMART-Gruppe (14 %) und 15 Patienten in der Kontrollgruppe (40 %, p = 0,029) eine radiologisch nachweisbare parastomale Hernie entwickelt, davon hatten ein Patient in der SMART- und 3 Patienten in der Kontrollgruppe asymptomatische Hernien. Es traten keine Mesh-assoziierten Komplikationen auf, ein Patient in der SMART-Gruppe entwickelte einen Adhäsionsileus. Eine hochwertigere Evidenz zum SMART-Verfahren existiert zum Zeitpunkt der Erstellung des Manuskripts nicht.

Es gibt zahlreiche Untersuchungen zur Hernienprävention in Keyhole-Technik (s. Abb. 13 im ► Kap. 4), viele davon prospektiv randomisiert (◻ Tab. 9.1). Zwar schnitt in den meisten Studien die Mesh-Gruppe besser ab, nichtsdestotrotz schien die Hernienrate in der Präventionsgruppe zu hoch zu sein. Es wurde vermutet, dass sich der Stomadurchtritt durch die Schrumpfung des Netzes regelmäßig weitet und so den Weg für die Hernienbildung frei macht. Die SMART-Technik sollte diese Weitung durch Fixierung des Stomadurchtritts verhindern. Weitere randomisierte Studien zur SMART-Technik werden noch erwartet. Auch fehlen noch Studien, welche die Mesh-basierten Techniken mit der extraperitonealen Stomaanlage vergleichen.

Die extraperitoneale Stomaanlage ist an sich besonders attraktiv, weil hier auf die Platzierung eines Meshes verzichtet wird. Wir verwenden diese Technik grundsätzlich bei Patienten mit M. Crohn, weil bei ihnen das Risiko einer erneuten Operation wesentlich höher ist als in anderen Indikationsgruppen. Auch ist noch nicht geklärt, wie die Ergebnisse der prophylaktischen Netzplatzierung bei Patienten mit permanentem Ileostoma sind – sowohl in Bezug auf die Effektivität der Prävention als auch Morbidität. Aus unserer noch bescheidenen Erfahrung lässt

◻ Tab. 9.1 Auflistung der Vergleichsstudien zur Prävention der parastomalen Hernien mit Mesh in der Keyhole Position

Name, Jahr, N	Randomisation	Meshposition	Hernieninzidenz in der Mesh-Gruppe (%)	Hernieninzidenz in der Kon trollgruppe (%)
Janes et al., 2009, n = 54	Ja	Sublay	7	63
Serra-Aracil et al., 2009, n = 54	Ja	Sublay	22	44
Ventham et al., 2012, n = 41	Nein	Sublay	53	58
Lopez-Cano et al., 2012, n = 34	Ja	Intraperitoneal	50	94
Nikberg et al., 2015, n = 181	Nein	Sublay	51	43
Lambrecht et al., 2015, n = 58	Ja	Sublay	6	46
Vierimaa et al., 2015, n = 70	Ja	Intraperitoneal	51	53

9

sich eine im Vergleich zu Kolostomata höhere Infektionsrate nach Anwendung der Sugarbaker-Technik bei Patienten mit Ileostoma vermuten. Entsprechende wissenschaftliche Studien liegen jedoch diesbezüglich nicht vor.

Die *European Society of Hernie* (EHS) empfahl 2018 die Hernienprophylaxe mittels eines synthetischen Netzes (Antoniou et al. 2018) bei allen Patienten mit endständigem Kolostoma, äußerte sich jedoch nicht zu anderen Stomaarten. Ein biologisches Netz kann zum jetzigen Zeitpunkt im Einsatz als Prävention der parastomalen Hernie nicht empfohlen werden.

9.3 Behandlung der parastomalen Hernie

Die operative Behandlung der parastomalen Hernien ist wesentlich komplizierter als ihre Prophylaxe, besonders, wenn die parastomale Hernie mit einer Narbenhernie kombiniert ist (s. Tab. 4.3 im ▸ Kap. 4).

9.3.1 Direktnaht und Relokation

Sowohl die Direktnaht als auch das Ausleiten des Stomas an einer neuen Position sind mit sehr hohen Rezidivraten assoziiert und sollten als Behandlung der parastomalen Hernien nicht in Betracht gezogen werden (Riansuwan et al. 2010).

9.3.2 Hernienversorgung mit Mesh

Es existieren zahlreiche Studien zur Behandlung der parastomalen Hernien mit synthetischem Netz in *Keyhole*-Technik, also mit einer Öffnung im Netz als Stomadurchtritt. Das Netz kann in Onlay-Position (de Ruiter und Bijnen 2005), in Sublay-Position retromuskulär oder präperitoneal (Guzmán-Valdivia et al. 2008) sowie intraperitoneal (Wara und Andersen 2011) platziert werden. All diese Techniken können sowohl offen als auch laparoskopisch durchgeführt werden, wobei Netzinfektionsrate insgesamt niedrig zu sein scheint. Im systemischen Review von Hansson (Hansson et al. 2012) betrug die Rezidivrate nach verschiedenen Methoden mit Netzplatzierung in *Keyhole*-Technik 11–37 % nach offener und 28–34 % nach laparoskopischer Operation. Die Sugarbaker-Technik schnitt sowohl offen als auch laparoskopisch (6–11 %) wesentlich besser ab (Hansson et al. 2013). Allerdings existieren keine prospektiv randomisierten Studien, welche verschiedene Techniken vergleichen, sodass eine definitive Aussage zu Vorteilen einer oder anderer Techniken nicht getroffen werden kann. Die EHS (Antoniou et al. 2018) rät in ihrer Leitlinie von einer Hernienversorgung in *Keyhole*-Technik ab.

Es liegen auch keine ausreichenden Daten vor, die die verschiedenen Techniken bei Ileostoma- bzw. Kolostomapatienten vergleichen. Die meisten Patienten, welche in die Studien eingeschlossen wurden, waren Kolostomaträger.

🛇 In der eigenen Klinik können wir mindestens 4 Fälle mit parastomalen Hernien bei endständigem Ileostoma vorweisen, die nach offener Hernienversorgung in Sugarbaker-Technik Meshinfektion entwickelten. In einem Fall musste das Mesh entfernt werden. Wir bevorzugen daher eine extraperitoneale Stomaneuanlage in dieser Patientengruppe, sofern dies technisch möglich ist.

Literatur

Antoniou SA, Agresta F, Garcia Alamino JM, Berger D, Berrevoet F, Brandsma HT, Bury K, Conze J, Cuccurullo D, Dietz UA, Fortelny RH, Frei-Lanter C, Hansson B, Helgstrand F, Hotouras A, Jänes A, Kroese LF, Lambrecht JR, Kyle-Leinhase I, López-Cano M, Maggiori L, Mandalà V, Miserez M, Montgomery A, Morales-Conde S, Prudhomme M, Rautio T, Smart N, Śmietański M, Szczepkowski M, Stabilini C, Muysoms FE (2018) European hernia society guidelines on prevention and treatment of parastomal hernias. Hernia 22(1):183–198

Canda AE, Terzi C, Agalar C, Egeli T, Arslan C, Altay C, Obuz F (2018) Preventing parastomal hernia with modified Stapled Mesh stoma Reinforcement Technique (SMART) in patients who underwent surgery for rectal cancer: a case-control study. Hernia 22(2):379–384

de Ruiter P, Bijnen AB (2005) Ring-reinforced prosthesis for paracolostomy hernia. Dig Surg 2(3):152–156

Goligher JC (1958) Extraperitoneal colostomy or ileostomy. Br J Surg 46(196):97–103

Guzmán-Valdivia G, Guerrero TS, Laurrabaquio HV (2008) Parastomal hernia-repair using mesh and an open technique. World J Surg 32(3):465–470

Hansson BM, Slater NJ, van der Velden AS, Groenewoud HM, Buyne OR, de Hingh IH, Bleichrodt RP (2012) Surgical techniques for parastomal hernia repair: a systematic review of the literature. Ann Surg 255:685–695

Hansson BM, Morales-Conde S, Mussack T, Valdes J, Muysoms FE, Bleichrodt RP (2013) The laparoscopic modified Sugarbaker technique is safe and has a low recurrence rate: a multicenter cohort study. Surg Endosc 27:494–500

Hauters P, Cardin JL, Lepere M, Valverde A, Cossa JP, Auvray S, Framery D, Zaranis C (2016) Long-term assessment of parastomal hernia prevention by intra-peritoneal mesh reinforcement according to the modified Sugarbaker technique. Surg Endosc 30(12):5372–5379

Janes A, Cengiz Y, Israelsson L (2009) Preventing parastomal hernia with a prosthetic mesh: a 5-year follow-up of a randomized study. World J Surg 33:118–121

Kroese LF, de Smet GH, Jeekel J, Kleinrensink GJ, Lange JF (2016) Systematic review and meta-analysis of extraperitoneal versus transperitoneal colostomy for preventing parastomal hernia. Dis Colon Rectum 59(7):688–695

Lambrecht J, Larsen S, Reiertsen O, Vaktskjold A, Julsrud L, Flatmark K (2015) Prophylactic mesh at end-colostomy construction reduces parastomal hernia rate: a randomized trial. Colorect Dis 17:191–197

López-Cano M, Serra-Aracil X, Mora L, Sánchez-García JL, Jiménez-Gómez LM, Martí M, Vallribera F, Fraccalvieri D, Serracant A, Kreisler E, Biondo S, Espín E, Navarro-Soto S, Armengol-Carrasco M (2016) Preventing parastomal hernia using a modified Sugarbaker technique with composite mesh during laparoscopic abdominoperineal resection: a randomized controlled trial. Ann Surg 264(6):923–928

Lopez-Cano M, Lozoya-Trujillo R, Quiroga S et al (2012) Use of a prosthetic mesh to prevent parastomal hernia during laparoscopic abdominoperineal resection: a randomized controlled trial. Hernia 16:661–667

Nikberg M, Sverrisson I, Tsimogiannis K, Chabok A, Smedh K (2015) Prophylactic stoma mesh did not prevent parastomal hernias. Int J Colorectal Dis 30:1217–1222

Riansuwan W, Hull TL, Millan MM, Hammel JP (2010) Surgery of recurrent parastomal hernia: direct repair or relocation? Colorectal Dis 12(7):681–686

Serra-Aracil X, Bombardo-Junca J, Moreno-Matias J et al (2009) Randomized controlled prospective trial of the use of a mesh to prevent parastomal hernia. Ann Surg 249:583–587

Sugarbaker PH (1985) Peritoneal approach to prosthetic mesh repair of paraostomy hernias. Ann Surg 201(3):344–346

Tulina IA, Kitsenko YE, Ubushiev MN, Efetov SK, Wexner SD, Tsarkov PV (2018) Laparoscopic technique of modified extraperitoneal (retrotransversalis) end colostomy for abdominoperineal excision. Colorectal Dis 20(8):O235–O238

Vierimaa M, Klintrup K, Biancari F et al (2015) Prospective randomized study on the use of a prosthetic mesh for prevention of parastomal hernia of permanent colostomy. Dis Colon Rectum 58:943–949

Ventham N, Brady R, Stewart R et al (2012) Prophylactic mesh placement of permanent stomas at index operation for colorectal cancer. Ann R Coll Surg Engl 94:569–573

Williams NS, Nair R, Bhan C (2011) Stapled Mesh stoma Reinforcement Technique (SMART) – a procedure to prevent parastomal herniation. Ann R Coll Surg Engl 93(2):169

Wara P, Andersen LM (2011) Long-term follow-up of laparoscopic repair of parastomal hernia using a bilayer mesh with a slit. Surg Endosc 25(2):526–530

9

Stomaprolaps

Igors Iesalnieks

© Springer-Verlag GmbH Deutschland, ein Teil von Springer Nature 2020
I. Iesalnieks (Hrsg.), *Chirurgie des intestinalen Stomas,* https://doi.org/10.1007/978-3-662-59123-9_10

Der Prolaps gehört neben Hernien, Retraktion und Hautkomplikationen zu den häufigsten Stomakomplikationen und wird mit 2–11 % beziffert. Dieser kann nach jeder Stomaart auftreten – nach endständigen und doppelläufigen Stomata sowie nach Ileo- und Kolostomata. Am häufigstem ist er allerdings nach doppelläufigen Kolostomata anzutreffen (Shellito 1998), besonders nach rechtsseitigen Transversostomien (■ Abb. 10.1).

10.1 Klinik

Die Patienten klagen selten über Schmerzen oder die Undichtigkeit der Versorgung, sodass allein die Tatsache eines Prolapses noch keine Revisionsindikation ergibt. Der Prolaps tritt meist intermittierend auf und reponiert sich spontan. Mit zunehmender Zeit ist der Prolaps progredient, die Reposition immer schwerer. Selten treten Inkarzerationen mit Zeichen der Ischämie und Obstruktion auf. Patienten mit Stomaprolaps klagen über den Vorfall als solchen, da sie ihn als beängstigend und störend empfinden. Ein größerer Prolaps kann eine unpraktische überdimensionale Versorgung erfordern, es kann zu rezidivierende Blutungen aus der traumatisierten Schleimhaut kommen und Schmerzen. Ist der Prolaps symptomatisch, so liegt eine Revisionsindikation vor. Die sogenannten Prolapskappen sind weitgehend uneffektiv.

10.2 Pathogenese

Die Pathogenese und die Risikofaktoren des Stomaprolapses sind weitgehend unbekannt. Ein zu weiter Stomakanal stellt möglicherweise einen Risikofaktor dar, vor allem bei im Notfall angelegten Stomata, wenn die Darmwand stark geschwollen ist. Auch eine Assoziation zwischen parastomalen Hernien und Prolaps wird vor allem für Kolostomata vermutet, wobei selten große parastomale Hernien und Prolaps gleichzeitig auftreten. Ileostomata scheinen stärker bei schlanken Personen zu prolabieren. Bei paraplegischen Patienten tritt der Prolaps vor allem dann auf, wenn das Stoma über der Bauchdecke mit sensiblem Ausfall ausgeleitet wird (Arun et al. 1990).

10.3 Prävention

Die Fixierung des Stomas an dem Hinterblatt der Rektusscheide schützt nicht vor einem Stomaprolaps (Pelok and Nigro 1973). Bei endständigen Stomata stellt die extraperitoneale Stomaanlage, wie 1958 von Goligher beschrieben (Goligher 1958), eine sehr effektive Prolaps- und auch Hernienprophylaxe dar. Goligher hatte zwar die Methode zur Prävention der inneren Hernierung lateral des Stomas entwickelt, beobachtete jedoch, dass nach Anwendung dieser Technik keine parastomalen Hernien und keine Prolapse auftreten. Bei der extraperitonealen Stomaanlage wird der Stomakanal in herkömmlicher Technik gebildet, allerdings wird das Peritoneum nicht eröffnet. Stattdessen wird

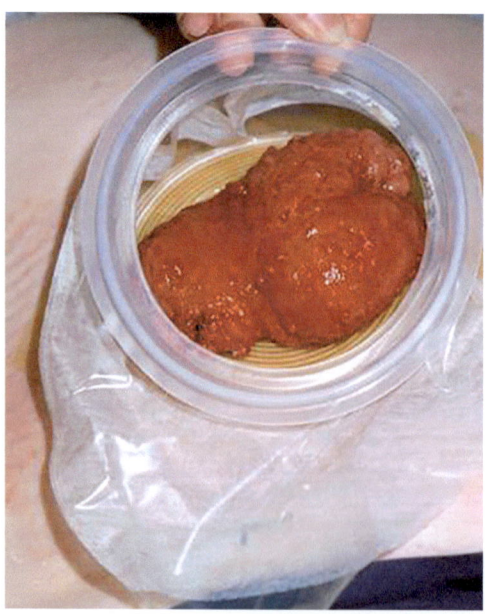

■ **Abb. 10.1** Prolabierendes doppelläufiges Transversostoma. (Foto von. D. Pacini)

dorsal der Rektusscheide präperitoneal ein Tunnel gebildet, der bis zur parakolischen Inzision des parietalen Peritoneums reicht (□ Abb. 9.3). Ob eine parastomale Hernienprophylaxe durch ein Mesh (s. ► Kap. 9) auch den Prolaps verhindert, ist nicht bekannt, vermutlich ist dies jedoch der Fall.

Der Stomaprolaps nach Anlage eines doppelläufigen Ileostomas ist ein relativ seltenes Problem – allein schon aus dem Grund, dass diese Stomata meistens relativ kurzfristig zurückverlagert werden können. Als einzige Präventionsmaßnahme ist hier die Vermeidung von einem allzu breitem Stomakanal zu nennen.

Der Prolaps eines doppelläufigen Kolostomas ist dagegen ein allgegenwärtiges Problem. Diese Stomata werden vor allem notfallmäßig bei kritisch kranken Patienten mit obstruierenden linksseitigen kolorektalen Karzinomen angelegt. Meistens wird das Stoma über eine quere Minilaparotomie im rechten oder linken Oberbauch ausgeleitet, wobei die Öffnung in der Bauchdecke für einen Stomakanal etwas zu breit ist und deswegen vor dem Einnähen des Stomas meistens eingeengt werden

muss. Nichtsdestotrotz ist der Stomakanal scheinbar nach Abschwellen der Darmwand breiter als nötig. In erdrückender Mehrzahl der Fälle prolabiert der abführende Schenkel des Stomas (□ Abb. 10.1). Das Ausleiten des zuführenden und des abführenden Schenkels über 2 separate Stomakanäle würde noch die sicherste Prolapsprophylaxe darstellen. Dafür wäre jedoch eine Laparotomie erforderlich, was die Morbidität in diesem kritischen Patientengut sicherlich erhöhen würde.

Besonders häufig tritt der Prolaps des doppelläufigen Kolostomas bei pädiatrischen Patienten auf, die wegen anorektaler Malformationen operiert werden. S. Ein (Ein 1984) beschrieb 1984 eine Operationstechnik, die er „*Divided Colostomy*" nannte (□ Abb. 3.10). Dabei wird die über die Minilaparotomie ausgeleitete Transversumschlinge so durchtrennt, dass der abführende Schenkel etwas länger ist. Links der Minilaparotomie wird eine zweite, kleinere Hautinzision gebildet. Von hier aus wird ein subkutaner Tunnel zur ursprünglichen Minilaparotomie gebildet, der abführende Schenkel dort durchgezogen und im Sinne einer Mukosafistel eingenäht. Der

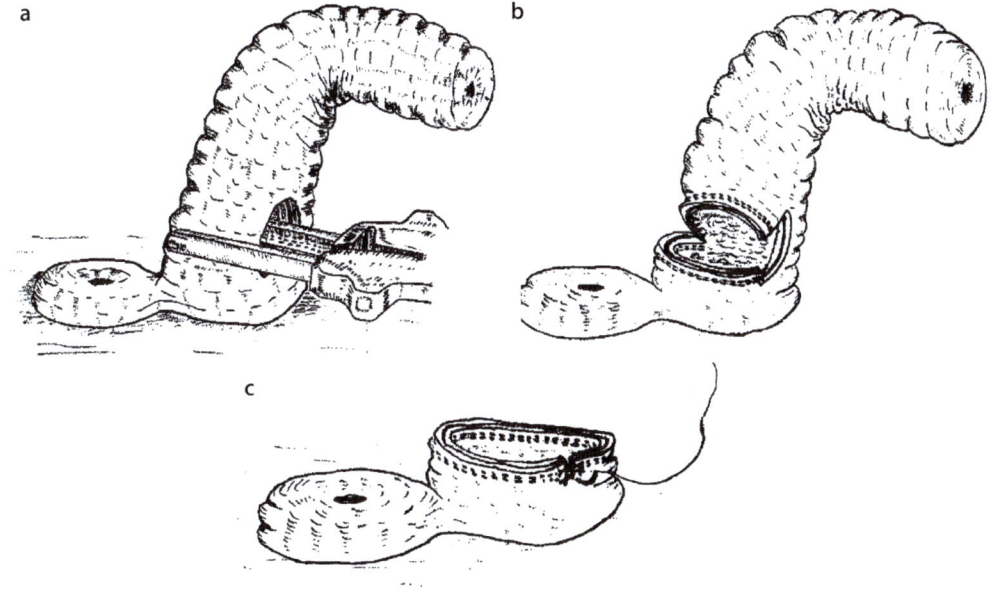

□ **Abb. 10.2**   Staplerresektion eines Stomaprolapses. (Aus Maeda et al. 2004)

zuführende Schenkel wird als endständiges Kolostoma fixiert. In der 2017 veröffentlichten Metaanalyse (Youssef et al. 2017) wurde das herkömmliche Loop-Kolostoma mit der *Divided Colostomy* in der pädiatrischen Population verglichen. Die *Divided Colostomy* konnte das Prolapsrisiko signifikant reduzieren. Werden die beiden Schenkel nach Durchtrennung dagegen über die gleiche Hautöffnung ausgeleitet, so kann das Prolapsrisiko nicht reduziert werden (Ein 1984).

10.4 Behandlung

Bei inkarzeriertem Prolaps gelingt meistens die Reposition durch eine bimanuelle Kompression und leichten Druck. Myers (Myers and Rothenberger 1991) und Fligelstone (Fligelstone et al. 1997) beschrieben erfolgreiche spontane Reposition durch Zuckerapplikation. Gewöhnlicher Speisezucker wird dabei reichlich auf das eingeklemmte Stoma aufgestreut. Es dauert ca. eine halbe Stunde, bis das Stoma abschwillt und spontan reponiert. In den

Fällen, in denen die Reposition nicht möglich ist und vor allem bei offensichtlichen Ischämiezeichen, liegt eine Operationsinidikation vor.

Für die elektive Behandlung des Stomaprolapses schlagen die meisten Autoren verschiedene lokale Techniken vor, wobei keine von ihnen in größeren Studien untersucht wurde. Am häufigsten wird das prolabierende Segment einer Staplerresektion unterzogen. Von Maeda (Maeda et al. 2004) wurde 2004 folgende Technik beschrieben (◘ Abb. 10.2). Das prolabierende Stoma wird mit Allis-Klemmen gefasst und hochgehalten. An dem prolabierendem abführenden Schenkel des doppelläufigen Kolostomas wird ca. 1–2 cm über dem Hautniveau eine ca. 2–3 cm lange quere Inzision gesetzt, wobei sowohl die außen, als auch die innen liegende Darmwand durchtrennt werden muss, sodass das Darmlumen eröffnet wird. In die Öffnung wird nun ein Stapler eingeführt und das überlange Segment mit mehreren Magazinen abgesetzt. Anschließend wird die initiale Inzision mit Einzelknopfnähten verschlossen.

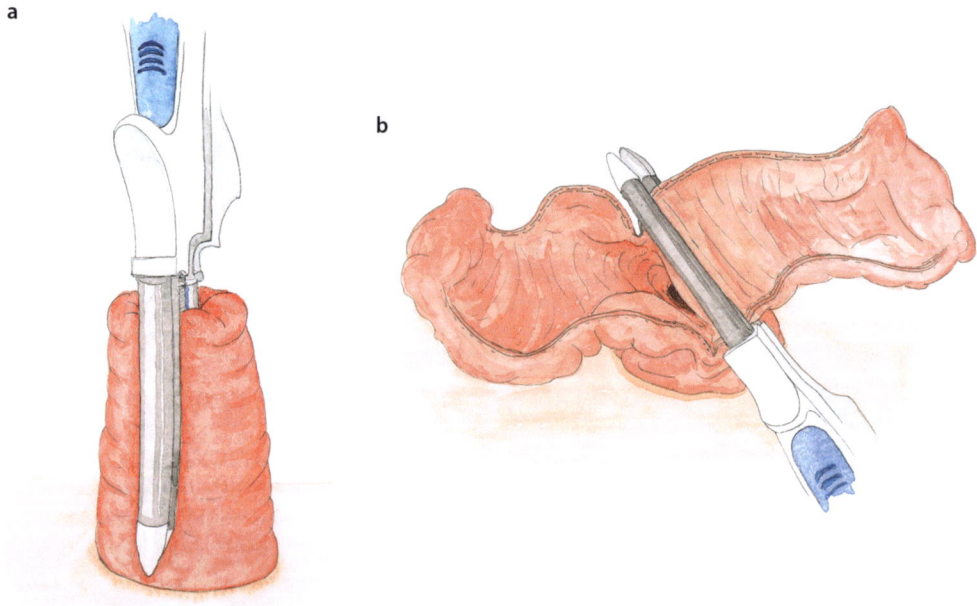

a

b

◘ **Abb. 10.3** Prolapsresektion nach Hata

Hata (Hata et al. 2005) behandelte eine Patientin mit prolabierendem endständigem Kolostoma in Analgosedierung mit einer etwas abgeänderten Technik (■ Abb. 10.3). Dabei wird zunächst mit einem Linearstapler das prolabierende Stoma entlang der Stomaachse bis 1–2 cm oberhalb des Hautniveaus auf den gegenüberliegenden Seiten inzidiert. Anschließend werden die so entstandenen semizirkularen Hälften mit 2 weiteren Magazinen parallel zur Haut abgesetzt. Die gleiche Technik hatte Tepetes (Tepetes et al. 2005) bei Patienten mit prolabierendem abführendem Schenkel eines doppelläufigen Kolostomas angewendet, wobei diesmal der Darm auf dem Hautniveau abgesetzt wurde. Diese Technik wurde auch von mehreren anderen Autoren beschrieben.

Ono (Ono et al. 2012) wendete eine Technik an, die der Thiersch-Plastik bei Rektumprolaps ähnelte (■ Abb. 10.4). Zunächst wird der Prolaps reponiert. Anschließend werden neben dem abführenden Stomaschenkel 2–3 kleine Hautinzisionen gesetzt und über diese ein monofilamenter Faden der Stärke 2–0 um das Stoma gewickelt und so zusammen-gezogen und geknotet, dass nur noch die Kleinfingerkuppe ins Lumen hineinpasst.

Von anderen Autoren wurde die Operationen nach Delorme und nach Altemeier bei Patienten mit Kolostomaprolaps beschrieben (Watanabe et al. 2015; Mavroeidis et al. 2017).

Es gibt keine allgemein etablierte Technik für Patienten mit Ileostomaprolaps.

> ❗ **Bei Patienten mit prolabierendem Ileostoma kann allerdings die einfache Staplerresektion zu Rezidiven und Verlusten von erheblichen Darmabschnitten führen, sodass die o. g. Technik grundsätzlich nur bei Kolostomapatienten beschrieben wird.**

Das prolabierende Ileostoma kann an einer anderen Lokalisation angelegt werden. Wir ziehen eine extraperitoneale Stomaneuanlage entweder an einer neuen oder an gleicher Position vor. Bei Patienten mit prolabierendem Kolostoma und gleichzeitiger relevanten parastomalen Hernie verwenden wir den Hernienverschluss in Sugarbaker-Technik mit einem intraperitonealen Mesh (s. ▸ Kap. 9).

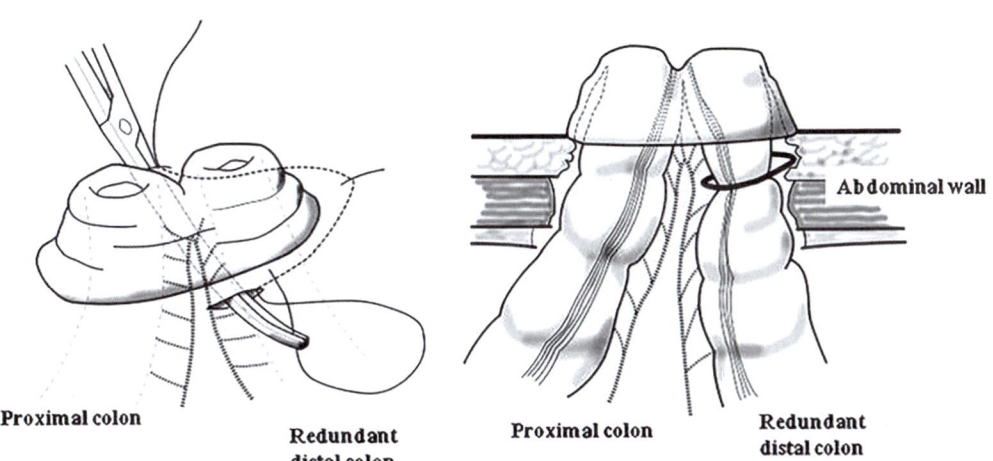

Proximal colon

Redundant distal colon

Abdominal wall

Proximal colon

Redundant distal colon

■ **Abb. 10.4** Einengen des prolabierenden abführenden Schenkels eines doppelläufigen Kolostomas nach Ono. (Aus Ono et al. 2012)

Literatur

Arun H, Ledgerwood A, Lucas CE (1990) Ostomy prolapse in paraplegic patients: etiology, prevention, and treatment. J Am Paraplegia Soc 13(2):7–9

Ein SH (1984) Divided loop colostomy that does not prolapse. Am J Surg 147(2):250–252

Fligelstone LJ, Wanendeya N, Palmer BV (1997) Osmotic therapy for acute irreducible stoma prolapse. Br J Surg 84(3):390

Goligher JC (1958) Extraperitoneal colostomy or ileostomy. Br J Surg 46(196):97–103

Hata F, Kitagawa S, Nishimori H, Furuhata T, Tsuruma T, Ezoe E, Ishiyama G, Ohno K, Fukui R, Yanai Y, Yasoshima T, Koichi H (2005) A novel, easy, and safe technique to repair a stoma prolapse using a surgical stapling device. Dig Surg 22(5):306–309

Maeda K, Maruta M, Utsumi T, Sato H, Aoyama H, Katsuno H, Hultén L (2004) Local correction of a transverse loop colostomy prolapse by means of a stapler device. Tech Coloproctol 8(1):45–46

Mavroeidis VK, Menikou F, Karanikas ID (2017) The Delorme technique in colostomy prolapse. Tech Coloproctol 21(8):679–681

Myers JO, Rothenberger DA (1991) Rothenberger DA. Sugar in the reduction of incarcerated prolapsed bowel. Report of two cases. Dis Colon Rectum 34(5):416–418

Ono C, Iwama T, Kumamoto K, Ishida H (2012) A simple technique for repair of distal limb prolapse of a loop colostomy. Tech Coloproctol 16(3):255–256

Pelok LR, Nigro ND (1973) Colostomy in the trauma patient. Dis Colon Rectum 16(4):290–295

Shellito PC (1998) Complications of abdominal stoma surgery. Dis Colon Rectum 41(12):1562–1572

Tepetes K, Spyridakis M, Hatzitheofilou C (2005) Local treatment of a loop colostomy prolapse with a linear stapler. Tech Coloproctol 9(2):156–158 (Epub 2005 Jul 8)

Watanabe M, Murakami M, Ozawa Y, Uchida M, Yamazaki K, Fujimori A, Otsuka K, Aoki T (2015) The modified Altemeier procedure for a loop colostomy prolapse. Surg Today 45(11):1463–4166

Youssef F, Arbash G, Puligandla PS, Baird RJ (2017) Loop versus divided colostomy for the management of anorectal malformations: a systematic review and meta-analysis. J Pediatr Surg 52(5):783–790

10

Komplikationen der peristomalen Haut

Daniela Pacini und Igors Iesalnieks

© Springer-Verlag GmbH Deutschland, ein Teil von Springer Nature 2020
I. Iesalnieks (Hrsg.), *Chirurgie des intestinalen Stomas*, https://doi.org/10.1007/978-3-662-59123-9_11

11.1 Einleitung

Die Komplikationen der peristomalen Haut gehören mit 15–65 % zu den häufigsten Stomakomplikationen (Bosio et al. 2007; Lyon

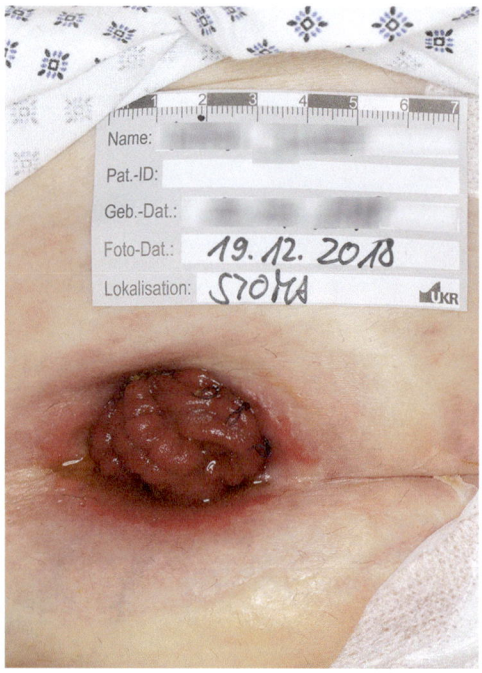

◻ Abb. 11.1 Peristomale Kontaktdermatitis bei Undichtigkeit der Versorgung. (Foto von D. Pacini)

et al. 2000). Eine technisch mangelhafte Stomaanlage stellt die Hauptursache der peristomalen Hautprobleme dar. Vor allem Anlagen in den Körperfalten, Anlagen auf oder unter dem Hautniveau und spannungsbedingte Retraktionen (◻ Abb. 11.1) führen gehäuft zu Undichtigkeiten der Stomaversorgung und sekundärer Dermatitis. Diabetes, Adipositas, Anlage im Notfall sind weitere Faktoren, welche die Entwicklung peristomaler Hautprobleme begünstigen. Diese lassen sich teilweise durch Stomapflege kompensieren, können jedoch auch zu Revisionsoperationen führen. Die peristomale Haut kann zudem zum Schauplatz einer dermatologischen Grunderkrankung werden, z. B. Psoriasis oder bullöses Pemphigoid (◻ Abb. 11.2). Auch Karzinome und Metastasen am Stomarand werden regelmäßig berichtet (◻ Abb. 11.3).

> ❯ Lassen sich die peristomalen Hautläsionen nicht eindeutig einordnen und persistieren trotz unproblematischer Stomaversorgung, so sollte eine Biopsie durchgeführt werden.

Patienten mit M. Crohn neigen verstärkt zu peristomalen Hautmanifestationen (s. ▶ Kap. 13).

In diesem Kapitel sollten vor allem die Hautkomplikationen besprochen werden, die auch bei einer korrekten Stomaanlage

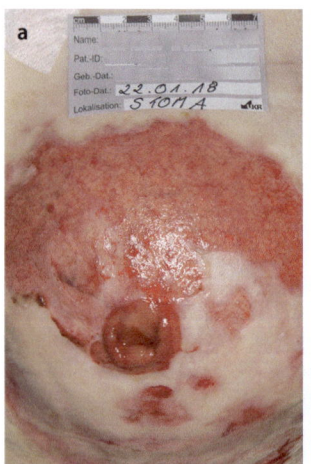
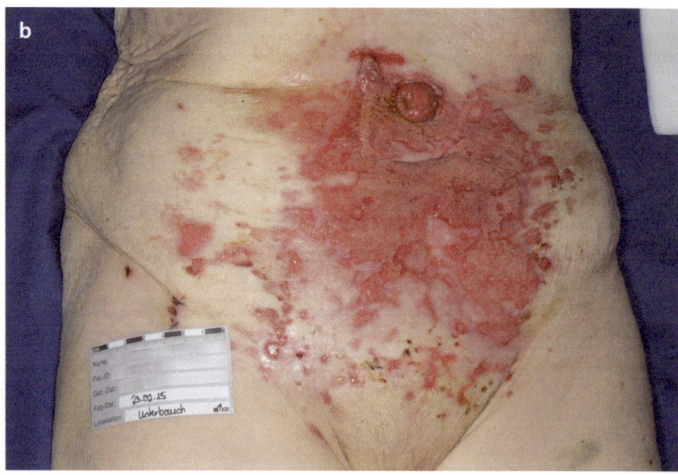

◻ Abb. 11.2   a–b Bullöses Pemphigoid der peristomalen Haut. (Foto von D. Pacini)

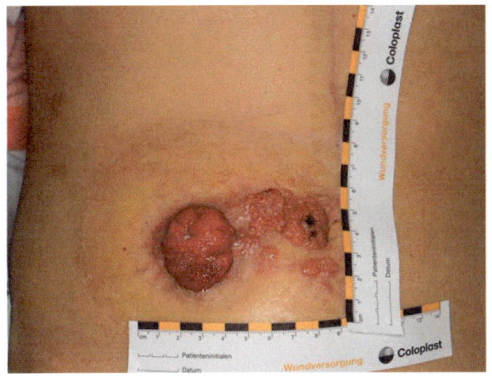

Abb. 11.3   Metastasen eines kolorektalen Karzinoms an der peristomalen Haut. (Foto von D. Pacini)

und Pflege vorkommen: peristomale Kontaktdermatitis, peristomale Kontaktallergie, peristomale Hautinfektionen, peristomale Hypergranulationen, Pyoderma gangraenosum und peristomale Ulzera.

11.2   Peristomale Kontaktdermatitis

Die Kontaktdermatitis stellt die mit Abstand häufigste Hautkomplikation bei Stomapatienten dar und wird vor allem durch Unterwanderung der Basisplatte verursacht (■ Abb. 11.1). Patienten klagen über Brennen, Schmerzen, Rötung und Undichtigkeit der Basisplatte. Die Dermatitis verschlechtert die Haftung der Basisplatte

und verstärkt die Neigung zur Undichtigkeit, was wiederum die Dermatitis verstärkt. Binnen weniger Tagen entsteht ein Teufelskreis.

> **Praxistipp**
>
> Die durch Unterwanderung verursachte Dermatitis breitet sich meist nach kaudal aus und erfasst immer die unmittelbare peristomale Haut.

Das Schrumpfen (Abschwellen) des Stomas postoperativ wird manchmal von Patienten oder versorgenden Pflegekräften übersehen. Das Ausschneiden einer konstant weiten Öffnung in der Basisplatte exponiert die peristomale Haut dem Stomainhalt – eine vermeidbare Komplikation, die überraschend oft vorkommt (■ Abb. 11.4). Ähnliches passiert gehäuft bei Patienten mit Stomaprolaps. Sie schneiden die Basisplatte weiter aus, um sie über den prolabierenden Darm anbringen zu können. Die peristomale Haut wird jedoch dabei nicht vollständig bedeckt.

11.3   Peristomale Kontaktallergie

Die Kontaktallergie tritt mit 0,5–4,7 % der peristomalen Hautkomplikationen relativ selten auf (Herlufsen et al. 2006). Alle Materialien,

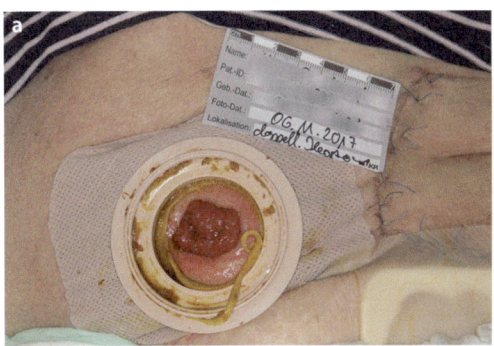

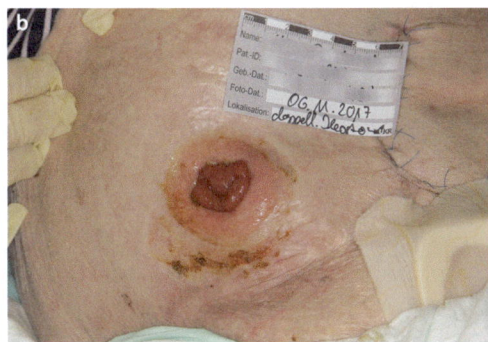

Abb. 11.4   a–b Zu weit ausgeschnittene Basisplatte mit konsekutiver peristomaler Kontaktdermatitis. (Foto von D. Pacini)

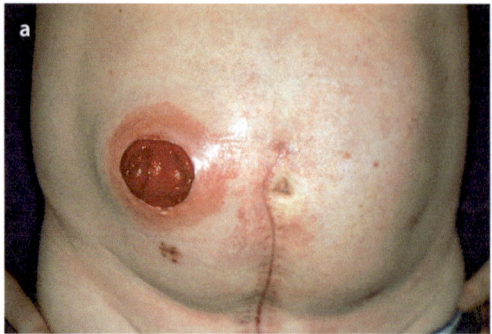 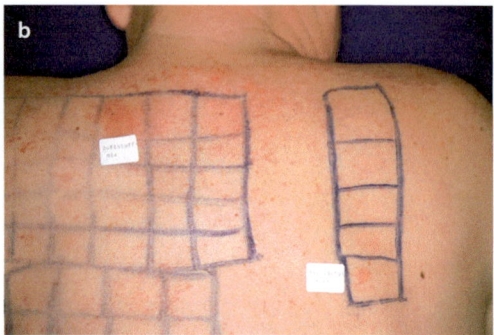

◻ **Abb. 11.5   a–b** Hauttest bei vermuteter peristomaler Kontaktallergie. Kleine Teile von den zahlreichen Stomaprodukten werden auf dem Rücken aufgetragen. Patient im Bild reagierte allergisch auf „Duftstoffmix" und auf das Reinigungstuch. (Foto von D. Pacini)

11

die in der Stomapflege verwendet werden, können zur Kontaktallergie führen – Basisplatte, Pasten, Lösungen, die zum Entfernen der Klebstoffe an der Haut verwendet werden, Aromastoffe in den Stomaprodukten, adhäsive Materialien, die zur Abdichtung der Basisplatte verwendet werden (Cressey et al. 2017). Klinisch ist die Kontaktallergie der Kontaktdermatitis sehr ähnlich: Die Patienten klagen über Brennen, Juckreiz, Schmerzen und Rötung im Bereich der Basisplatte und ggf. zunehmende Undichtigkeit. Erosionen, Ulzerationen und Bläschenbildung können in seltenen Fällen auftreten. Je nach allergenem Produkt entspricht das betroffene Areal streng den Grenzen der Anwendung.

oder Abdomen applizieren. Die Applikationsstelle wird dann beim Wechsel nach 3 Tagen und am Ende der Wochen beurteilt und noch mal 2 und 4 Tage nach Entfernen (◻ Abb. 11.5).

Die adhäsiven Pasten und ähnliche Produkte (z. B. „Cavilon"), doch auch die Produkte zur Entfernung der Versorgung, sind die häufigsten verursachenden Allergene, seltener sind die Basisplatten der Auslöser. Die Behandlung der Kontaktdermatitis besteht aus Produktwechsel und ggf. lokaler Steroidapplikation oder oraler Antihistaminika.

> **Praxistipp**
>
> Kommt ein Produkt der Stomapflege als Allergen infrage, so kann ein Teil davon z. B. auf dem Rücken des Patienten für eine Woche aufgeklebt oder aufgetragen werden und mit einer Schutzfolie zugedeckt werden. Die Prozedur wird alle 3 Tage wiederholt, um eine gewöhnliche Stomaversorgung zu imitieren. Wenn der Patient nicht so oft den Stomatherapeuten/in besuchen kann, kann er das Produkt auch selbst z. B. am Unterarm

11.4   Hautinfektionen

Die häufigsten Infektionen der peristomalen Haut werden durch Mykosen sowie Streptokokken und Staphylokokken verursacht. Im Gegensatz zu peristomaler Kontaktdermatitis liegt keine Unterwanderung vor, d. h. die unmittelbar peristomale Haut ist nicht zwangsläufig betroffen, die Ausbreitung verläuft nicht streng nach kaudal und an der Basisplatte sind keine Zeichen der Unterwanderung zu erkennen. Zur Diagnostik ist ein Hautabstrich sinnvoll. Bei peristomalen

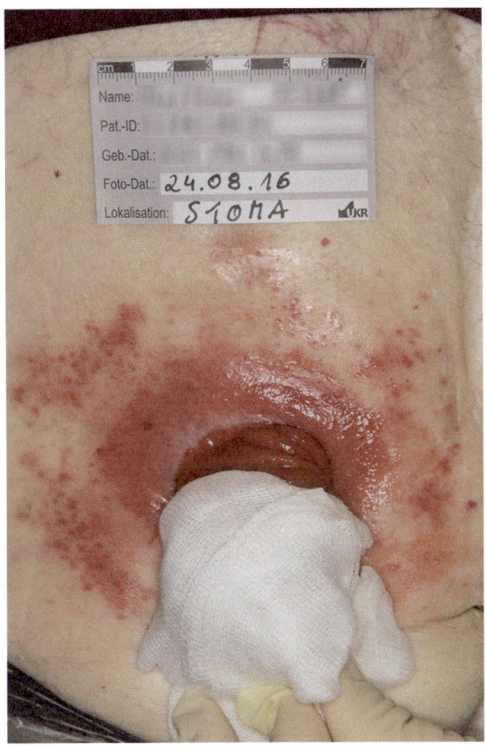

■ **Abb. 11.6**   Peristomale Mykose – in diesem Fall bei gleichzeitiger peristomalen Kontaktdermatitis wegen Undichtigkeit der Versorgung. (Foto von D. Pacini)

Mykosen (■ Abb. 11.6) werden die Patienten mit wässrigen Antimykotikalösungen (z. B. Ciclopirox) behandelt, welche die Haftung der Basisplatte nicht beeinflussen. Die peristomalen Streptokokken- oder Staphylokokkeninfektionen müssen meist antibiotisch behandelt werden.

11.5 Hypergranulationen (Granulationspolypen)

Die Hypergranulationen (in Deutschland meist „Granulationspolypen" genannt), stellen ein häufiges benignes Phänomen dar, das auch z. B. bei perkutanen Gastrostomien, Tracheotomien und allen anderen Stomaformen anzutreffen ist (■ Abb. 11.7). Dabei kommt es am Stomarand zur Bildung von polypoiden

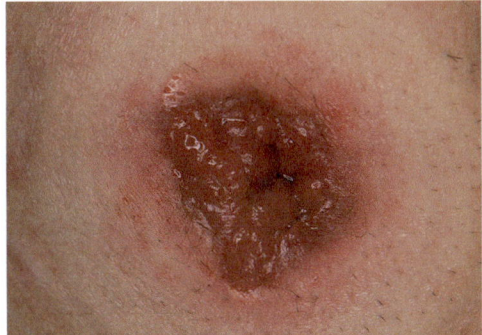

■ **Abb. 11.7**   Peristomale Hypergranulationen am endständigen Ileostoma beim Patienten mit M. Crohn. (Foto von D. Pacini)

überschießenden Granulationen, wobei die „Polypen" meist wenige Millimeter groß sind und dicht aneinander liegen. Die Hypergranulationen verursachen Juckreiz, seltener Schmerz, bluten rezidivierend und erschweren unter Umständen auch die Stomaversorgung. Die Ätiologie ist nicht klar. Vermutlich spielen die Feuchtigkeit, die mechanische Reizung und individuelle Prädisposition eine Rolle. Solange die Hypergranulationen asymptomatisch sind und die Versorgung des Stomas nicht beeinflussen, müssen sie nicht behandelt werden. Symptomatische Läsionen sollten behandelt werden, allerdings existiert keine gut etablierte Therapiemethode. Es werden lokale Applikationen von Silbernitrat, lokale Antibiotika und Steroide, Laserablation und Kryotherapie empfohlen. In schwersten Fällen muss das Stoma neu angelegt werden, wobei das Risiko der Bildung von Hypergranulationen am neuen Stoma wieder erhöht ist. Eine chirurgische Resektion der Hypergranulationen verbessert den Zustand meist lediglich für eine kurze Zeit.

11.6 Pyoderma gangraenosum

Das peristomale Pyoderma gangraenosum (■ Abb. 11.8 und 11.9) tritt vor allem bei Patienten mit chronischen entzündlichen Darmerkrankungen M. Crohn und Colitis ulcerosa

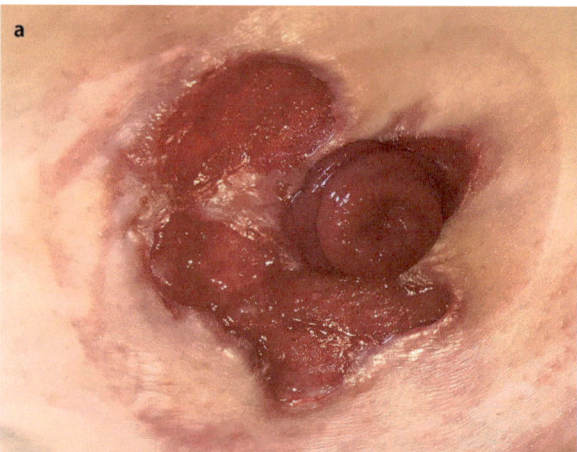
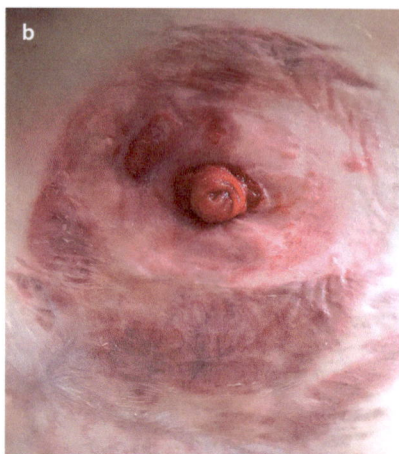

□ Abb. 11.8   a–b Pyoderma gangraenosum bei Patientin mit Ileostoma bei M. Crohn. **a** – Schnell progrediente Ulzera 3–4 Wochen nach Stomaanlage. **b** – Das Pyoderma befindet sich unter Therapie mit Ustekinumab und Steroiden bereits in der Abheilungsphase. (Foto von I. Iesalnieks)

11

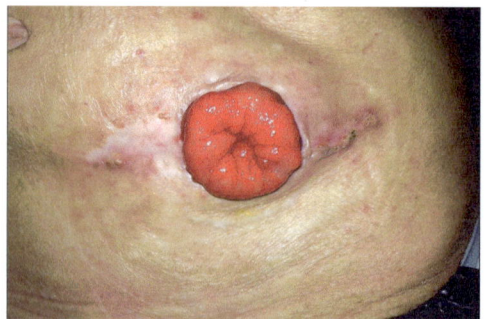

□ Abb. 11.9   Unter Ustekinumab abgeheiltes Pyoderma gangraenosum am Kolostoma bei Patientin mit M. Crohn. (Foto von I. Iesalieks)

auf, kann jedoch auch bei anderen rheumatischen Erkrankungen und selten (<1 %) ohne Grunderkrankung auftreten (Lyon et al. 2000). Das Pyoderma gangraenosum auf dem Boden einer Grunderkrankung hat einen benigneren Verlauf als ein idiopathisches Pyoderma.

Solitäre oder multiple, sehr schmerzhafte Ulzera der Haut sind charakteristisch für das Pyoderma gangraenosum. Histologisch ist eine Akkumulation von Neutrophilen in der Haut typisch, wobei die Histologie an sich nicht pathognomonisch ist. Die Diagnose sollte klinisch und differenzialdiagnostisch gestellt werden, die Histologie dient der

Abgrenzung von anderen Erkrankungen. Unbehandelt sind die Ulzera rasch progredient. Sie haben einen lividen unterminierten Rand, der von einem erythematösen Saum umgeben ist. Der livide verfärbte Hautrand wird meistens binnen der nächsten 1–2 Tage nekrotisch, sodass sich das Ulkus zentrifugal weiter vergrößert. Außer der sehr starken Schmerzen am Stoma berichten die Patienten auch über allgemeines Krankheitsgefühl und ggf. Fieber. Die Diagnose kann anhand klinischer Kriterien gestellt werden (□ Tab. 11.1).

Es muss allen Beteiligten schnell klar sein, dass es sich bei dem Pyoderma nicht um einen „pflegerischen Fehler" handelt, sondern um eine schwere inflammatorische Erkrankung, die als solche oft unter stationären Bedingungen behandelt werden muss. Es wird empfohlen, bei der Stomaversorgung eine plane Basisplatte zu verwenden, um Druck auf die Läsionen zu vermeiden.

❶ Jegliches chirurgisches Debridement ist strengstens untersagt, weil dies noch weiter zu Exazerbationen führt und äußerst (!) schmerzhaft ist.

Die Therapie ist fast immer systemisch. Grundsätzlich wird beim Pyoderma empfohlen, die Behandlung mit hochdosierten

◻ Tab. 11.1 Diagnostische Kriterien des Pyoderma gangraenosum (Su et al. 2004). Die Diagnose wird gestellt, wenn beide Major-Kriterien und mindestens eines der Minor-Kriterien erfüllt sind

Major-Kriterien

– Schnell progrediente schmerzhafte nekrotische Hautulzera mit einem unterminierten lividen Rand

– Andere Ursachen[a] der Ulzeration sind ausgeschlossen

Minor-Kriterien

– Pathergy (Ulkusbildung an der Stelle kutaner Verletzungen)

– Kribriforme Vernarbung

– Entzündliche Grunderkrankung

– Suggestive Histologie (Neutrophile Hautentzündung)

– Die Läsionen sprechen auf eine Steroidtherapie an

[a]– Infektionen, Malignität, Vaskulitiden, periphere arterielle Verschlusskrankheit und venöse Insuffizienz, autoimmune Hauterkrankungen, Necrobiosis lipoidica

Steroiden zu beginnen, wobei die Ansprechrate bei >80 % liegt. Ciclosporin A und Tacrolimus werden als *second-line*-Therapie empfohlen. Bei CED-Patienten scheint die biologische Therapie effektiver zu sein als Steroide und Calcineurininhibitoren (s. ▸ Kap. 13).

11.7 Peristomale Ulzera

Peristomale Ulzera treten gehäuft bei Patienten mit chronischen entzündlichen Darmerkrankungen auf und werden als deren kutane Manifestation gesehen. Die wichtigsten klinischen Unterschiede zu Pyoderma gangraenosum sind: keine stetige Progredienz, keine livide Verfärbung des Ulkusrandes, nicht so stark ausgeprägte Schmerzen, keine Allgemeinsymptomatik, kein Ansprechen auf Steroide. Auch erreichen die „einfache" Ulzerationen nicht das subkutane Fettgewebe (◻ Abb. 11.10). Die Ulzera können mit Steroidlösungen oder Tacrolimus lokal behandelt werden.

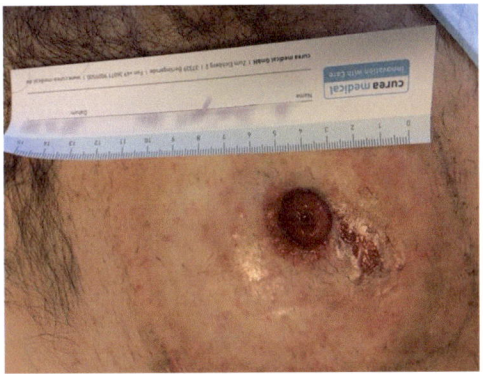

◻ Abb. 11.10 Peristomales Ulkus ohne Pyoderma gangraenosum bei Patienten mit M. Crohn. Es fehlt der livide Rand, das Ulkus ist nicht tief, nicht schmerzhaft und spricht nicht auf eine antiinflammatorische Therapie an. (Foto von I. Iesalnieks)

11.8 Peristomale Schleimhautdeposite (Mucosal implants)

Eine seltene Komplikation der peristomalen Haut sind die sog. Mukosaimplantate

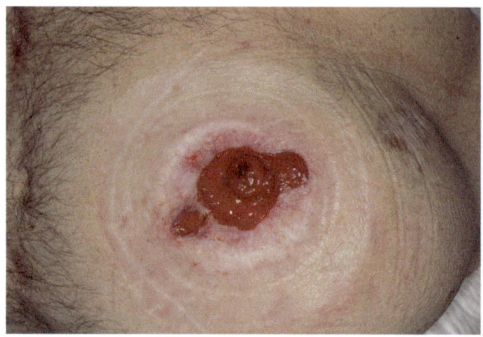

Abb. 11.11 Peristomales Schleimhautdeposit (bei 2:00 Uhr) beim Patienten mit Ileostoma. (Foto von D. Pacini)

(Abb. 11.11). Dabei bilden sich wenige Millimeter bis Zentimeter große Schleimhautareale in der peristomalen Haut, die klinisch von Ulzera schwer zu unterscheiden sind. Die Histologie ist diagnostisch. Deren Genese ist unklar, es wird jedoch vermutet, dass das Phänomen durch die Verschleppung der Schleimhautzellen bei transkutaner Nahtführung verursacht wird (Strong

2016). In Einzelfällen kann eine Exzision oder gar Stomaneuanlage erforderlich werden.

Literatur

Bosio G, Pisani F, Lucibello L, Fonti A, Scrocca A, Morandell C, Anselmi L, Antonini M, Militello G, Mastronicola D, Gasperini S (2007) A proposal for classifying peristomal skin disorders: results of a multicenter observational study. Ostomy Wound Manag 53(9):38–43

Cressey BD, Belum VR, Scheinman P, Silvestri D, McEntee N (2017) Stoma care products represent a common and previously underreported source of peristomal contact dermatitis. Contact Dermatitis 76(1):27–33

Herlufsen P, Olsen AG, Carlsen B et al (2006) Study of peristomal skin disorders in patients with permanent stomas. British Journal of nursing. 15:854–862

Lyon CC, Smith AJ, Griffiths CE, Beck MH (2000) The spectrum of skin disorders in abdominal stoma patients. Br J Dermatol 143(6):1248–1260

Strong SA (2016) The difficult stoma: challenges and strategies. Clin Colon Rectal Surg 29(2):152–159

Su WP, Davis MD, Weenig RH et al (2004) Pyoderma gangrenosum: clinicopathologic correlation and proposed diagnostic criteria. Int J Dermatol 43(11):790–800

11

Stomachirurgie bei Patienten mit kolorektalen Karzinomen

Sebastian Wolf und Matthias Anthuber

© Springer-Verlag GmbH Deutschland, ein Teil von Springer Nature 2020
I. Iesalnieks (Hrsg.), *Chirurgie des intestinalen Stomas*, https://doi.org/10.1007/978-3-662-59123-9_12

Mit über 75 % aller Stomaanlagen werden die meisten Stomata bei Patienten mit kolorektalen Karzinomen angelegt (Law 2004; Rondelli 2009). Im folgenden Kapitel soll auf die Indikationsstellung und die Besonderheiten der Stomaanlage in diesem Zusammenhang eingegangen werden. Anschließend werden die unterschiedlichen Zeitpunkte und Voraussetzungen für eine sichere Rückverlagerung erörtert. Es sollen zudem Entscheidungshilfen für die Anlage eines Stomas bei Ileus gegeben werden. Abschließend werden die Auswirkungen der verschiedenen chirurgischen Resektionsvarianten beim tiefen Rektumkarzinom auf die Lebensqualität näher erläutert.

12.1 Protektives Stoma bei kolorektalen Anastomosen

Die häufigsten Formen der Enterostomie bei Patienten mit kolorektalen Karzinomen stellen die temporären doppelläufigen Stomata zum Schutz einer distalen kolorektalen oder koloanalen Anastomose bei radikaler Operation des Rektumkarzinoms mit PME („partielle mesorektale Exzision") oder TME („totale mesorektale Exzision") dar. Das Ziel dieser Maßnahme ist die Prophylaxe der unter Umständen fatalen Auswirkungen der gefürchtetsten Komplikationen nach Anlage einer kolorektalen Anastomose (Peritonitis, Sepsis), der Anastomoseninsuffizienz. Insuffizienzen können innerhalb von Stunden über eine Peritonitis zur Sepsis führen, welche eine notfallmäßige Reoperation nötig macht und zum Verlust der Anastomose und zur Anlage eines permanenten Stomas führen kann. Eine Anastomoseninsuffizienz führt durch eine Steigerung der postoperativen Letalität auf bis zu 22 % zu einem verminderten Langzeitüberleben wie auch zu einer erhöhten Tumorrezidivrate. Diese ist vermutlich durch einen Stimulationsreiz auf verbliebene Tumorzellen aufgrund der ausgeprägten lokalen Entzündungsreaktion (Ondrula 1992; Mirnezami 2011) bedingt.

Die Inzidenz der Anastomoseninsuffizienz nach kolorektaler Chirurgie wird in der Literatur aufgrund der unterschiedlichen Definitionen mit einer Varianz von 1–25 % angegeben (Paun 2010). Gut belegt ist der Zusammenhang zwischen der Tiefe einer Anastomose und der Häufigkeit einer Insuffizienz. Es wurde gezeigt, dass Anastomosen, die weniger als 10 cm vom Anus entfernt sind, eine steigende Insuffizienzrate aufweisen, je näher sie am Anus liegen (Odds Ratio = 5.4 für Anastomosen 5 cm ab ano, OR = 3.6 für Anastomosen 7 cm ab ano und OR = 2.0 für Anastomosen 10 cm ab ano) (Rullier 1998; Bertelsen 2010). Als zusätzliche Risikofaktoren für eine Anastomoseninsuffizienz gelten zudem ein schlechter Ernährungszustand und präoperativer Gewichtsverlust, höheres Alter, männliches Geschlecht, Steroiddauertherapie, präoperative Radiochemotherapie, schwere kardiovaskuläre Vorerkrankungen, Anämie sowie Störungen im Wasser- und Elektrolythaushalt (Kang 2013).

Eine adäquate Vorbereitung der Patienten mit Abführmaßnahmen und ggf. Reinigung des Dickdarmes vor elektiven Operationen kann in Kombination mit der Anlage eines protektiven Stomas vor den fatalen Folgen einer Anastomoseninsuffizienz schützen. Auch wenn unterschiedliche Meinungen bestehen, ob ein Deviationsstoma tatsächlich die Insuffizienzrate senkt, so ist doch unstrittig, dass ein vorhandenes Stoma, sollte eine Insuffizienz auftreten, die Ausprägung der lokalen und systemischen Entzündungsreaktion und somit auch die Morbidität deutlich verringert (Matthiessen 2004; Matthiessen 2007). Eine prospektiv randomisierte Studie an der Universität Heidelberg, welche Patienten mit oder ohne protektives Ileostoma im Rahmen einer tiefen anterioren Rektumresektion einschloss, musste wegen signifikant erhöhter klinischer Anastomoseninsuffizienzrate bei Patienten ohne Ileostoma (37 % vs. 5 %!) bereits nach Einschluss von nur 34 Patienten abgebrochen werden (Ulrich 2009).

Auch wenn die Anlage eines Stomas aus chirurgischer Sicht eine technisch eher einfache Prozedur ist, muss diese sorgfältig durchgeführt werden, da ansonsten Stomakomplikationen drohen und somit die Lebensqualität der Patienten signifikant eingeschränkt wird. Unstrittig ist, dass ein protektives Stoma vor allem bei Patienten mit tiefer kolorektaler Anastomose (<10 cm ab ano), koloanaler oder schwieriger Anastomosenanlage sowie bei Patienten in schlechtem Ernährungszustand angelegt werden sollte (Hanna 2015). Bei Tumorresektionen weiter proximal, bspw. bei der Sigmaresektion oder der Hemikolektomie rechts oder links, wird in der Regel bei Fehlen von oben genannten Risikofaktoren auf die Anlage eines Stomas verzichtet. Hier beschränkt sich die Stomaanlage auf die Beherrschung einer Notfallsituation bei Ileus, Perforation oder schlechtem Allgemeinzustand des Patienten. Zudem kann ein Stoma in der palliativen Situation bei z. B. fortgeschrittener hepatischer Metastasierung sinnvoll sein, um durch Vermeidung von potenziellen Problemen an einer Anastomose den Patienten möglichst zügig einer Chemotherapie zuführen zu können.

Als protektives Stoma sind sowohl das Kolostoma als auch das Ileostoma nahezu gleichwertig. In Hinblick auf einen Stomaprolaps hat das Ileostoma ein deutlich niedrigeres Risiko (2,3 % vs. 15,9 %). Auch weist das Ileostoma eine reduzierte Rate an Wundinfektionen und Narbenhernien nach Stomaverschluss auf. Allerdings besteht bei Ileostomapatienten ein signifikant erhöhtes Risiko der Dehydratation (9 % vs. 0 %) und der Hautirritationen. Auch tritt der postoperative Ileus nach Stomarückverlagerung (4,6 % vs. 2 %) bei Patienten mit Ileostoma häufiger auf. In Hinblick auf die Letalität, parastomale Hernien, Reoperationsraten, Anastomoseninsuffizienzen und Komplikationsraten nach Stomaverschluss scheint kein signifikanter Unterschied zwischen den beiden Stomavarianten zu bestehen. Für viele Patienten ist das Ileostoma kosmetisch günstiger als das im Oberbauch angelegte Kolostoma (Tilney 2007; Rondelli 2009). Auch wenn die aktuelle Studienlage bisher keine eindeutige Empfehlung zu einer

der beiden Stomavarianten liefert, so stellt in der Regel in der kurativen Situation die Anlage eines doppelläufigen Ileostomas wegen der insgesamt geringeren Komplikationsraten die Methode der Wahl dar. Allerdings kann das Kolostoma vor allem bei älteren Patienten mit Einschränkung der Nierenfunktion und mangelnder Compliance zur Vermeidung einer Dehydratation die bessere Option sein.

12.2 Stomaanlage bei Anastomosenkomplikationen

Sollte bei Patienten mit primären Anastomosen ohne Stomaanlage im postoperativen Verlauf eine Anastomoseninsuffizienz auftreten, wird in der Regel im Rahmen einer Revisionsoperation ein Stoma angelegt (Montedori 2010; Gu 2015). Handelt es sich um eine kleine Insuffizienz ohne ausgeprägte Peritonitis, so kann in ausgewählten Fällen die Anastomose erhalten, die Anastomosenregion drainiert, das Abdomen gespült und nur ein Deviationsstoma im Dickdarm oder Dünndarm angelegt werden. Ggf. kann über einen kleinen queren Oberbauchschnitt die Anlage eines doppelläufigen Transversostomas vorgenommen werden. Dieses Vorgehen ist vor allem bei primär laparoskopischer Operation von Vorteil, da eine mediane Laparotomie und größere abdominelle Revision vermieden werden können. Sollte es sich um eine fortgeschrittene Insuffizienz mit diffuser eitriger oder stuhliger Peritonitis handeln, ist die Resektion der Anastomose und die Anlage eines endständigen Stomas meist die einzig sinnvolle chirurgische Variante. Nur so kann einer sich entwickelnden Sepsis effektiv entgegengewirkt werden.

12.3 Palliative Stomaanlage

Palliative Stomaanlagen erfolgen vor allem im Falle eines drohenden oder bereits bestehenden Ileus bei stenosierenden Karzinomen oder Peritonealkarzinose. Das angelegte Stoma sollte, um zu hohe Flüssigkeitsverluste und Malnutrition zu vermeiden, so knapp wie möglich proximal der Stenose angelegt werden. Bevorzugt werden doppelläufige Stomata angelegt, die den Vorteil haben, dass auch eine Entlastung des distalen Darmanteils zum stenosierenden Tumors hin gewährleistet ist (Costi 2014). Dieses Paradigma wurde allerdings in einer 2018 in Schweden publizierten retrospektiven Studie infrage gestellt. In diese Analyse wurden 289 Patienten mit stenosierendem Karzinom des Kolorektums eingeschlossen. Jeweils ungefähr die Hälfte der Patienten hatte ein endständiges oder ein doppelläufiges Kolostoma erhalten. Es zeigte sich, dass Patienten in beiden Gruppen ein gleiches Überleben aufwiesen, die Komplikationsrate am Stoma war jedoch bei Patienten mit doppelläufigen Kolostomata wesentlich höher (Correa-Marinez 2018).

Bei fortgeschrittenem Tumor im Colon ascendens kann eine Kombination aus Kolo- und Ileostoma (sogenanntes Split-Stoma nach palliativer Resektion) dem alleinigen doppelläufigen Ileostoma überlegen sein. Ein alleiniges Ileostoma kann in diesen Fällen eine suffiziente Entlastung des Kolons durch die bestehende Ileozökalklappe nicht immer gewährleisten. Sollte ein irresektabler Tumor im proximalen Kolon gelegen sein, kann auch über die Anlage eines interenterischen Bypasses zur Überbrückung der Engstelle nachgedacht werden. Die Anlage eines Stomas scheint dem interenterischen Bypass bei etwas schlechterem Langzeitüberleben (5,3 versus 6,5 Monate) hinsichtlich Morbidität und Letalität ebenbürtig zu sein (Englert 2012). Die Studienlage ist allerdings nicht ausreichend, um eine definitive Aussage zur Überlegenheit eines der beiden Verfahren zu geben. Als Alternative zur Stomaanlage bei malignem Kolonileus wird in den letzten Jahren vor allem in großen Zentren die endoskopische Stenteinlage (s. u.) mit sehr guten Ergebnissen für die Lebensqualität und die Morbidität durchgeführt.

12.4　Virtuelles („ghost"-) Stoma

Als Sonderform ist das sogenannte „virtuelle Stoma" (ghost-Stoma) erwähnenswert. Hierbei wird nach Anlage einer tiefen Anastomose anstelle eines protektiven Ileostomas das letzte Ileumsegment über einen Gummizügel an der Bauchdecke fixiert und der Zügel über das Hautniveau nach extern geführt (◘ Abb. 12.1). Hierdurch besteht bei Verdacht oder Nachweis einer Anastomoseninsuffizienz die Möglichkeit, ohne Durchführung einer medianen Laparotomie dem Patienten durch einen vergleichsweise kleinen lokalen Eingriff ein Ileostoma anzulegen. Bei einigen Patienten können hierdurch ein „reales" Stoma vermieden und bei nachgewiesener Anastomoseninsuffizienz die Morbidität und die Dauer des Krankenhausaufenthaltes verringert werden (Mari 2015). Nach unkompliziertem postoperativem Verlauf kann der Zügel nach Kontrolle der Anastomose am 10. postoperativen Tag ohne erneuten chirurgischen Eingriff gezogen werden. Das virtuelle Stoma selbst scheint nicht – zumindest in den vorliegenden Studien mit aber noch geringer Fallzahl – mit relevanten Komplikationen vergesellschaftet zu sein. Die Umwandlung eines virtuellen Stomas in ein doppelläufiges Ileostoma kann nach aktueller Studienlage nahezu immer über den beschriebenen lokalen Eingriff ohne Durchführung einer Laparotomie erfolgen. Bei ausgeprägter Peritonitis kann aber eine Laparotomie zur Exploration des Bauchraumes mit ausgiebiger Spülung nötig sein (Gulla 2011; Mori 2013; Mari 2015).

Zweifelsfrei benötigen Patienten mit marginaler, tiefer Anastomose und bestehenden Risikofaktoren ein protektives Stoma. Patienten ohne Komorbidität mit Anastomosen, die nicht im tiefen anorektalen Bereich liegen, benötigen dagegen kein Stoma. Die Anlage eines virtuellen Stomas könnte daher vor allem für die Patienten eine Option sein, die zu keiner dieser Gruppen gehören. Das könnte für die entsprechend gut

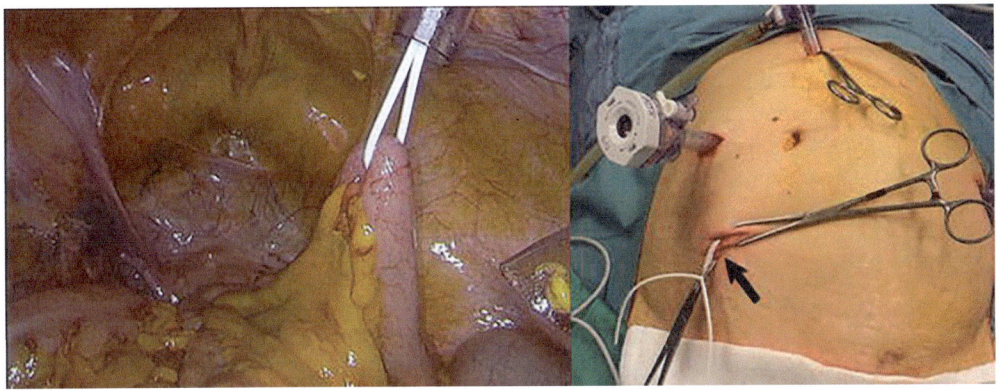

Virtuelles Stoma – intraabdomineller Situs sowie Ansicht der Bauchdecke am Ende der Operation. Der Gummizügel, welcher das terminale Ileumsegment an der Bauchdecke fixiert, wird hierbei über die Trokareinstichstelle im rechten Unterbauch ausgeleitet. (Aus Mari et al. 2015)

selektionierten Patienten bei erhöhter Sicherheit ein Mehr an Lebensqualität bedeuten. Dieses Vorgehen hat allerdings bisher noch keinen breiten Einzug in die chirurgische Praxis gefunden (Miccini 2010; Mari 2015).

> ❯ Kommt es jedoch zur Anastomosen-
> insuffizienz und muss deshalb das
> *ghost*-Ileostoma in ein reales Ileostoma
> umgewandelt werden, so muss der
> abführende Schenkel intraoperativ über
> die Anastomose hinaus und mittels
> gleichzeitiger Rektoskopie vorsichtig
> gespült werden (sog. *on-table lavage*).
> Nur so kann der sich noch im Dickdarm
> befindliche Stuhl, der ansonsten über
> Wochen die Insuffizienz unterhält,
> entfernt werden.

12.5 Zeitpunkt der Rückverlagerung und die präoperative Diagnostik

Obwohl der optimale Zeitpunkt für die Rückverlagerung eines protektiven Stomas von einer Vielzahl von Faktoren abhängt, wird hierfür, bei unkompliziertem postoperativen Verlauf, überwiegend ein Zeitraum von 6–12 Wochen nach initialer Operation empfohlen. Normalerweise erlaubt diese Zeitspanne den Patienten eine ausreichende Genesung nach der primären Resektion. Außerdem kann eine evtl. nötige adjuvante Therapie abgeschlossen werden. Zudem nehmen innerhalb dieser Zeitspanne intraabdominelle Adhäsionen und Entzündungsprozesse ab und erleichtern somit die Stomarückverlagerung (Daluvoy 2008; Chow 2009). Allerdings muss hier erwähnt werden, dass viele Patienten es aufgrund einer verzögerten Rekonvaleszenz nicht schaffen, die Chemotherapie in diesem kurzen Zeitraum abzuschließen. In dieser Situation kann ggf. eine Rückverlagerung zwischen 2 Chemotherapiezyklen gut durchgeführt werden.

12.5.1 Frühzeitige Ileostomarückverlagerung

Studien mit geringer Fallzahl konnten zeigen, dass eine Rückverlagerung ohne erhöhte oder sogar verminderte Morbidität nach Überprüfung der primären Anastomosenheilung schon 8–14 Tage nach Primäroperation möglich ist. Das Risiko einer Insuffizienz der kolorektalen Anastomose unterscheidet sich nicht signifikant zwischen einer frühen und späten Rückverlagerung. Die Rate an permanenten Stomata ist bei Patienten mit einer frühen Rückverlagerung allerdings deutlich niedriger und diese Patienten sind im Verlauf auch länger stomafrei (Bakx 2003; Alves 2008; Danielsen 2017; Farag 2017). Die Lebensqualität der Patienten scheint im Langzeitverlauf jedoch nicht signifikant unterschiedlich zu sein (Park 2018). Dieses Vorgehen hat in Deutschland bisher noch keine weite Verbreitung gefunden, was unter Umständen mit der Finanzierung über Fallpauschalen zu tun hat.

Faktoren, die zu einer Verzögerung der Stomarückverlagerung führen können, sind folgende: 1) fortgeschrittenes Alter, 2) die Notwendigkeit für eine Anschlusstherapie (Chemo- oder Radiochemotherapie), 3) Stoma- und chirurgische Komplikationen und 4) Art des Stomas (Taylor 2012). Mitunter aus diesen Gründen werden ca. 20 % der primär als temporär angelegten Stomata – unabhängig ob Ileo- oder Kolostoma – nicht zurückverlagert. Die meisten Stomata, welche innerhalb des ersten Jahres nach Anlage nicht rückverlagert werden, verbleiben als permanente Stomata (den Dulk 2007). Daher sollte in der klinischen Praxis auf eine möglichst zeitnahe Rückverlagerung geachtet werden.

Vor der Durchführung einer Stomarückverlagerung steht in jedem Fall die Beurteilung der Dichtigkeit der Anastomose (s. auch ▶ Kap. 7). In einer Arbeit von Wexner et al. zeigt die digital rektale rektale Untersuchung (DRU) durch einen erfahrenen Untersucher eine überraschend hohe Sensitivität von 98,4 % für die Detektion einer Anastomoseninsuffizienz. Diese kann nach unserer Auffassung jedoch die proktoskopische/rektoskopische Beurteilung der Anastomosenregion und den zusätzlichen Kolon-Kontrasteinlauf mit wasserlöslichem Kontrastmittel nicht ersetzen. Es wurde gezeigt, dass der Kolon-Kontrasteinlauf eine hohe Spezifität von 95,4 % bei moderater Sensitivität von 79,9 % aufweist. Da die Befunde der DRU stark mit den Befunden der Kolon-Kontrastuntersuchung korrelieren (96,7 %), kann in Einzelfällen bei eindeutigen und übereinstimmenden Befunden von DRU und Rektoskopie auf diese zusätzliche Untersuchung verzichtet werden (Sherman 2017).

12.5.2 Rückverlagerung eines endständigen Kolostomas

Bei der Rückverlagerung eines endständigen Stomas (Hartmann-Situation) spielen die intraabdominellen Adhäsionen und die damit verbundenen Notwendigkeit zur umfassenden Adhäsiolyse die größte Rolle und Herausforderung im chirurgischen Vorgehen. Der optimale Zeitpunkt zum Wiederanschluss eines endständigen Stomas wurde in einer Vielzahl an Studien untersucht und ist weiterhin nicht sicher geklärt. Auch wenn einige Autoren 3 Monate nach initialer Operation als ausreichend ansehen, ist der günstigste Zeitpunkt wohl 6 Monate oder später (Sherman 2017). In dieser Zeitspanne haben sich die intraabdominellen Verwachsungen weitestgehend zurückgebildet. Auf eine spätere Rückverlagerung als 9 Monate nach initialer Operation sollte allerdings aufgrund erhöhter Anastomoseninsuffizienzraten durch Schrumpfung des Hartmann-Stumpfes und damit schlechteren Bedingungen für den Hartmann-Wiederanschluss verzichtet werden (Keck 1994; Fleming 2009).

12.6 Rückverlagerung während der postoperativen (Radio-) Chemotherapie?

Viele Patienten mit Rektumkarzinom benötigen eine adjuvante Chemo- oder seltener Radiochemotherapie. Dies führt unter Umständen zu Problemen, den optimalen Zeitpunkt für die Stomarückverlagerung festzulegen – vor, während oder nach der Chemotherapie. In einigen Studien wurde gezeigt, dass die Durchführung einer (Radio-)Chemotherapie zu einer signifikanten Verzögerung der Stomarückverlagerung führt (Lordan 2007). Dies kann zum einen durch die fortgeschritteneren Tumorstadien bei diesen Patienten oder die adjuvante Therapie selbst bedingt sein. Eine verzögerte Stomarückverlagerung erhöht wiederum das Risiko für stomaassoziierte Komplikationen wie lokale Hautirritationen und Dermatitis,

Dehydratation und Nierenversagen, parastomale Hernien sowie Stomaprolaps, -retraktion und -stenosierung.

Deshalb wird meistens, auch auf Wunsch des Patienten, ein möglichst früher Zeitpunkt zur Rückverlagerung des doppelläufigen Stomas angestrebt. Ein Stomaverschluss vor einer geplanten adjuvanten Therapie kann jedoch zu einer kritischen Verzögerung der weiteren Tumortherapie führen. In der Regel sollte die adjuvante Therapie nicht später als 6 Wochen nach der chirurgischen Therapie beginnen. Eine Meta-Analyse konnte zeigen, dass ein späterer Beginn der Chemotherapie zu signifikant schlechteren Überlebensraten bei Patienten mit kolorektalen Karzinomen führt (Biagi 2011).

Als Kompromiss wird daher in manchen Fällen, wenn es der Zustand des Patienten zulässt, auch eine Stomarückverlagerung während der Chemotherapie durchgeführt. Bisher gibt es hierzu nur relativ wenige Daten. Retrospektive Analysen bei Patienten mit Rektumkarzinom konnten keinen Unterschied zwischen Rückverlagerung während und nach abgeschlossener Chemotherapie – weder hinsichtlich Komplikationen, noch onkologischen Outcomes – feststellen (Kye 2014; Tulchinsky 2014). Wegen des retrospektiven Charakters und nur geringer Patientenzahl sind die bislang vorliegenden Ergebnisse allerdings noch mit Vorsicht zu betrachten. Eine Rückverlagerung während laufender Chemotherapie ist deshalb Patienten mit eher niedrigem Tumorstadium und hohem Leidensdruck bzw. Stomakomplikationen vorbehalten. Eine Stomarückverlagerung unter laufender Chemotherapie sollte zudem immer in Absprache mit dem behandelnden Onkologen erfolgen.

> **Tipp**
>
> An unserer Klinik wird der Termin des Stomaverschlusses so gewählt, dass 2 Wochen vor und nach der Rückverlagerung keine Chemotherapie verabreicht wird, um negative Effekte auf die Wundheilung zu vermeiden.

Meist erfolgt die Rückverlagerung eines Stomas nach Abschluss der adjuvanten Behandlung. Dies scheint durch eine frühzeitige und vollständige adjuvante Chemotherapie zu einem besseren onkologischen Outcome zu führen, wenn auch die Rate an Stomakomplikationen zunimmt (Zhen 2017). Diese lassen sich allerdings in den meisten Fällen erfolgreich durch eine kompetente Betreuung durch professionelle Stomaberater behandeln.

12.7 Präventive Stomaanlage vor Radiochemotherapie

Bei Patienten mit lokal fortgeschrittenem Rektumkarzinom wird eine leitliniengerechte neoadjuvante Radiochemotherapie zum „Downstaging" des Tumors empfohlen (Bosset 2006). In einzelnen Fällen kann die Anlage eines Deviationsstomas bereits vor Durchführung der neoadjuvanten Therapie in Betracht gezogen werden. Es wird oft befürchtet, dass eine asymptomatische Tumorstenose während einer Radiochemotherapie durch ein vermehrtes Wandödem zu einem manifesten Ileus führen kann. Bei endoskopisch nicht passierbaren Tumorstenosen könnte daher ein Stoma präventiv angelegt werden (Parnaby 2009). An manchen Kliniken in Deutschland wird dieses Vorgehen praktiziert. Es ist allerdings weitgehend unbekannt, wie oft es in der Tat zu einem Ileus während der Radiochemotherapie kommt.

Auch eine mit der (Radio-)Chemotherapie assoziierte Diarrhoe kann vor allem bei Patienten mit bereits bestehender Inkontinenz zur Diskussion für eine Stomaanlage führen (Morton 2006). Auch wenn der Anteil der betroffenen Patienten mit Diarrhoe unter Radiochemotherapie mit knapp über 30 % relativ hoch ist, scheint dies die Gesamtcompliance der Patienten bezüglich der Chemotherapie kaum negativ zu beeinflussen (Bosset 2004). Daher ist eine präventive Stomaanlage bei Diarrhoe und/oder Inkontinenz ebenfalls kritisch zu diskutieren.

Die potenziellen Vorteile einer präventiven Stomaanlage müssen zugleich gegenüber den Risiken und möglichen Komplikationen abgewogen werden, die den Beginn einer neoadjuvanten Therapie wie auch die anschließende chirurgische Therapie verzögern könnten. Auch kann die Lebensqualität durch die präventive Stomaanlage negativ beeinflusst werden. Daher sollte letztendlich nur der etablierte Ileus als harte Indikationen für die Anlage eines Stomas vor Radiochemotherapie gelten (Parnaby 2009). Als Alternative kommt, so die technische Expertise gegeben ist, eine endoskopische Stenteinlage infrage, welche sich jedoch auf Tumoren proximal 5 cm ab ano und Tumorstenosen im linken Hemikolon beschränkt (s. u.).

12.8 Behandlung der chronischen Anastomoseninsuffizienz nach Rektumresektion

Wie bereits beschrieben, stellt die Anastomoseninsuffizienz eine schwerwiegende Komplikation nach Resektion von kolorektalen Karzinomen dar (s. o.). Die Letalitätsraten werden in der Literatur mit 3–22 % angegeben. Zudem führt eine Anstomoseninsuffizienz zu einer erhöhten Rezidivrate (Walker 2004; Law 2007; Blumetti 2014). Daher sind die Erkennung einer insuffizienten Anastomose und eine zeitnahe Therapie auch essenziell für das Langzeitergebnis.

Das Akutmanagement einer Anastomoseninsuffizienz hängt entscheidend von dem Ausmaß der Insuffizienz und damit der lokalen oder bereits generalisierten Entzündungsreaktion ab. Hierbei reicht die Therapie von der chirurgischen Maximalvariante der Resektion der Anastomose mit Stomaanlage, über die Übernähung der Anastomose und Anlage eines protektiven Stomas, bis zur Stomaanlage und nur konservativen Therapie mit Antibiotikagabe, lokaler Drainageeinlage und Endo-Vakuum-Therapie (Rickert 2010). Eine konservative Therapie ist in ca. 40–60 % der Fälle möglich, allerdings nur bei Patienten in gutem Allgemeinzustand, wenigen Vorerkrankungen, kleinen Anastomoseninsuffizienzen und milder systemischer Entzündungsreaktion. Zudem trifft dies auch für Patienten zu, bei denen die Anastomose extraperitoneal liegt und damit auch die Ausbreitung der Entzündung limitiert ist. Für dieses Patientenkollektiv führt eine erfolgreiche konservative Therapie zu einem signifikant kürzeren Krankenhausaufenthalt und einer niedrigeren Letalität als bei Patienten mit chirurgischer Therapie (Blumetti 2014; Moghadamyeghaneh 2016). Sollte bereits ein protektives Stoma bei der initialen Operation angelegt worden sein, ist eine konservative Therapie meist erfolgreich.

Bei Patienten mit ausgeprägter frühpostoperativer Anastomoseninsuffizienz mit Peritonitis und ohne vorgeschaltetem Stoma ist die frühzeitige chirurgische Therapie das Mittel der ersten Wahl. Die Maßnahmen im Zusammenhang mit einem Revisionseingriff reichen von der alleinigen Anlage eines Stoma mit ggf. lokaler Übernähung, über die Abszessausräumung, Spülung und Drainage, bis hin zur Resektion der Anastomose. Nur in ganz wenigen Fällen wird es möglich sein, eine Anastomosenneuanlage mit einem protektiven Stoma vorzunehmen. Eine Operation ohne Anlage eines Stomas sollte wegen der signifikanten Re-Insuffizienzrate auf keinen Fall durchgeführt werden (Rickert 2010). Bei ausgeprägter putrider oder fäkaler Peritonitis ist meist nur die Hartmann-Resektion mit Anlage eines endständigen Stomas möglich, da die Heilungsbedingungen für eine Anastomose in Gegenwart einer massiven lokalen und systemischen Entzündungsreaktion sehr ungünstig sind.

Die meisten Anastomoseninsuffizienzen werden noch während des Krankenhausaufenthalts symptomatisch. Oligosymptomatische Leckagen können unentdeckt bleiben und erst vor der Rückverlagerung eines protektiven Stomas oder selten, nach falsch-negativer Diagnostik und erfolgter Rückverlagerung eines protektiven Stomas festgestellt werden. Die Frage, ob eine lange

12

bestehende chronische Insuffizienz durch eine erneute Anlage eines Stomas zur Ausheilung gebracht werden kann, oder ob in jedem Fall eine ausgedehnte Revision erfolgen muss (so dies technisch kontinuitätserhaltend überhaupt möglich ist), hängt vom Einzelfall ab. Hierzu gibt es bisher aufgrund der erforderlichen langen Nachbeobachtungszeiten keine aussagekräftigen Studienergebnisse. Sollte allerdings eine konservative Therapie die Probleme des Patienten (persistierende Infektsituation, putrider peranaler Ausfluss, schwer behandelbare Schmerzen) nicht beheben, muss zur Rückgewinnung von Lebensqualität für den Patienten eine Rektumexstirpation mit Kolostomaanlage durchgeführt werden. Bei kleinen, gut abgegrenzten chronischen Insuffizienzhöhlen kann in vielen Fällen eine Rückverlagerung des Stomas versucht werden. Durch die Kompartimentierung als Folge der chronischen Entzündung kommt es meist nicht zur Ausbreitung einer Entzündungsreaktion im Sinne einer symptomatischen Becken- oder gar diffusen Peritonitis.

12.9 Notfalltherapie des karzinombedingten Dickdarmileus

Die maligne Dickdarmstenose mit konsekutivem Ileus tritt in ca. 8–29 % aller Patienten mit kolorektalem Karzinom auf. Eine Letalitätsrate von 9–20 % macht eine zeitnahe und suffiziente Notfalltherapie bei diesen Patienten unabdingbar (Carraro 2001).

Die notfallmäßige Resektion einer malignen Dickdarmstenose bei Patienten im manifesten Ileus ist mit einer gegenüber der elektiven Operation signifikant erhöhten Letalitätsrate von 15–34 % sowie Morbiditätsrate von 32–64 % verbunden (van Hooft 2011). Bei der Wahl der chirurgischen Therapie muss Berücksichtigung finden, ob die Obstruktion im rechten oder linken Hemikolon gelegen ist.

Bei **rechtsseitigem Kolonkarzinom** mit symptomatischer Stenose stellt die primäre Resektion mit Anastomose und ggf. Anlage

eines protektiven Stomas die chirurgische Therapie der Wahl dar. Sollte ein erhöhtes Risiko für eine Anastomoseninsuffizienz bestehen, können als Alternative auch ein Splitstoma oder ein endständiges Ileostoma mit Blindverschluss des abführenden Kolons angelegt werden. Beim Splitstoma werden die Hinterwand des Ileums und des Colon transversums miteinander vernäht und diese „Halbanastomose" mit der offenen Vorderwand als Stoma in die Bauchdecke eingenäht (s. ▶ Kap. 3). Sollte eine nicht resektable Situation vorliegen, kann durch Seit-zu-Seit-Anastomose ein Bypass zwischen Ileum und Colon transversum oder Colon sigmoideum durchgeführt werden. Die Anlage eines selbstexpandierenden Metallstents (s. u.) spielt als *„bridge to surgery"* beim rechtsseitigen Kolonkarzinom eine untergeordnete Rolle. Ein Stent sollte hier palliativen Situationen oder Patienten mit schlechtem Allgemeinzustand vorbehalten sein (Pisano 2018).

Wird beim stenosierenden Karzinom des linken Kolons mit Ileus ein operatives Verfahren gewählt, so sollte eine Hartmann-Resektion mit Entfernung des Tumors der alleinigen Anlage eines doppelläufigen Kolostomas der Vorzug gegeben werden. Es findet sich kein signifikanter Unterschied zwischen diesen beiden Vorgehensweisen hinsichtlich Letalität und Morbidität. Daher ist die alleinige Kolostomaanlage als unterlegen einzustufen, da unter Umständen auch weitere operative Schritte nötig sind und so der stationäre Aufenthalt unnötig verlängert wird (Fielding 1979; Kronborg 1995; Gavriilidis 2018).

Der Nachteil der Hartmann-Operation ist allerdings die höhere Rate an permanenten Stomata, die manchmal technisch anspruchsvolle Wiederherstellung der Kontinuität und die ganz eigene Morbidität dieser Operation. Bei Patienten in gutem Allgemein- und Ernährungszustand, wenig begleitenden Risikofaktoren und moderater Obstruktion kann als Alternative auch eine primäre onkologische Resektion mit Anlage einer Anastomose und protektivem Stoma durchgeführt werden. In diesem Fall sollte aber eine

„on table"-Lavage des Stuhl-gefüllten Dickdarmes durchgeführt werden, um einen optimalen Schutz der Anastomose zu erreichen. Das Resektionsausmaß sollte sich hierbei nach der Beschaffenheit des Darmes richten, d. h. durchblutungsgestörte, perforierte oder ausgeprägt dilatierte Darmabschnitte mit Serosaeinrissen werden reseziert (Finan 2007).

Anfang der 1990er Jahre wurden selbstexpandierende Metallstents als Therapiealternative zur sofortigen Operation eingeführt. Hierbei kann ein Stent als „bridging" bis zur definitiven chirurgischen Versorgung genutzt werden. Vorteil dieses Vorgehens ist, dass eine subtotale Kolektomie aufgrund der massiven Dilatation häufig vermieden werden kann. Bei guter Stentfunktion bildet sich die Überdehnung des prästenotischen Kolonabschnitts innerhalb von 5–7 Tagen zurück und deutlich sparsamere und onkologisch adäquate Kolonresektionen werden möglich. Stents werden aber auch bei fortgeschrittenen vor allem hepatisch metastasierten Karzinomen eingesetzt, um sie zügig einer Chemotherapie zuführen zu können (Pisano 2018).

Mehrere Studien hatten gezeigt, dass die Stenteinlage mit einer erhöhten Perforationsrate einhergehen kann. Es wurde zudem in einigen älteren Studien kein signifikanter Unterschied bezüglich der Häufigkeit von Stomaanlagen zwischen dem Stent und Resektion gezeigt (Pirlet 2011; van Hooft 2011). Diese Daten sind allerdings am ehesten durch eine damals geringere Erfahrung bzw. niedrige Fallzahl bedingt. Die Rate an erfolgreich platzierten Stents war in diesen Studien niedrig. In neueren Metaanalysen konnte gezeigt werden, dass bei Patienten mit stenosierenden Karzinomen des linken Hemikolons durch die präoperative Stenteinlage eine niedrigere Morbidität bei einer Perforationsrate von nur 3,4 % erreicht werden kann. Zudem ist die Rate an temporären und dauerhaften Stomata signifikant niedriger. Die Frage, ob eine Stentanlage zu einer vermehrten Tumoraussaat und einem geringeren rezidivfreiem Überleben führt, ist bei fehlenden Langzeitdaten noch nicht hinreichend geklärt (Atukorale 2016; Arezzo 2017).

Die palliative Stenteinlage bei maligner Dickdarmstenose stellt unbestritten in der Hand des erfahrenen Endoskopikers eine sinnvolle Alternative zur Stomaanlage dar. Eine Stenteinlage ermöglicht bei diesen Patienten eine deutliche Verkürzung des Krankenhausaufenthaltes sowie die Vermeidung einer Stomaanlage. Diese Faktoren führen zu einer Verbesserung der Lebensqualität in der Palliativsituation, wobei jedoch zu berücksichtigen ist, dass bei bettlägrigen, evtl. auch dementen Patienten ein gut funktionierendes Stoma die Pflege erheblich erleichtern kann (Abelson 2017).

Bei der Wahl des Therapiekonzepts sollte berücksichtigt werden, dass unter Therapie mit Bevacizumab ein erhöhtes Perforationsrisiko im Rahmen der Stenteinlage beschrieben wurde und deshalb unter Umständen und Würdigung der Gesamtsituation auf diese verzichtet werden sollte (Small 2010).

Im Jahre 2017 veröffentlichte die World Society of Emergency Surgery ihre Empfehlungen zur Behandlung der akuten Komplikationen der kolorektalen Karzinome, auch des Dickdarmileus (◘ Abb. 12.2).

12.10 Lebensqualität nach operativer Therapie eines tiefsitzenden Rektumkarzinoms: pro und contra Sphinktererhalt

Bei Karzinomen im unteren Rektumdrittel besteht die chirurgische Therapie entweder aus einer tiefen anterioren Rektumresektion (TAR), einer intersphinktären Resektion (ISR) oder der abdominoperinealen Rektumexstirpation (APE) mit Anlage eines permanenten endständigen Kolostomas. Durch Fortschritte in der operativen Technik können heute bis zu 80 % der sehr tief sitzenden Karzinome mit Sphinktererhalt und extrem tiefer Anastomosierung behandelt werden. Selbst bei Infiltration des Sphincter ani internus ist eine intersphinktäre Resektion

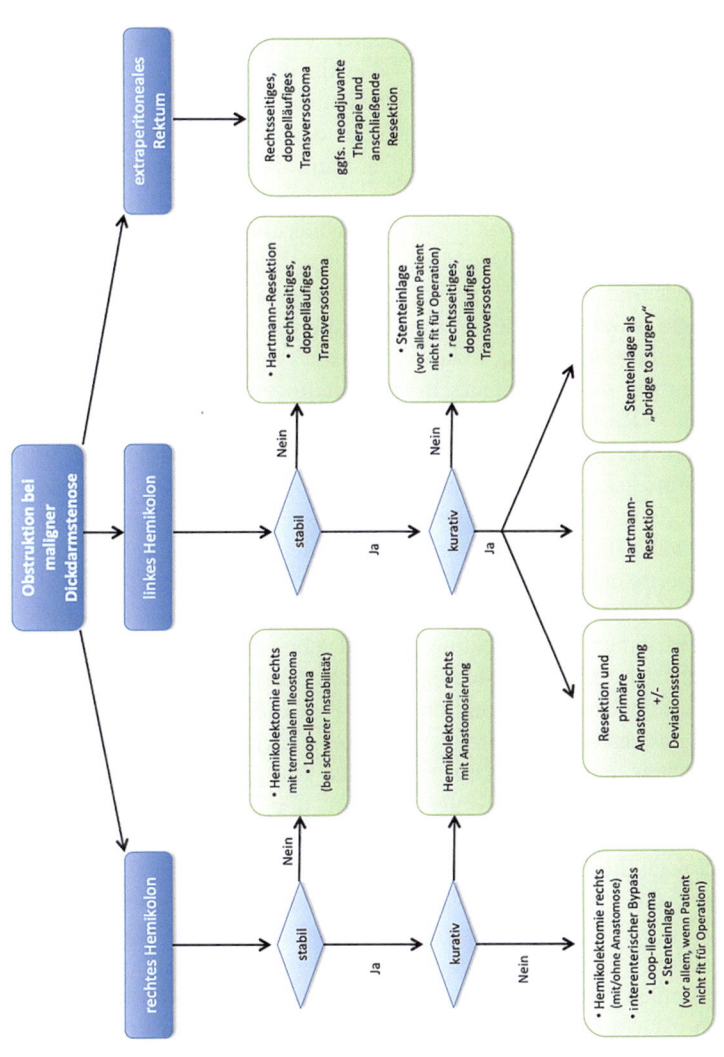

Abb. 12.2 Therapiealgorithmus bei maligner Dickdarmstenose. (Aus Pisano et al. 2018)

bisweilen mit guten onkologischen Ergebnissen möglich (Rullier 2013). Die Durchführung der APE hat in den letzten Jahren daher stark abgenommen. Nach der verfügbaren Literatur kann die APE-Rate in spezialisierten Zentren auf bis zu 5 % gesenkt werden (Rullier 2013; Trenti 2018). Die aktuellen Daten des StuDoQ-Registers zeigen in Deutschland im Jahr 2016 eine Rate an Rektumexstirpationen von durchschnittlich 15,7 % (Qualitätsreport StuDoQ-Register).

Die Entscheidung zum jeweiligen Vorgehen hängt von patienteneigenen Faktoren wie Alter, der präoperativen Sphinkterfunktion sowie dem Allgemeinzustand ab. Die wichtigste Rolle spielen jedoch tumorbedingte Faktoren, wie lokale Tumorausdehnung, Lagebeziehung zum Sphinkter und Erfahrung des Operateurs in sphinktererhaltenden Resektionstechniken. Basierend auf eher älteren Studiendaten wird Patienten mit Rektumresektion und primärer Anastomosierung im Allgemeinen eine bessere Lebensqualität als Patienten mit Exstirpation und permanenter Kolostomie zugeschrieben (Engel 2003; Pachler 2012). Die negativen Auswirkungen der Rektumexstirpation machten sich in diesen Studien vor allem in Bezug auf die Urogenitalfunktion und Wahrnehmung des eigenen Körperbildes bemerkbar. Da zwischen den beiden chirurgischen Verfahren keine signifikante Unterschiede in der postoperativen Letalität und bezüglich der onkologischen Langzeitergebnisse bestehen, wird die TAR weiterhin als Methode der Wahl bei tief sitzenden Rektumkarzinomen angesehen. Eine Exstirpation sollte nur vorgenommen werden, falls die präoperative Sphinkterfunktion dagegen spricht oder wenn der Schließmuskelapparat infiltriert und keine R0-Resektion möglich ist (Di Betta 2003).

Neue Studienergebnisse können diese signifikant besseren Lebensqualität-Indices bei der TAR allerdings nicht uneingeschränkt bestätigen (Pachler 2012). Eine APE muss folglich nicht immer mit einer schlechteren Lebensqualität einhergehen. Patienten mit sehr tiefer TAR leiden insbesondere nach vorausgegangener neoadjuvanter Radiochemotherapie oft unter imperativem Stuhldrang, Diarrhoe, Inkontinenz und fraktionierter Entleerung. Diese Probleme sind unter dem sogenannten „low anterior resection syndrome" (LARS) bekannt. Mit einer Häufigkeit zwischen 25–80 % spielt dies für die Lebensqualität der Patienten eine bedeutende Rolle. Bei ausgeprägtem LARS und dadurch eingeschränkter Lebensqualität kann die Anlage eines gut funktionierenden Stomas dem Patienten eine erhebliche Erleichterung der Lebensführung verschaffen. Die Ätiologie des LARS ist multifaktoriell, wird aber in seiner Entstehung vor allem durch eine Teilresektion des Sphinkter ani internus, vorbestehende anorektale Probleme, Verletzungen des sakralen Nervenplexus sowie der Nn. pudendii oder auch durch die adjuvante oder neoadjuvante Therapie ausgelöst (Ziv 2013). Die entscheidende Rolle für die Entwicklung eines LARS spielt die Höhe der Anastomose. Ist eine kolorektale Stapleranastomose möglich, liegt die Häufigkeit für das Auftreten eines LARS bei 56,6 %, wird eine koloanale Durchzugsanastomose in Handnahttechnik nach intersphinktärer Resektion durchgeführt, bei 83,3 %! Es besteht allerdings kein signifikanter Unterschied im „quality of life" (QoL)"-Score zwischen den unterschiedlichen chirurgischen Verfahren (Trenti 2018). In der Zusammenschau der Ergebnisse hinsichtlich der Lebensqualität nach Resektion tiefsitzender Rektumkarzinome müssen die chirurgischen Optionen ausführlich mit dem Patienten besprochen und an die individuelle Lebenssituation angepasst werden. Bei Karzinomen höher als 4 cm ab ano sollte die TAR die Standardmethode sein, die in spezialisierten Zentren zu guten Ergebnissen führt.

Abschließend ist anzumerken, dass für die Lebensqualität der Patienten mit Stoma eine intensive Schulung des Patienten noch während des stationären Aufenthaltes, die entsprechende Überleitung in den ambulanten Bereich und vor allem eine adäquate ambulante Betreuung durch einen professionellen Pflegedienst von herausragender Bedeutung sind.

Literatur

Abelson JS, Yeo HL, Mao J, Milsom JW, Sedrakyan A (2017) Long-term postprocedural outcomes of palliative emergency stenting vs stoma in malignant large-bowel obstruction. JAMA Surg 152(5):429–435

Alves A, Panis Y, Lelong B, Dousset B, Benoist S, Vicaut E (2008) Randomized clinical trial of early versus delayed temporary stoma closure after proctectomy. Br J Surg 95(6):693–698

Arezzo A, Passera R, Lo Secco G, Verra M, Bonino MA, Targarona E, Morino M (2017) Stent as bridge to surgery for left-sided malignant colonic obstruction reduces adverse events and stoma rate compared with emergency surgery: results of a systematic review and meta-analysis of randomized controlled trials. Gastrointest Endosc 86(3):416–426

Atukorale YN, Church JL, Hoggan BL, Lambert RS, Gurgacz SL, Goodall S, Maddern GJ (2016) Self-expanding metallic stents for the management of emergency malignant large bowel obstruction: a systematic review. J Gastrointest Surg 20(2):455–462

Bakx R, Busch OR, van Geldere D, Bemelman WA, Slors JF, van Lanschot JJ (2003) Feasibility of early closure of loop ileostomies: a pilot study. Dis Colon Rectum 46(12):1680–1684

Bertelsen CA, Andreasen AH, Jorgensen T, Harling H, Danish Colorectal Cancer Group (2010) Anastomotic leakage after anterior resection for rectal cancer: risk factors. Colorectal Dis 12(1):37–43

Biagi JJ, Raphael MJ, Mackillop WJ, Kong W, King WD, Booth CM (2011) Association between time to initiation of adjuvant chemotherapy and survival in colorectal cancer: a systematic review and meta-analysis. JAMA 305(22):2335–2342

Blumetti J, Chaudhry V, Cintron JR, Park JJ, Marecik S, Harrison JL, Prasad LM, Abcarian H (2014) Management of anastomotic leak: lessons learned from a large colon and rectal surgery training program. World J Surg 38(4):985–991

Bosset JF, Calais G, Daban A, Berger C, Radosevic-Jelic L, Maingon P, Bardet E, Pierart M, Briffaux A, EORTC Radiotherapy Group (2004) Preoperative chemoradiotherapy versus preoperative radiotherapy in rectal cancer patients: assessment of acute toxicity and treatment compliance. Report of the 22921 randomised trial conducted by the EORTC Radiotherapy Group. Eur J Cancer 40(2):219–224

Bosset JF, Collette L, Calais G, Mineur L, Maingon P, Radosevic-Jelic L, Daban A, Bardet E, Beny A, Ollier JC, Trial ERG (2006) Chemotherapy with preoperative radiotherapy in rectal cancer. N Engl J Med 355(11):1114–1123

Carraro PG, Segala M, Cesana BM, Tiberio G (2001) Obstructing colonic cancer: failure and survival patterns over a ten-year follow-up after one-stage curative surgery. Dis Colon Rectum 44(2):243–250

Chow A, Tilney HS, Paraskeva P, Jeyarajah S, Zacharakis E, Purkayastha S (2009) The morbidity surrounding the reversal of defunctioning ileostomies: a systematic review of 48 studies including 6,107 cases. Int J Colorectal Dis 24(6):711–723

Correa-Marinez A, Grenabo J, Bock D, Wedin A, Angenete E (2018) The type of stoma matters-morbidity in patients with obstructing colorectal cancer. Int J Colorectal Dis 33(12):1773–1780

Costi R, Leonardi F, Zanoni D, Violi V, Roncoroni L (2014) Palliative care and end-stage colorectal cancer management: the surgeon meets the oncologist. World J Gastroenterol 20(24):7602–7621

Daluvoy S, Gonzalez F, Vaziri K, Sabnis A, Brody F (2008) Factors associated with ostomy reversal. Surg Endosc 22(10):2168–2170

Danielsen AK, Park J, Jansen JE, Bock D, Skullman S, Wedin A, Marinez AC, Haglind E, Angenete E, Rosenberg J (2017) Early closure of a temporary ileostomy in patients with rectal cancer: a multicenter randomized controlled trial. Ann Surg 265(2):284–290

den Dulk M, Smit M, Peeters KC, Kranenbarg EM, Rutten HJ, Wiggers T, Putter H, van de Velde CJ, Dutch Colorectal Cancer Group (2007) A multivariate analysis of limiting factors for stoma reversal in patients with rectal cancer entered into the total mesorectal excision (TME) trial: a retrospective study. Lancet Oncol 8(4):297–303

Di Betta E, D'Hoore A, Filez L, Penninckx F (2003) Sphincter saving rectum resection is the standard procedure for low rectal cancer. Int J Colorectal Dis 18(6):463–469

Engel J, Kerr J, Schlesinger-Raab A, Eckel R, Sauer H, Holzel D (2003) Quality of life in rectal cancer patients: a four-year prospective study. Ann Surg 238(2):203–213

Englert ZP, White MA, Fitzgerald TL, Vadlamudi A, Zervoudakis G, Zervos EE (2012) Surgical management of malignant bowel obstruction: at what price palliation? Am Surg 78(6):647–652

Farag S, Rehman S, Sains P, Baig MK, Sajid MS (2017) Early vs delayed closure of loop defunctioning ileostomy in patients undergoing distal colorectal resections: an integrated systematic review and meta-analysis of published randomized controlled trials. Colorectal Dis 19(12):1050–1057

Fielding LP, Stewart-Brown S, Blesovsky L (1979) -Large-bowel obstruction caused by cancer: a prospective study. Br Med J 2(6189):515–517

Finan PJ, Campbell S, Verma R, MacFie J, Gatt M, Parker MC, Bhardwaj R, Hall NR (2007) The management of malignant large bowel obstruction: ACPGBI position statement. Colorectal Dis 9(Suppl 4):1–17

Fleming FJ, Gillen P (2009) Reversal of Hartmann's procedure following acute diverticulitis: is timing everything? Int J Colorectal Dis 24(10):1219–1225

Gavriilidis P, Azoulay D, Taflampas P (2018) Loop transverse colostomy versus loop ileostomy for defunctioning of colorectal anastomosis: a systematic review, updated conventional meta-analysis, and cumulative meta-analysis. Surg Today 49(2):108–117

Gu WL, Wu SW (2015) Meta-analysis of defunctioning stoma in low anterior resection with total mesorectal excision for rectal cancer: evidence based on thirteen studies. World J Surg Oncol 13:9

Gulla N, Trastulli S, Boselli C, Cirocchi R, Cavaliere D, Verdecchia GM, Morelli U, Gentile D, Eugeni E, Caracappa D, Listorti C, Sciannameo F, Noya G (2011) Ghost ileostomy after anterior resection for rectal cancer: a preliminary experience. Langenbecks Arch Surg 396(7):997–1007

Hanna MH, Vinci A, Pigazzi A (2015) Diverting ileostomy in colorectal surgery: when is it necessary? Langenbecks Arch Surg 400(2):145–152

Kang CY, Halabi WJ, Chaudhry OO, Nguyen V, Pigazzi A, Carmichael JC, Mills S, Stamos MJ (2013) Risk factors for anastomotic leakage after anterior resection for rectal cancer. JAMA Surg 148(1):65–71

Keck JO, Collopy BT, Ryan PJ, Fink R, Mackay JR, Woods RJ (1994) Reversal of Hartmann's procedure: effect of timing and technique on ease and safety. Dis Colon Rectum 37(3):243–248

Kronborg O (1995) Acute obstruction from tumour in the left colon without spread. A randomized trial of emergency colostomy versus resection. Int J Colorectal Dis 10(1):1–5

Kye BH, Kim HJ, Kim JG, Cho HM (2014) Is it safe the reversal of a diverting stoma during adjuvant chemotherapy in elderly rectal cancer patients? Int J Surg 12(12):1337–1341

Law WL, Choi HK, Lee YM, Ho JW, Seto CL (2007) Anastomotic leakage is associated with poor long-term outcome in patients after curative colorectal resection for malignancy. J Gastrointest Surg 11(1):8–15

Law WL, Chu KW (2004) Anterior resection for rectal cancer with mesorectal excision: a prospective evaluation of 622 patients. Ann Surg 240(2):260–268

Lordan JT, Heywood R, Shirol S, Edwards DP (2007) Following anterior resection for rectal cancer, defunctioning ileostomy closure may be significantly delayed by adjuvant chemotherapy: a retrospective study. Colorectal Dis 9(5):420–422

Mari FS, Di Cesare T, Novi L, Gasparrini M, Berardi G, Laracca GG, Liverani A, Brescia A (2015) Does ghost ileostomy have a role in the laparoscopic rectal surgery era? A randomized controlled trial. Surg Endosc 29(9):2590–2597

Matthiessen P, Hallbook O, Andersson M, Rutegard J, Sjodahl R (2004) Risk factors for anastomotic leakage after anterior resection of the rectum. Colorectal Dis 6(6):462–469

Matthiessen P, Hallbook O, Rutegard J, Simert G, Sjodahl R (2007) Defunctioning stoma reduces symptomatic anastomotic leakage after low anterior resection of the rectum for cancer: a randomized multicenter trial. Ann Surg 246(2):207–214

Miccini M, Amore Bonapasta S, Gregori M, Barillari P, Tocchi A (2010) Ghost ileostomy: real and potential advantages. Am J Surg 200(4):e55–e57

Mirnezami A, Mirnezami R, Chandrakumaran K, Sasapu K, Sagar P, Finan P (2011) Increased local recurrence and reduced survival from colorectal cancer following anastomotic leak: systematic review and meta-analysis. Ann Surg 253(5):890–899

Moghadamyeghaneh Z, Hanna MH, Alizadeh RF, Carmichael JC, Mills S, Pigazzi A, Stamos MJ (2016) Contemporary management of anastomotic leak after colon surgery: assessing the need for reoperation. Am J Surg 211(6):1005–1013

Montedori A, Cirocchi R, Farinella E, Sciannameo F, Abraha I (2010) Covering ileo- or colostomy in anterior resection for rectal carcinoma. Cochrane Database Syst Rev 12(5):CD006878

Mori L, Vita M, Razzetta F, Meinero P, D'Ambrosio G (2013) Ghost ileostomy in anterior resection for rectal carcinoma: is it worthwhile? Dis Colon Rectum 56(1):29–34

Morton DG, Sebag-Montefiore D (2006) Defunctioning stomas in the treatment of rectal cancer. Br J Surg 93(6):650–651

Ondrula DP, Nelson RL, Prasad ML, Coyle BW, Abcarian H (1992) Multifactorial index of preoperative risk factors in colon resections. Dis Colon Rectum 35(2):117–122

Pachler J, Wille-Jorgensen P (2012) Quality of life after rectal resection for cancer, with or without permanent colostomy. Cochrane Database Syst Rev 12:CD004323

Park J, Danielsen AK, Angenete E, Bock D, Marinez AC, Haglind E, Jansen JE, Skullman S, Wedin A, Rosenberg J (2018) Quality of life in a randomized trial of early closure of temporary ileostomy after rectal resection for cancer (EASY trial). Br J Surg 105(3):244–251

Parnaby CN, Jenkins JT, Weston V, Wright DM, Sunderland GT (2009) Defunctioning stomas in patients with locally advanced rectal cancer prior to preoperative chemoradiotherapy. Colorectal Dis 11(1):26–31

Paun BC, Cassie S, MacLean AR, Dixon E, Buie WD (2010) Postoperative complications following surgery for rectal cancer. Ann Surg 251(5):807–818

Pirlet IA, Slim K, Kwiatkowski F, Michot F, Millat BL (2011) Emergency preoperative stenting versus surgery for acute left-sided malignant colonic obstruction: a multicenter randomized controlled trial. Surg Endosc 25(6):1814–1821

Pisano M, Zorcolo L, Merli C, Cimbanassi S, Poiasina E, Ceresoli M, Agresta F, Allievi N, Bellanova G, Coccolini F, Coy C, Fugazzola P, Martinez CA, Montori G, Paolillo C, Penachim TJ, Pereira B, Reis T, Restivo A, Rezende-Neto J, Sartelli M, Valentino M, Abu-Zidan FM, Ashkenazi I, Bala M, Chiara O, De' Angelis N, Deidda S, De Simone B, Di Saverio S, Finotti E, Kenji I, Moore E, Wexner S, Biffl W, Coimbra R, Guttadauro A, Leppaniemi A, Maier R, Magnone S, Mefire AC, Peitzmann A, Sakakushev B, Sugrue M, Viale P, Weber D, Kashuk J, Fraga GP, Kluger I, Catena F, Ansaloni L (2018) 2017 WSES guidelines on colon and rectal cancer emergencies: obstruction and perforation. World J Emerg Surg 13:36

Rickert A, Willeke F, Kienle P, Post S (2010) Management and outcome of anastomotic leakage after colonic surgery. Colorectal Dis 12(10 Online):e216–e223

Rondelli F, Reboldi P, Rulli A, Barberini F, Guerrisi A, Izzo L, Bolognese A, Covarelli P, Boselli C, Becattini C, Noya G (2009) Loop ileostomy versus loop colostomy for fecal diversion after colorectal or coloanal anastomosis: a meta-analysis. Int J Colorectal Dis 24(5):479–488

Rullier E, Denost Q, Vendrely V, Rullier A, Laurent C (2013) Low rectal cancer: classification and standardization of surgery. Dis Colon Rectum 56(5):560–567

Rullier E, Laurent C, Garrelon JL, Michel P, Saric J, Parneix M (1998) Risk factors for anastomotic leakage after resection of rectal cancer. Br J Surg 85(3):355–358

Sherman KL, Wexner SD (2017) Considerations in stoma reversal. Clin Colon Rectal Surg 30(3):172–177

Small AJ, Coelho-Prabhu N, Baron TH (2010) Endoscopic placement of self-expandable metal stents for malignant colonic obstruction: long-term outcomes and complication factors. G astrointest Endosc 71(3):560–572

Taylor C, Varma S (2012) Factors affecting closure of a temporary stoma. J Wound Ostomy Continence Nurs 39(1):51–57

Tilney HS, Sains PS, Lovegrove RE, Reese GE, Heriot AG, Tekkis PP (2007) Comparison of outcomes following ileostomy versus colostomy for defunctioning colorectal anastomoses. World J Surg 31(5):1142–1151

Trenti L, Galvez A, Biondo S, Solis A, Vallribera-Valls F, Espin-Basany E, Garcia-Granero A, Kreisler E (2018) Quality of life and anterior resection syndrome after surgery for mid to low rectal cancer: a cross-sectional study. Eur J Surg Oncol 44(7):1031–1039

Tulchinsky H, Shacham-Shmueli E, Klausner JM, Inbar M, Geva R (2014) Should a loop ileostomy closure in rectal cancer patients be done during or after adjuvant chemotherapy? J Surg Oncol 109(3):266–269

Ulrich AB, Seiler C, Rahbari N, Weitz J, Buchler MW (2009) Diverting stoma after low anterior resection: more arguments in favor. Dis Colon Rectum 52(3):412–418

van Hooft JE, Bemelman WA, Oldenburg B, Marinelli AW, Lutke Holzik MF, Grubben MJ, Sprangers MA, Dijkgraaf MG, Fockens P, collaborative Dutch Stent-In study group (2011) Colonic stenting versus emergency surgery for acute left-sided malignant colonic obstruction: a multicentre randomised trial. Lancet Oncol 12(4):344–352

Walker KG, Bell SW, Rickard MJ, Mehanna D, Dent OF, Chapuis PH, Bokey EL (2004) Anastomotic leakage is predictive of diminished survival after potentially curative resection for colorectal cancer. Ann Surg 240(2):255–259

Zhen L, Wang Y, Zhang Z, Wu T, Liu R, Li T, Zhao L, Deng H, Qi X, Li G (2017) Effectiveness between early and late temporary ileostomy closure in patients with rectal cancer: A prospective study. Curr Probl Cancer 41(3):231–240

Ziv Y, Zbar A, Bar-Shavit Y, Igov I (2013) Low anterior resection syndrome (LARS): cause and effect and reconstructive considerations. Tech Coloproctol 17(2):151–162

Stomachirurgie bei Patienten mit M. Crohn

Igors Iesalnieks

© Springer-Verlag GmbH Deutschland, ein Teil von Springer Nature 2020
I. Iesalnieks (Hrsg.), *Chirurgie des intestinalen Stomas*, https://doi.org/10.1007/978-3-662-59123-9_13

Die meisten Patienten mit M. Crohn werden im Laufe ihres Lebens operiert. Intestinale Resektionen und Operationen wegen perianaler Fisteln gehören mit Abstand zu den häufigsten durchgeführten Eingriffen. Etwa 30–40 % der Patienten mit M. Crohn, werden vorübergehend oder endgültig zu Stomaträgern (Post et al. 1995; Iesalnieks et al. 2009), wobei eine Erkrankung des Dickdarms und des Anus das Risiko wesentlich erhöhen. In diesem Kapitel sollen die Indikationen, die Komplikationen und die Prognose der M. Crohn Patienten mit Stoma diskutiert werden.

13.1 Indikationen

Es können vier Indikationsgruppen unterschieden werden:
- nicht beherrschbares perianales Fistelleiden
- nicht beherrschbare Kolitis/Proktitis
- zur Prävention der Anastomoseninsuffizienz nach intestinalen Resektionen
- als Behandlung septischer Komplikationen nach intestinalen Resektionen

13.2 Nicht beherrschbares perianales Fistelleiden

Die perianalen Fisteln stellen die größte Indikationsgruppe für eine temporäre und permanente Stomaanlage bei Patienten mit M. Crohn dar. Die klinischen Manifestationen der perianalen Fistelung bei M. Crohn können von der Schwere und Anatomie her sehr heterogen sein – von harmlosen oberflächlichen bis komplexen, entstellenden Fisteln und gar perianalen Fistelkarzinomen. Die Hufeisenfisteln und die rektovaginalen Fisteln gehören zu den anatomischen Fisteltypen, die das höchste Risiko der Stomaanlage mit sich bringen, besonders, wenn eine nicht beherrschbare Inflammation des Kolons und des Rektums vorliegt. Auch eine Analstenose

erhöht die Wahrscheinlichkeit der Stomaanlage (Galandiuk et al. 2005). Bei Patienten mit isoliertem Ileumbefall ist der Krankheitsverlauf dagegen wesentlich günstiger (Iesalnieks 2009).

Ein sehr ausgeprägtes perianales Fistelleiden führt zu chronischen Schmerzen, Inkontinenz und Ausfluss im Afterbereich. In den schwersten Fällen ist der Leidensdruck äußerst hoch. In solchen dramatischen Situationen erklingt oft der Ruf nach einer Stomaanlage. Viele behandelnde Ärzte erhoffen dadurch eine schnelle Remissionsinduktion und danach baldige Stomarückverlagerung. Die Ergebnisse der temporären Stomaanlage in dieser Patientengruppe sind jedoch ernüchternd. Yamamoto zeigte in einer 2000 veröffentlichten Serie von 31 Patienten mit perianalen Crohn-Fisteln, dass durch die Stomaanlage lediglich bei 19 % der Patienten Remissionen erreicht werden konnten. Nur 26 % der Patienten, die initial ein gutes klinisches Ansprechen aufwiesen, blieben in dauerhafter Remission (Yamamoto et al. 2000). Schlechter noch: 68 % der Patienten mussten sich bis zum Ende der Studie der abdominoperinealen Rektumexstirpation unterziehen! Lediglich bei 10 % der Patienten (n = 3) konnte das Stoma zurückverlagert werden und die Dauer bis zur Rückverlagerung betrug mehr als 3 Jahre. Keine der 9 Patientinnen mit rektovaginalen Fisteln wurde dauerhaft beschwerdefrei.

Die Ergebnisse der temporären Stomaanlage haben sich in der Ära der biologischen Therapie zwar verbessert, bleiben jedoch nicht zufriedenstellend. In einer aktuellen Studie aus Frankreich erhielten 65 Patienten mit perianalem M. Crohn ein Stoma als temporäre Maßnahme und wurden danach mit Anti-TNF-Präparaten behandelt. Eine Stomarückverlagerung erfolgte bei 49 % der Patienten, eine Rektumexstirpation wurde bei 26 % durchgeführt. Eine Proktitis war der wichtigste Prädiktor der Unmöglichkeit, das Stoma zurückzuverlagern (Hain et al. 2019). Die Autoren kamen auch zu dem Schluss, dass die Anti-TNF-Therapie an sich die Rückverlagerungsrate nicht beeinflusst – weder positiv, noch negativ. Die Ergebnisse der temporären Stomaanlage waren in der 2017 veröffentlichten Studie von Marti-Gallostra et al. (2017) noch schlechter: Ähnlich wie in der Studie von Yamamoto konnte das Stoma lediglich bei 10 % der Patienten mit Fisteln zurückverlagert werden. Auch hier hatte die biologische Therapie keinen Einfluss auf die Rückverlagerungsrate.

Sicherlich können die Ergebnisse der temporären Stomaanlage von Studie zu Studie variieren und hängen wohl vor allem davon ab, wie großzügig die Maßnahme ergriffen wird. Insgesamt muss jedoch festgestellt werden, dass durch eine vorübergehende Stuhlableitung in der Mehrzahl der Fälle das erwünschte Ziel der dauerhaften Stomafreiheit nicht erreicht werden kann. Sollten also alle anderen Methoden der Fisteltherapie bei M. Crohn – großzügige, ggf. wiederholte Drainage, Fadendrainage, Antibiotika, Immunosuppressiva und biologische Therapie – nicht zur Remission führen, so sollte mit dem Patienten eine permanente Stomaanlage diskutiert werden. Eine etablierte Indikation für die temporäre Stomaanlage bei Patienten mit perianalen Crohn-Fisteln stellen allerdings komplexe Rekonstruktionen dar, vor allem die M. gracilis-Plastik bei rektovaginalen und rektourethralen Fisteln (Wexner et al. 2008).

Die abdominoperineale Rektumexstirpation sollte theoretisch die Methode der Wahl bei Patienten sein, die eine permanente Stomaanlage wegen perianaler Fistelung benötigen. Sie würde in der Mehrzahl der Fälle zur „Heilung" des Fistelleidens führen und außerdem das Karzinomrisiko beinahe vollständig eliminieren. Die Rektumexstirpation ist jedoch mit einer Reihe von Problemen vergesellschaftet, welche die Bereitschaft des Arztes und des Patienten, sich für den Eingriff zu entscheiden, verringern. Eines davon ist sicherlich die psychologische Barriere. Die Aggressivität des perianalen Fistelleidens

zeichnet sich meist früh zu Beginn seines Auftretens aus. Hufeisenfisteln und rektovaginale Fisteln, die nicht auf die kombinierte Therapie ansprechen, führen sehr oft zum nicht beherrschbaren Verlauf. Nur wenige Patienten sind allerdings bereit, Monate oder wenige Jahre nach Beginn des schweren perianalen Leidens einer Rektumexstirpation zuzustimmen. Des Weiteren treten in >50 % der Fälle nach der Rektumexstirpation perineale Wundheilungsstörungen auf und die durchschnittliche Dauer der Wundheilung beträgt 12 Monate (de Groof et al. 2018). Auch urogenitale Probleme treten häufiger nach der Rektumexstirpation als nach einer Stomaanlage ohne Resektion des Rektumstumpfes auf (Ten Hove et al. 2018). Ebenso scheint das Karzinomrisiko beim Belassen des Rektumstumpfes im Gegensatz zu der jahrelang bestehenden Überzeugung (Sjödahl et al. 2003) nicht erhöht zu sein, sodass die Entartung nicht automatisch als Argument pro Rektumexstirpation gelten sollte.

> **Tipp**
>
> Der Patient sollte jedoch aufgeklärt werden, dass das Belassen des Analkanals und des Rektumstumpfes sehr oft (s. o.) zu anhaltenden Symptomen (wie Schmerzen und Ausfluss) führen wird. Die Entscheidung, ob eine permanente Ableitung mit oder ohne Resektion des Sphikterapparats erfolgt, sollte also unbedingt mit dem Patienten ausdiskutiert werden.

Ob ein Kolostoma oder ein Ileostoma angelegt wird, hängt vor allem von dem Phänotyp der Erkrankung ab. Liegt eine nicht kontrollierbare Pankolitis Crohn vor, besteht das Risiko erheblicher Stomakomplikation bei Kolostomaanlage und eine (Prokto-)Kolektomie und Ileostomaanlage kann indiziert sein.

Tipp

In vielen Fällen ist eine Deszendo- oder Sigmoidostomaanlage möglich, wobei wir grundsätzlich die Anlage eines endständigen Kolostomas empfehlen würden, weil sonst der dauerhafte Überlauf des Stuhles in den abführenden Schenkel die Effektivität der permanenten Diversion erheblich verringern würde.

Als Hernienprophylaxe empfehlen wir im Falle einer permanenten Stomaanlage die extraperitoneale Ausleitung des Stomas (s. ▶ Kap. 9) im Gegensatz zur prophylaktischen Mesh-Anlage, da das Risiko, erneut operiert zu werden, bei M. Crohn hoch ist und das Mesh die Reoperation erschweren könnte. Sollte man sich für eine Hernienprophylaxe mit Mesh entscheiden, sollte eine intraperitoneale Meshplatzierung aus gleichem Grund vermieden werden.

13.3 Nicht beherrschbare Kolitis/ Proktitis

Eine konservativ nicht kontrollierbare Proktitis allein wird relativ selten zu einer Situation führen, in der eine Stomaanlage indiziert ist. Die typischen Konstellationen, in denen die Stuhlableitung infrage kommen, sind: a) eine Kombination aus Proktitis und perianalem Befall (s. o.), b) ein ausgedehnter diffuser Kolonbefall.

Die chirurgische Therapie der Patienten mit Dickdarmbefall bei M. Crohn ist noch nicht ausreichend erforscht. Auch wenn der M. Crohn als segmentale Erkrankung gesehen wird, weist die Hälfte der Patienten mit Kolitis-Crohn in einer chirurgischen Population die Pankolitis auf (Iesalnieks 2018b). Somit ist bei einem Teil der Patienten mit M. Crohn des Dickdarms eine Proktokolektomie oder Kolektomie erforderlich. Eine Kolektomie mit Ileorektostomie führt in 50 % der Fälle zur sekundären Stomaanlage (Longo et al. 1992) und lediglich in gut selektionierten Fällen ist nach Proktokolektomie eine J-Pouchanlage möglich, doch die Pouchverlustraten sind hoch (Gu et al. 2014). Ein erheblicher Anteil der M.-Crohn-Patienten mit Pankolitis werden also entweder eine Kolektomie oder Proktokolektomie und endständige Ileostomie benötigen. Eine Kolektomie mit Belassen des Rektumstumpfes und Ausleiten eines endständigen Ileostomas kann mit dem Patienten diskutiert werden, vorausgesetzt, die Operationsindikation wurde *nicht* aufgrund einer Dysplasie oder Malignität gestellt. Die Patienten müssen allerdings darüber informiert werden, dass sie dauerhaft blutig-schleimigen Ausfluss haben werden. Im Falle von gleichzeitig bestehenden Analfisteln ist meistens mit persistierenden Fistelsymptomen zu rechnen (s. o.).

> **Der Rektumstumpf muss vorsorglich jährlich endoskopiert werden!**

Bei Patienten mit M. Crohn, die eine Proktokolektomie oder Exzision des J-Pouches benötigen, kann ein kontinentes Ileostoma (z. B. Kock-Pouch) diskutiert werden, vorausgesetzt, es liegt kein Ileum-Befall vor (s. ▶ Kap. 15).

Ein Teil der Chirurgen zieht es vor, bei M. Crohn-Patienten, die eine Proktokolektomie und Ileostomaanlage benötigen, das Rektum direkt über dem Analkanal abzusetzen, um die Unannehmlichkeiten der Rektumexstirpation zu vermeiden. In unserer Erfahrung treten dabei gehäuft Leckagen des kurzen Stumpfes auf. Bei Patienten mit Analfisteln bestehen außerdem meistens die Fistelsymptome weiter (s. o.). Wir ziehen in solchen Fällen daher eher intersphinktäre Rektumexstirpation vor.

13

13.4 Stomaanlage zur Prävention der Anastomoseninsuffizienz nach intestinalen Resektionen

Das Risiko der Anastomosenkomplikationen ist bei Patienten mit M. Crohn erhöht. Unterernährung, Anämie, Vorliegen intraabdomineller Fisteln und Abszesse, die präoperative Steroideinnahme und fraglich die Anti-TNF-Therapie erhöhen das Risiko zusätzlich (Alves et al. 2007; El-Hussuna et al. 2013). Die aktuellen Leitlinien (Holubar et al. 2015) empfehlen sogar, bei Patienten mit präoperativer Anti-TNF-Therapie ein zweizeitiges Vorgehen in Erwägung zu ziehen. Myrelid et al. (2012) konnten eine verbesserte Morbidität bei zweizeitig operierten Hochrisikopatienten im Vergleich zu Patienten mit primärer Anastomose demonstrieren.

Es muss allerdings angemerkt werden, dass die meisten Studien zur postoperativen Morbidität nach Darmresektionen bei M. Crohn in den letzten 20 Jahren erschienen sind. Nach Etablieren des Fasttrack Konzepts wurden Anfang des 21. Jahrhunderts vor allem in Europa die kolorektalen Eingriffe meist ohne präoperative Darmvorbereitung durchgeführt. Vor allem bei Patienten, die sich den gefühlt einfacheren Ileozökalresektionen unterzogen und oft Stenosesymptomatik aufwiesen, wurde die Darmvorbereitung vielerorts breitwillig abgeschafft. Die großangelegten Studien der letzten Jahre zeigten jedoch (Morris et al. 2015), dass der Verzicht auf die präoperative Darmvorbereitung zur Häufung der Anastomosenkomplikationen führt – vor allem nach ileokolischen Resektionen. Die Wiedereinführung der präoperativen Darmvorbereitung in Kombination mit einer oralen Antibiose führte zum dramatischen Rückgang der Anastomosenkomplikationen in einer Studie der eigenen Arbeitsgruppe (Iesalnieks 2018a). Zugleich zeigten Morar et al. (2015) ein Risiko der Anastomoseninsuffizienz nach Rückverlagerung eines endständigen Ileostomas

bei Patienten mit M. Crohn von 15 %! Dieses Risiko lag in der Studie von Myrelid et al. (2012) dagegen bei lediglich 5 %. Im eigenen Kollektiv (unveröffentlichte Daten) lag das Risiko der Anastomoseninsuffizienz nach Verschluss eines endständigen Ileostomas mit 10–12 % höher als bei Myrelid et al. Zusammengefasst scheint also die einzeitige Ileozökalresektion mit präoperativer Darmvorbereitung in Bezug auf die postoperative Anastomosenkomplikationen mindestens so sicher zu sein wie das zweizeitige Vorgehen, den Patienten bleibt jedoch die zweite Operation und das temporäre Tragen des Stomas erspart.

> **Tipp**
>
> Wir führen die zweizeitige ileokolische Resektion nur noch bei Risikopatienten durch, bei denen die präoperative Darmvorbereitung nicht möglich ist – in Notfällen oder wenn die Patienten wegen Stenosesymptomen überhaupt nicht abführen können.

Die Rolle des protektiven Ileostomas bei betroffenen Patienten mit linksseitigen Kolonresektionen ist wenig erforscht. In einer neulich publizierten internationalen Studie (Iesalnieks 2018b) führte das protektive Ileostoma nicht zur Reduktion der postoperativen intraabdominellen septischen Komplikationen. Bei Patienten mit kolorektalen Anastomosen und sonst erhöhtem Risiko (Gewichtsverlust, Steroideinnahme, schwere Anämie) kann die Maßnahme allerdings aus pragmatischen Überlegungen in Erwägung gezogen werden. Sie sollte einer Hartmannoperation immer, wenn möglich, bevorzugt werden, weil die Wiederanschlussoperation wesentlich komplikationsträchtiger ist. Auch Entwickeln die Patienten mit Kolitis-Crohn im Rektumstumpf meist eine sehr schwere Proktitis – wohl eine Kombination aus Crohn-Aktivität

13

und Diversionskolitis (Korelitz 1985). Dies verkompliziert die gesamte Behandlungsstrategie und die Indikationsstellung zur Wiederanschlussoperation erheblich. Es ist allerdings nicht bekannt, ob die Proktitis *per se* die Anastomosenheilung verschlechtert, auch wenn dies intuitiv naheliegt.

13.5 Stomaanlage zur Behandlung intraabdomineller Komplikationen nach intestinalen Resektionen

Treten Komplikationen an der **ileokolischen Anastomose** auf, haben diese vor allem bei M. Crohn-Patienten oft gravierende Folgen: Es besteht ein erhebliches Risiko von multiplen Revisionsoperationen, Kurzdarmsyndrom und sogar Mortalität. Tatsächlich lässt sich die überwiegende Mehrzahl der Todesfälle nach Operationen wegen M. Crohn auf die Komplikationen an der ileokolischen Anastomose zurückführen (Iesalnieks et al. 2008). Dabei lassen sich die schwersten Komplikationsfolgen meistens auf das Festhalten des Chirurgen an der Darmkontinuität zurückführen. Wir konnten in einer Studie aus dem Universitätsklinikum Regensburg (Iesalnieks et al. 2011) zeigen, dass die Prognose der Patienten mit Komplikationen an der ileokolischen Anastomose signifikant verbessert werden kann, wenn die gescheiterte Anastomose aufgelöst und ein endständiges Ileostoma ausgeleitet wird. Wir verglichen in dieser Studie retrospektiv die Langzeitergebnisse der Patienten mit und ohne Erhalt der insuffizienten ileokolischen Anastomose. Als Endpunkt der Studie galt die Summe der folgenden vier Ereignisse: erneute Darmresektionen, Tragen des Stomas, Auftreten einer enterokutanen Fistel und/oder Tod zum Zeitpunkt der Nachsorge. Es zeigte sich, dass bei Patienten, deren Anastomose trotz Komplikationen erhalten wurde, 2 Jahre nach der Operation zu 75 % eines oder mehrere dieser Ereignisse eintraten im Gegensatz zu 0 % bei Patienten mit Schaffung der Diskontinuitätssituation.

> ❯ Bei Patienten mit Komplikationen an einer kolokolischen oder kolorekatalen Anastomose wurde die Prognose durch Schaffung der Hartmann-Situation dagegen nicht verbessert, sodass bei Bedarf konservativ, interventionell (z. B. CT-gesteuerte Drainage) oder mithilfe eines protektiven Stomas behandelt werden kann.

13.6 Stomakomplikationen bei Patienten mit M. Crohn

Grundsätzlich können Patienten mit M. Crohn gleiche Stomakomplikationen entwickeln wie Patienten ohne. Aus drei Gründen spielen sie bei M. Crohn-Patienten jedoch eine prominentere Rolle: a) Patienten mit M. Crohn sind besonders häufig Stomaträger, b) je nach Indikation kann die Lebensdauer des Stomas sehr lang sein und c) die inflammatorischen Komplikationen treten bei M. Crohn gehäuft auf. Betroffene Patienten mit Kolostomakomplikationen unterzogen sich häufiger Revisionsoperationen als Ileostomaträger in einer Studie von Post et al. aus dem Jahr 1995 (Post et al. 1995).

Unter inflammatorischen peristomalen Komplikationen können peristomale Fisteln, Abszesse, Pyoderma gangraenosum, peristomale Ulzera, Hypergranulationen und eingeschränkt die peristomale Dermatitis zusammengefasst werden. Auch die Stomaretraktion kann in bestimmten Situationen Folge der entzündlichen Aktivität sein.

> ❯ Grundsätzlich gilt es im Einzelfall zu entscheiden, ob eine Neuansetzung, Änderung oder Intensivierung der immunsuppressiven oder biologischen Therapie indiziert ist, wenn die Patienten mit M. Crohn inflammatorische Komplikationen am Stoma entwickeln. Sie muss jedoch stets in Erwägung gezogen werden und ist bei Pyoderma gangraenosum absolut indiziert.

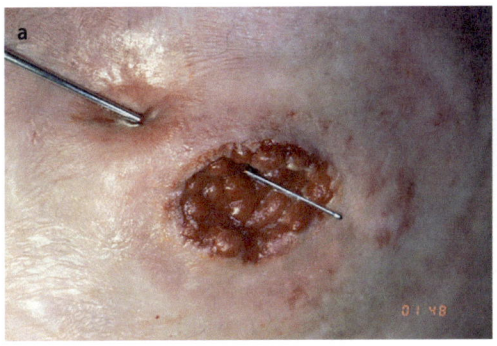
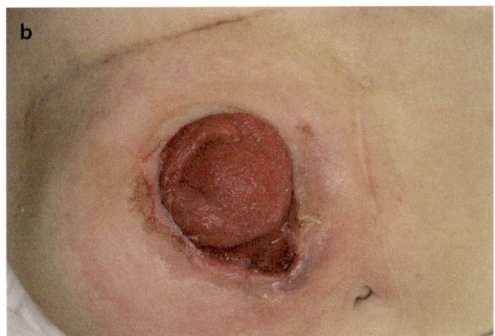

○ **Abb. 13.1** **a** Peristomale Fistel. **b** Zustand nach Spaltung eines peristomalen Abszesses. (Foto von D. Pacini)

13.6.1 Peristomale Fisteln/ Abszesse

Diese können am Stomarand auftreten und meist antibiotisch und/oder mittels einfacher Spaltung in Lokal- oder Allgemeinanästhesie behandelt werden (○ Abb. 13.1). Bei den Abszessspaltungen sollte darauf geachtet werden, dass die Spaltungswunde am Stomarand geführt wird und ausreichend breit ist (○ Abb. 13.1b). Die Basisplatte wird dann so ausgeschnitten, dass sich die Spaltungswunde in den Beutel öffnet.

> **Tipp**
>
> Der Wundgrund kann im Rahmen des Basisplattenwechsels mit z. B. Alginate-Wundversorgung aufgefüllt werden, um weniger dem Stomainhalt ausgesetzt zu werden.

Liegt die Fistel/der Abszess streng subkutan und geht nicht von dem Darmlumen aus, so ist die Prognose gut, wobei es im Einzelfall nach Abheilen zu narbigen Einziehungen im Bereich der Spaltung kommen kann. Geht die Fistel allerdings vom Darmlumen aus, wird bis auf ganz oberflächliche Fisteln meistens eine Stomarevision mit einer Neuanlage erforderlich werden.

Nach erfolgreich und folgenlos ausbehandelten peristomalen Abszessen oder Fisteln muss eine systemische Therapie meist nicht angesetzt werden.

13.6.2 Peristomale Ulzera

Wie bereits im ▶ Kap. 11 beschrieben, lassen sich die peristomalen Ulzera oft nicht eindeutig vom Pyoderma gangraenosum unterscheiden (○ Abb. 13.2). Sie treten bei M. Crohn-Patienten sicherlich häufiger auf, als bei Patienten ohne chronische entzündliche Darmerkrankungen.

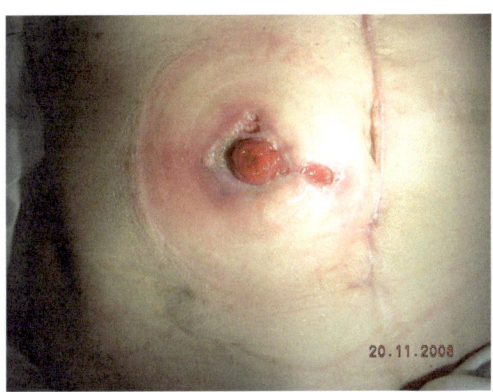

○ **Abb. 13.2** Peristomale Ulzera bei Patientin mit endständigem Ileostoma bei M. Crohn. Die livide Verfärbung bei 7.00 Uhr lässt an ein Pyoderm denken, der Krankheitsverlauf war jedoch nicht progredient und die Schmerzen nicht intensiv. (Foto von I. Iesalnieks)

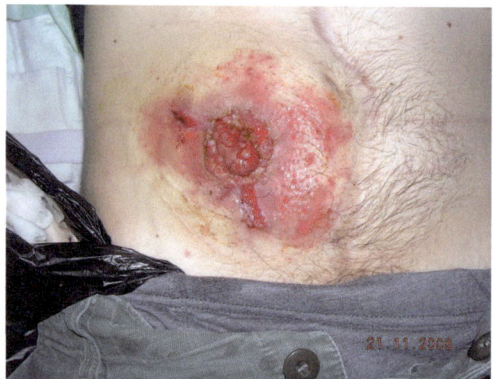

Sie sprechen auch nicht so gut auf die immunosuppressive Therapie an. Die Behandlung muss daher situativ angesetzt werden. Neben pflegerischen Maßnahmen können Antibiotika, lokale Steroide oder immunsuppressive Therapie wirksam sein. Systemische Steroide spielen bei dieser Indikation unserer Meinung nach dagegen keine Rolle.

13.6.3 Hypergranulationen

Diese scheinen bei M. Crohn nicht gehäuft aufzutreten, wobei exakte Daten fehlen. Im Einzelfall können diese sehr schwer sein und gar die immunosuppressive Therapie oder gar Neuanlage erforderlich machen (□ Abb. 13.3). Generelle Empfehlungen unterscheiden sich jedoch nicht von Patienten ohne M. Crohn (► Kap. 11).

13.6.4 Pyoderma gangraenosum

Das peristomale Pyoderma gangraenosum tritt bei Patienten mit M. Crohn und Colitis ulcerosa gehäuft auf. Sie stellt immer (!) eine Indikation für eine immunosuppressive Behandlung dar.

Die dermatologischen Leitlinien zu nicht-peristomalen Pyodermata empfehlen eine Steroidstoßtherapie als erste Option. Es existieren keine allgemeingültige Empfehlungen zur Therapie des peristomalen Pyoderma gangraenosum, allerdings haben einzelne Studien eine höhere Effizienz der primären biologischen im Gegensatz zur Steroidtherapie gezeigt (Agarwal and Andrews 2013) – mit Ansprechraten von weit über 90 % (□ Abb. 13.4).

> **Tipp**
>
> Eine Stomaneuanlage wegen peristomalen Pyoderma gangraenosum allein ist selten erforderlich. Wenn dies allerdings doch der Fall sein sollte, sollte die Stomaanlage unter immunosuppressiver Therapie durchgeführt werden.

Es gibt keine systematischen Studien, die verschiedene biologischen Therapien miteinander vergleichen, in unserer Erfahrung sind sowohl die Anti-TNF-Präparate (□ Abb. 13.4) als auch Ustekinumab (□ Abb. 11.8 und 11.9 im ► Kap. 11) wirksam. Im Einzelfall haben wir jedoch auch Kombinationstherapien anwenden müssen. Die Therapie mit Vedolizumab bei peristomalem Pyoderma gangraenosum ist bis jetzt nicht beschrieben worden und wir können auch keine eigenen Erfahrungen vorweisen.

13.7 Stomarückverlagerung bei Patienten mit M. Crohn

Es existieren keine Empfehlungen oder Leitlinien zur Stomarückverlagerung bei M. Crohn. Die Patienten sollten zum Zeitpunkt des Stomaverschlusses im guten Allgemein- und Ernährungszustand und zugleich in stabiler Remission vonseiten des M. Crohn sein. Vor allem bei Patienten, welche das Stoma wegen einer Kolitis-Crohn und/oder perianaler

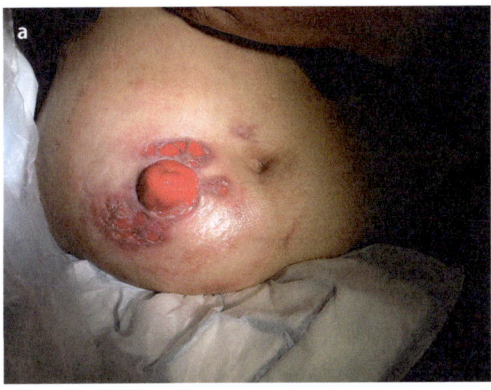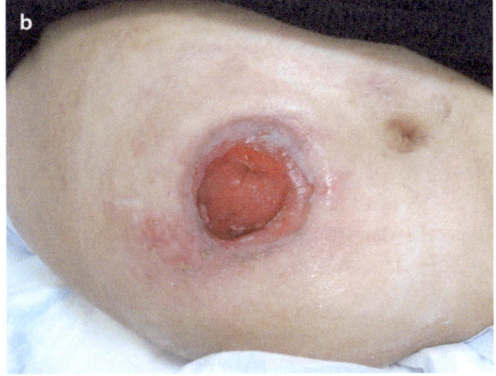

◘ Abb. 13.4 Patientin mit peristomalem Pyoderma gangraesum nach Kolektomie und Ileostoma. **a** – Akutes Pyoderma wenige Wochen postoperativ. **b** – 3 Monate nach Beginn der Adalimumab-Therapie. Die Patientin hatte bereits nach der ersten Injektion dramatisch angesprochen. (Foto von I. Iesalnieks)

Manifestationen erhalten hatten, ist eine laufende Immunsuppression indiziert, da sonst mit einem akuten Krankheitsschub direkt nach der Rückverlagerung zu rechnen ist. Laut spärlichen Literaturdaten, aber auch nach eigener Erfahrung ist das postoperative Komplikationsrisiko unter laufender immunsuppressiver Therapie (Azathioprin, Biologika) nicht erhöht. Eine Steroidtherapie vor Stomarückverlagerung ist dagegen äußerst selten erforderlich – sie ist ineffektiv bei perianalen Fisteln und meist bereits überholt bei Patienten, die im Vorfeld wegen Kolitis-Crohn operiert wurden.

Die postoperative Komplikationsrate nach Verschluss eines **doppelläufigen** Ileostomas ist nicht erhöht. Die Anastomoseninsuffizienzrate nach Verschluss eines **endständigen** Ileostomas bei M.-Crohn-Patienten liegt dagegen bei relativ hohen 5–15 % (Myrelid et al. 2012; Morar et al. 2015). Dies ist eine ernstzunehmende Komplikationsrate und sie scheint signifikant höher zu sein als nach primärer Anastomose, wenn präoperativ die Darmvorbereitung erfolgt war (Iesalnieks 2018a; Morar et al. 2015). Eine wichtige Rolle dürfte in dieser Konstellation die Tatsache spielen, dass das blind verschlossene Kolon präoperativ mechanisch nicht adäquat vorbereitet werden kann.

Die Entscheidung zur Kontinuitätswiederherstellung ist bei M. Crohn-Patienten mit endständigem Kolostoma sehr schwierig, wenn eine ausgeprägte Diversionsproktitis vorliegt. Eine starke CED-bedingte Inflammation stellt eine relative Kontraindikation für die Wiederherstellung der Darmkontinuität dar. Korelitz (1985) zeigte in einer älteren Studie, dass beinahe alle Patienten mit einem vorher unauffälligen Rektum nach Stomaanlage eine sehr starke (Diversions-)Proktitis entwickelten. Nur wenige dieser Patienten konnten sich doch noch der Kontinuitätswiederherstellung unterziehen. Bei wenigen Patienten, bei denen dies gelang, war die Diversionsproktitis allerdings nach der Stomarückverlagerung wieder rückläufig.

> **Tipp**
>
> Aus der eigenen Erfahrung kann festgehalten werden, dass die biologische Therapie bei CED-Patienten mit Diversionsproktitis keinerlei endoskopische Veränderungen bewirkt, sodass die Entscheidung zur Stomarückverlagerung von dem Zustand **vor** der Stomaanlage geleitet werden sollte. Auch würden wir grundsätzlich – wie die jeweilige Situation dies zulässt – eine kolorektale Anastomose mit ggf. protektivem Ileostoma einer Hartmann-Operation bevorzugen.

13.8 Prognose und Lebensqualität

Bei Patienten mit endständigem Ileostoma nach ileokolischen Resektion und bei nicht erkranktem Kolon kann die Darmkontinuität beinahe immer wiederhergestellt werden, es sei denn, der Patient lehnt diese ab.

Die Langzeitprognose nach einer (Prokto-)Kolektomie und endständiger Ileostomaanlage ist in zahlreichen Studien recht gut beschrieben. Liegt kein Ileumbefall vor, so ist die Langzeitprognose gut und die meisten Patienten benötigen keine Crohn-Therapie. Diese Patienten sind auch die besten Kandidaten für ein kontinentes Ileostoma (s. ▶ Kap. 15). Viele Patienten, die wegen Kolitis-Crohn (prokto-)kolektomiert wurden, weisen allerdings bereits präoperativ eine klinisch oder endoskopisch bekannte terminale Ileitis auf, welche dann die weitere Prognose bestimmt. In der Studie von Fumery et al. (2017) erlitten 42 % der Patienten 10 Jahre nach der Kolektomie und Ileostomie ein klinisches Rezidiv und 18 % mussten reoperiert werden, wenn das Ileum befallen war. Ohne Ileitis-Nachweis zum Zeitpunkt der Kolektomie betrugen die Inzidenzen dieser Ereignisse 11 % bzw. 10 %. In einer ähnlichen Studie von Amiot betrug die klinische Rezidivrate 8 Jahre nach der Proktokolektomie 39 % und die Reoperationsrate 18 % (Amiot et al. 2011). Alle Reoperationen wurden wegen terminaler Ileitis durchgeführt.

Die Lebensqualität der M. Crohn-Patienten mit Stoma ist noch nicht ausreichend erforscht. Die Angst, Stomaträger zu werden, dominiert die Gedanken vieler Patienten. Zugleich leiden viele Patienten teilweise über viele Jahre vor der Stomaanlage an sehr ausgeprägten Symptomen der Krankheit: Schmerzen, Ausfluss und Inkontinenz bei perianalen Fisteln und an Durchfällen und imperativem Stuhldrang, wenn eine Proktitis vorliegt. In diesen Fällen sollte die Stomaanlage zu einer wesentlichen Verbesserung der Lebensqualität führen.

Kasparek et al. (2007) fanden in einer retrospektiven Studie tendenziell eine etwas bessere Lebensqualität bei Crohn-Patienten mit perianalen Fisteln, nachdem sie Stomaträger wurden, was sich vor allem an dem Rückgang der Symptome bemerkbar machte. Abdalla et al. (2016) führten eine ähnliche Studie durch, wobei hier alle Stomaträger mit Nicht-Stomaträgern verglichen wurden – unabhängig von der Indikation für die Stomaanlage. In dieser Studie waren die Patienten mit Stoma signifikant häufiger in Remission, doch die Lebensqualität in beiden Gruppen unterschied sich nicht. Stomaträger wiesen nicht mehr depressive und Angstsymptome als Patienten ohne Stoma auf.

> **Die Lebensqualität war jedoch bei Stomapatienten signifikant schlechter, wenn sie trotz Stomas nicht in Remission waren!**

Im Gegensatz dazu zeigten Ananthakrishnan et al. (2013), dass die Stomaanlage einen signifikanten Risikofaktor für die Entwicklung von Depression und Angstsymptomatik bei Patienten mit M. Crohn darstellt. Die gleichen Ergebnisse fanden sich auch bei Knowles (Knowles et al. 2013): Auch hier wiesen Crohn-Patienten mit Stoma überdurchschnittlich hohe Scores für Depression und Angstsymptomatik auf. Morris und Leach (2017) demonstrierte, dass die Erinnerungen an die Symptome vor der Stomaanlage die Zufriedenheit danach bestimmen – je schwerer das Leiden vor der Operation, desto höher die Zufriedenheit nach dem Eingriff. Zusammenfassend lässt sich festhalten, dass die Stomaanlage bei Patienten mit M. Crohn die physische Lebensqualität meist verbessert, während die mentale Verfassung der Patienten durch das jahrelange Leiden und wohl auch die Notwendigkeit, ein Stoma zu bekommen, stark in die Mitleidenschaft gezogen wird. Vermutlich besteht bei manchen Patienten der Gedanke, ihren Kampf mit Krankheit „verloren" zu haben.

13

Literatur

Abdalla MI, Sandler RS, Kappelman MD, Martin CF, Chen W, Anton K, Long MD (2016) The impact of ostomy on quality of life and functional status of Crohn's disease patients. Inflamm Bowel Dis 22(11):2658–2664

Agarwal A, Andrews JM (2013) Systematic review: IBD-associated pyoderma gangrenosum in the biologic era, the response to therapy. Aliment Pharmacol Ther 38(6):563–572

Alves A, Panis Y, Bouhnik Y et al (2007) Risk factors for intra-abdominal septic complications after a first ileocecal resection for Crohn's disease: a multivariate analysis in 161 consecutive patients. Dis Colon Rectum 50:331–336

Amiot A, Gornet JM, Baudry C, Munoz-Bongrand N, Auger M, Simon M, Allez M, Cattan P, Sarfati E, Lémann M (2011) Crohn's disease recurrence after total proctocolectomy with definitive ileostomy. Dig Liver Dis 43(9):698–702

Ananthakrishnan AN, Gainer VS, Cai T, Perez RG, Cheng SC, Savova G, Chen P, Szolovits P, Xia Z, De Jager PL, Shaw S, Churchill S, Karlson EW, Kohane I, Perlis RH, Plenge RM, Murphy SN, Liao KP (2013) Similar risk of depression and anxiety following surgery or hospitalization for Crohn's disease and ulcerative colitis. Am J Gastroenterol 108(4):594–601

de Groof EJ, van der Meer JHM, Tanis PJ, de Bruyn JR, van Ruler O, D'Haens GRAM, van den Brink GR, Bemelman WA, Wildenberg ME, Buskens CJ (2018) Persistent mesorectal inflammatory activity is associated with complications after proctectomy in Crohn's disease. J Crohns Colitis. 2018 Sep 10. ▸ https://doi.org/10.1093/ecco-jcc/jjy131. [Epub ahead of print]

El-Hussuna A, Krag A, Olaison G, Bendtsen F, Gluud LL (2013) The effect of anti-tumor necrosis factor alpha agents on postoperative anastomotic complications in Crohn's disease: a systematic review. Dis Colon Rectum. 56(12):1423–1433

Fumery M, Dulai PS, Meirick P, Farrell AM, Ramamoorthy S, Sandborn WJ, Singh S (2017) Systematic review with meta-analysis: recurrence of Crohn's disease after total colectomy with permanent ileostomy. Aliment Pharmacol Ther 45(3):381–390

Galandiuk S, Kimberling J, Al-Mishlab TG, Stromberg AJ (2005) Perianal Crohn disease: predictors of need for permanent diversion. Ann Surg 241(5):796–801

Gu J, Stocchi L, Kiran RP, Shen B, Remzi FH (2014) Do clinical characteristics of de novo pouch Crohn's disease after restorative proctocolectomy affect ileal pouch retention? Dis Colon Rectum 57(1):76–82

Hain E, Maggiori L, Orville M, Tréton X, Bouhnik Y, Panis Y. (2019) Diverting stoma for refractory ano-perineal Crohn's disease, is it really useful in the anti-TNF era? A multivariate analysis in 74 consecutive patients. J Crohns Colitis. 2018 Nov 19. ▸ https://doi.org/10.1093/ecco-jcc/jjy195. [Epub ahead of print]

Holubar SD, Holder-Murray J, Flasar M, Lazarev M (2015) Anti-Tumor necrosis factor-α antibody therapy management before and after intestinal surgery for inflammatory bowel disease: A CCFA position paper. Inflamm Bowel Dis 21(11):2658–2672

Iesalnieks I, Glaß H, Kilger A et al (2009) Perianale Crohn-Fisteln – Ergebnisse der Behandlung in einer interdisziplinären Sprechstunde. Chirurg 80:549–558

Iesalnieks I, Hoene M, Bittermann T, Schlitt HJ, Hackl C (2018a) Mechanical bowel preparation (MBP) Prior to elective colorectal resections in Crohn's disease patients. Inflamm Bowel Dis 24(4):908–915

Iesalnieks I, Spinelli A, Frasson M, Di Candido F, Scheef B, Horesh N, Iborra M, Schlitt HJ, El-Hussuna A (2018b) Risk of postoperative morbidity in patients having bowel resection for colonic Crohn's disease. Tech Coloproctol. 2018 Dec 12. ▸ https://doi.org/10.1007/s10151-018-1904-0 [Epub ahead of print]

Iesalnieks I, Kilger A, Glass H, Müller-Wille R, Klebl F, Ott C, Strauch U, Piso P, Schlitt HJ, Agha A (2008) Intraabdominal septic complications following bowel resection for Crohn's disease: detrimental influence on long-term outcome. Int J Colorectal Dis 23(12):1167–1174

Iesalnieks I, Kilger A, Kalisch B, Obermeier F, Schlitt HJ, Agha A (2011) Treatment of the anastomotic complications in patients with Crohn's disease. Int J Colorectal Dis 26(2):239–244. ▸ https://doi.org/10.1007/s00384-010-1031-5

Kasparek MS, Glatzle J, Temeltcheva T, Mueller MH, Koenigsrainer A, Kreis ME (2007) Long-term quality of life in patients with Crohn's disease and perianal fistulas: influence of fecal diversion. Dis Colon Rectum 50(12):2067–2074

Korelitz BI, Cheskin LJ, Sohn N, Sommers SC (1985) The fate of the rectal segment after diversion of the fecal stream in Crohn's disease: its implications for surgical management. J Clin Gastroenterol 7(1):37–43

Knowles SR, Wilson J, Wilkinson A, Connell W, Salzberg M, Castle D, Desmond P, Kamm MA (2013) Psychological well-being and quality of life in Crohn's disease patients with an ostomy: a preliminary investigation. J Wound Ostomy Continence Nurs 40(6):623–629

Longo WE, Oakley JR, Lavery IC, Church JM, Fazio VW (1992) Outcome of ileorectal anastomosis for Crohn's colitis. Dis Colon Rectum 35(11):1066–1071

Martí-Gallostra M, Myrelid P, Mortensen N, Keshav S, Travis SP, George B (2017) The role of a defunctioning stoma for colonic and perianal Crohn's disease in the biological era. Scand J Gastroenterol 52(3):251–256

Morris A, Leach B (2017) A qualitative exploration of the lived experiences of patients before and after ileostomy creation as a result of surgical management for Crohn's disease. Ostomy Wound Manage 63(1):34–39

Morris MS, Graham LA, Chu DI et al (2015) Oral antibiotic bowel preparation significantly reduces surgical site infection rates and readmission rates in elective colorectal surgery. Ann Surg 261:1034–1040

Morar PS, Hodgkinson JD, Thalayasingam S, Koysombat K, Purcell M, Hart AL, Warusavitarne J, Faiz O (2015) Determining predictors for intra-abdominal septic complications following ileocolonic resection for Crohn's disease-considerations in pre-operative and peri-operative optimisation techniques to improve outcome. J Crohns Colitis 9(483–91):7

Myrelid P, Söderholm JD, Olaison G, Sjödahl R, Andersson P (2012) Split stoma in resectional surgery of high-risk patients with ileocolonic Crohn's disease. Colorectal Dis 14:188–193

Post S, Herfarth C, Schumacher H et al (1995) Experience with ileostomy and colostomy in Crohn's disease. Br J Surg 82:1629–1633

Sjödahl RI, Myrelid P, Söderholm JD (2003) Anal and rectal cancer in Crohn's disease. Colorectal Dis 5:490–495

Ten Hove JR, Bogaerts JMK, Bak MTJ, Laclé MM, Meij V, Derikx LAAP, Hoentjen F, Mahmmod N, van Tuyl SA, Oldenburg B (2018) Malignant and nonmalignant complications of the rectal stump in patients with inflammatory bowel disease. Inflamm Bowel Dis. 2018 Aug 1. ▸ https://doi.org/10.1093/ibd/izy253 [Epub ahead of print]

Wexner SD, Ruiz DE, Genua J, Nogueras JJ, Weiss EG, Zmora O (2008) Gracilis muscle interposition for the treatment of rectourethral, rectovaginal, and pouch-vaginal fistulas: results in 53 patients. Ann Surg 248(1):39–43

Yamamoto T, Allan RN, Keighley MR (2000) Effect of fecal diversion alone on perianal Crohn's disease. World J Surg 24:1258–1262

13

Stomachirurgie bei Patienten mit Colitis ulcerosa

Igors Iesalnieks und Peter Kienle

© Springer-Verlag GmbH Deutschland, ein Teil von Springer Nature 2020
I. Iesalnieks (Hrsg.), *Chirurgie des intestinalen Stomas*, https://doi.org/10.1007/978-3-662-59123-9_14

Einleitung

Die Geschichte der Chirurgie der Colitis ulcerosa ist zugleich die Geschichte der Ileostomie (s. ▶ Kap. 1). Die akute schwere Colitis führte vor 100 Jahren regelmäßig zu tödlichen Verläufen. Die Einführung der Ileostomie konnte in den 30–40er Jahren die unausweichliche Fatalität der Ereignisse durchbrechen. Die Entwicklung der Ileostomie-Technik sowie die Einführung der Kolektomie bei therapierefraktärer Erkrankung reduzierte die postoperative Mortalität ab den 1950er Jahren dramatisch.

14.1   Indikationen

Die Situationen, in denen die Patienten mit Colitis ulcerosa ein Ileostoma benötigen, sind:

- endständiges Ileostomas im Rahmen einer notfallmäßigen Kolektomie
- Anlage eines doppelläufigen Ileostomas als alleinige notfallmäßige Maßnahme
- dreizeitige Proktokolektomie
- endständiges Ileostoma nach Proktokolektomie ohne Kontinenzerhaltung
- protektives doppelläufiges Ileostoma im Rahmen der J-Pouchanlage
- kontinentes Ileostoma (z. B. Kock Pouch). Dieses Thema wird im ▶ Kap. 15 erörtert

14.2   Notfallmäßige Kolektomie

20–30 % der Patienten mit Colitis ulcerosa werden mindestens einmal im Laufe der Erkrankung wegen eines schweren Schubs stationär aufgenommen. Die stationäre Aufnahme wegen einer akuten schweren Kolitis ist mit einem erheblichen Risiko assoziiert, langfristig kolektomiert zu werden – binnen 5 Jahre sind es 50–70 % (Bojic 2009), wobei diese Zahl in der Ära der biologischen Therapie etwas niedriger sein dürfte (Subramaniam 2014). Die Kolektomie und Anlage eines endständigen Ileostomas stellt seit den 50-er Jahren die chirurgische Therapie der Wahl in dieser Patientenpopulation dar.

Auch wenn viele Patienten in der Notfallsituation die Stomaanlage als ein negatives, teilweise schockierendes Ereignis empfinden, ändert sich deren Einstellung zum Stoma oft binnen weniger Tage nach der Operation. Das Gefühl, bei Mahlzeiten in Ruhe essen zu können und nicht mehr jederzeit plötzlich die Toilette aufsuchen zu müssen, empfinden die Patienten als sofortige Besserung der Lebensqualität. Bleiben die postoperativen Komplikationen aus – die in diesem kritischen Patientengut mit etwa 50 % häufig sind (Leeds 2017) – fühlen sich die Patienten bereits nach 1–2 Wochen wesentlich besser.

Die Großzahl der Chirurgen setzt den Rektumstumpf im Rahmen der totalen Kolektomie mit einem Stapler ab („Hartmannstumpf"). Allerdings tritt bei 6–12 % der Patienten postoperativ eine Pelvioperitonitis auf. Von einzelnen Autoren wird daher empfohlen, das distale Kolon etwas weiter oral abzusetzen und den Stumpf entweder als Schleimfistel über einen separaten Stomakanal oder über den gemeinsamen Stomakanal mit Ileostoma auszuleiten (Carter 1991) (◘ Abb. 14.1). Eine weitere Alternative ist, den geschlossenen Rektumstumpf in das subkutane Gewebe zu bringen. Mit dieser Technik kam es allerdings in einer älteren Studie in 35 % der Fälle zum Eröffnen des Stumpfes mit folgender Wundinfektion und Bildung einer Schleimfistel. Eine Pelvioperitonitis trat allerdings bei Patienten mit ausgeleitetem Stumpf signifikant seltener auf als mit Hartmannstumpf (Carter 1991). Auch in einer neueren Studie wurde der Hartmannstumpf mit subkutaner Stumpfausleitung verglichen (Gu 2013) – hier unterschied sich die Häufigkeit der Perlvioperitonitis allerdings nicht. Es existieren leider keine ausreichenden Daten zum postoperativen Verlauf bei Patienten mit Ausleitung des Rektum-/Sigmastumpfes über den gleichen Stomakanal. Es darf befürchtet werden, dass die Stomaqualität schlechter ist als bei einfachem endständigen Ileostoma. Auch stellt sich die Frage, ob das Ausleiten eines entzündeten Darmsegmentes die Häufigkeit der inflammatorischen Stomakomplikationen (Fisteln, Abszesse, Pyodermie, Retraktion) erhöhen kann, gerade auch weil das linksseitige Kolon in der Regel besonders schwer

14

Abb. 14.1 Split-Stoma: endständiges Ileostoma nach Kolektomie und der ausgeleitete Sigma-/ Rektumstumpf (im Bild bei 2.00 Uhr). (Mit freundlicher Genehmigung von J. Warusavitarne, London)

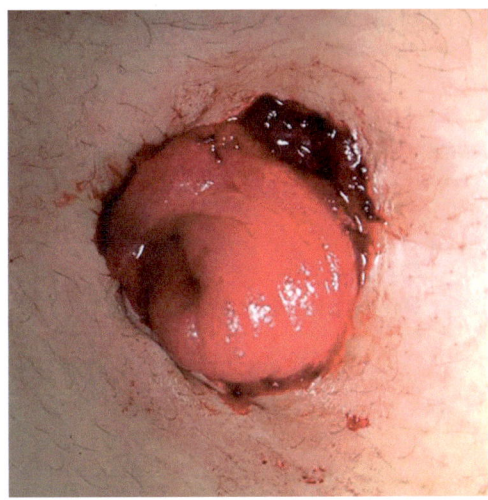

☐ **Abb. 14.1** Split-Stoma: endständiges Ileostoma nach Kolektomie und der ausgeleitete Sigma-/ Rektumstumpf (im Bild bei 2.00 Uhr). (Mit freundlicher Genehmigung von J. Warusavitarne, London)

entzündet ist. Wird der Hartmannstumpf als Schleimfistel ausgeleitet, darf eine höhere Narbenhernienrate erwartet werden. Die meisten Kliniken in Deutschland setzen das Kolon im rektosigmoidalen Übergang als Hartmannstumpf ab.

In der Regel kann der nächste Behandlungsschritt, die Anlage des ileoanalen Pouches, innerhalb von 3–6 Monaten nach der Kolektomie durchgeführt werden. Einige Patienten empfinden den Zustand mit dem endständigen Ileostoma als so befreiend im Vergleich zu den manchmal über mehrere Jahre anhaltenden therapierefraktären Kolitis-Beschwerden, dass sie sich dazu entscheiden, die Pouchanlage zeitlich erheblich zu verschieben oder gar nicht durchführen zu lassen.

14.3 Doppelläufiges Ileostoma als Notfallmaßnahme

Noch bis Ende der 40er Jahre stellte die Ileostomaanlage das Verfahren der Wahl bei konservativ nicht beherrschbarer Colitis ulcerosa dar. Die Mortalität war jedoch mit 30–40 % sehr hoch: zum einen wegen der sog. Ileostomadysfunktion (s. ▶ Kap. 1), aber auch wegen einer anhaltenden Beeinträchtigung durch die Colitis ulcerosa. Seit 1949 stellte daher die totale Kolektomie die Standardtherapie in diesem Patientengut dar und

die alleinige Ileostomie galt als obsolet. Russell et al. (2018) präsentierten allerdings 2018 eine Serie von 33 Patienten mit schwerer Crohn-Kolitis (n = 14) oder Colitis ulcerosa (n = 19), die allein mittels Ileostomaanlage behandelt wurden. Bei allen Patienten wurde laparoskopisch ein doppelläufiges Ileostoma angelegt. Eine *on-table*-Colonlavage *(washout)* wurde nicht durchgeführt. Eine notfallmäßige Kolektomie wurde nach der Ileostomie bei lediglich 3 Patienten notwendig (9 %), bei allen anderen konnte entweder die elektive laparoskopische Proktokolektomie oder gar die Ileostomarückverlagerung durchgeführt werden. Bei >80 % der Patienten konnten eine Steroidfreiheit erreicht und der Ernährungszustand verbessert werden. Bei 6 Patienten mit kompletter *mucosal healing* wurde das Ileostoma zurückverlagert. Diese Patienten blieben 1–2 Jahre nach der Stomarückverlagerung in Remission.

❗ Trotz dieser Ergebnisse muss dringend festgehalten werden, dass die totale Kolektomie immer noch die notfallmäßige Standardtherapie bei Patienten mit schwerer akuter therapierefraktärer Colitis ulcerosa darstellt! Eine anhaltende schwere Inflammation oder gar Perforation im belassenen Kolon könnte zur Erhöhung

der Mortalität führen! Ob eine alleinige Ileostomaanlage im gut selektionierten Patientengut zur vorübergehenden oder gar längerfristigen Remission führen kann, muss in weiteren Studien geklärt werden.

14.4 Dreizeitige Proktokolektomie

Über mehrere Jahrzehnte stellte die zweizeitige Proktokolektomie unter elektiven Bedingungen das Standardverfahren dar. Die Behandlungsschritte waren: 1) Proktokolektomie, ileoanaler Pouch, doppelläufiges Ileostoma 2) Ileostomarückverlagerung.

In den letzten 20 Jahren gewinnt jedoch an vielen Zentren das dreizeitige Verfahren wieder zunehmend an Popularität: 1) Totale Kolektomie, endständiges Ileostoma; 2) Proktektomie, J-Pouchanlage, protektives doppelläufige Ileostoma; 3) Ileostomarückverlagerung. Diese Entwicklung muss zumindest teilweise auf die zunehmende Diversität der medikamentösen Therapie und vor allem auf die Einführung der Biologika zurückgeführt werden. Die sequenziell eingesetzten Therapien verzögern die Entscheidung pro Operation manchmal um Jahre, sodass sich der Allgemein- und Ernährungszustand der Patienten ggf. noch erheblich verschlechtert. Auch legen die verfügbaren Daten nahe, dass diese Medikamente einen direkten negativen Einfluss auf die Komplikationsrate nach der Pouchanlage ausüben (Selvaggi 2015). Darauf reagierten die behandelnden Chirurgen in den letzten 20 Jahren mit einer sichereren Strategie – die Kolektomie mit endständigem Ileostoma bei Patienten unter biologischer Therapie. Möglicherweise erfolgte deswegen bei ungefähr 90 % der Patienten mit Colitis ulcerosa in Dänemark zwischen 2003 und 2010 keine primäre Pouchanlage im Rahmen der ersten Operation (Nørgård 2012).

Nach der initialen Kolektomie ist der Zustand der Patienten bei der Pouchanlage in der Regel so gut, dass mancherorts bereits ein modifiziertes zweizeitiges Vorgehen angewendet wird (Samples 2017): 1) Totale Kolektomie, endständiges Ileostoma; 2) Proktektomie und J-Pouchanlage **ohne** protektives Ileostoma.

Der eigentliche Ansatz bei der Einführung des dreizeitigen (und des modifizierten zweizeitigen) Vorgehens war die Verhinderung der septischen Komplikationen an der pouchanalen Anastomose. Dieses Ziel scheint besonders wichtig zu sein, führen doch die septischen Komplikationen am Pouch dauerhaft zur schlechteren Funktion und ggf. Pouchverlust. Auch wird vermutet, dass die dazwischengeschaltete Phase mit endständigem Ileostoma zur Verlängerung des Mesenteriums führt, was bei der späteren Pouchanlage von hohem Wert sein kann. Dieser Aspekt ist allerdings bis jetzt in Studien nicht untersucht worden.

Ein weiterer Vorteil des dreizeitigen Vorgehens ist die Tatsache, dass die Patienten Erfahrung mit dem endständigen Ileostoma bekommen. Im Falle eines späteren Pouchversagens und der Notwendigkeit, den Pouch zu exzidieren, können dann die Patienten die danach zu erwartende Lebensqualität schon aus eigener Erfahrung abschätzen. Patienten, die zweizeitig operiert werden, haben dagegen eine Erfahrung lediglich mit dem vorgeschalteten doppelläufigen Ileostoma, das wesentlich häufiger eine schlechtere Qualität aufweist (s. u.). Patienten haben dann eine deutlich stärkere Angst, dauerhaft Stomaträger zu werden, falls deren Pouch versagt.

Bis jetzt existieren allerdings keine prospektiven randomisierten Studien, welche das klassische zweizeitige Vorgehen mit dem dreizeitigen oder mit dem modifizierten zweizeitigen vergleichen. Einzelne retrospektive Studien zeigten eine niedrigere Anastomoseninsuffizienzrate nach modifiziertem im Vergleich zum klassischen zweizeitigen Vorgehen (Zittan 2016), in anderen fand sich jedoch kein Unterschied weder der Komplikations-, noch der Pouchitisrate oder langfristiger Lebensqualität zwischen klassischer zweizeitiger restaurativer Proktotolektomie bzw. nach dreizeitigem Vorgehen (Lee 2019). Allerdings werden in Studien, die das dreizeitige mit dem zweizeitigen Vorgehen vergleichen, in die ersteren Gruppe regelmäßig Patienten eingeschlossen, die die totale Kolektomie unter notfallmäßigen Bedingungen erhalten haben (Lee 2019). Insofern unterliegen nahezu alle Studien in diesem Bereich einem erheblichen Selektionsbias.

14.5 Endständiges Ileostoma nach Proktokolektomie ohne Kontinenzerhaltung

Nach der Datenlage tritt bei knapp 10 % der Patienten mit ileoanalem Pouch ein Pouchversagen auf, am häufigsten aufgrund einer chronischen Pouchitis oder seltener wegen peripouchaler Fisteln, weswegen bei diesen Patienten letztendlich sekundär ein doppelläufiges Stoma zur „Trockenlegung" des Pouches oder ein endständiges Stoma nach Pouchextirpation angelegt werden muss. Bei einem Teil der Patienten mit Colitis ulcerosa wird das endständige Ileostoma bereits primär als endgültige Maßnahme nach Proktokolektomie angelegt. Die Gründe hierfür sind: Präferenz des Patienten, insuffizienter Analsphinkter, Rektumkarzinom mit Infiltration des Sphinkters und eine zu hoch eingeschätzte Gefahr der postoperativen Pouch-Komplikationen.

Auch wenn die pouchanale Anastomose als goldener Standard in der Colitis-ulcerosa-Chirurgie gilt, ist nicht sicher bewiesen, dass die Lebensqualität nach Pouchanlage wirklich besser ist als nach einer endständigen Ileostomaanlage. Denn bei Patienten mit Pouch können eine Reihe von Problemen auftreten – hohe Stuhlfrequenz, Stuhlinkontinenz, nächtlicher Stuhlgang, Pouchitis, Cuffitis u. a. Ein nicht geringer Anteil der Patienten mit Pouch müssen lebenslang oder intermittierend Medikamente einnehmen: Loperamid, Antibiotika, Budesonid oder sogar Biologika. Ein Teil der Patienten leidet unter einem perianalen Ekzem

oder muss Einlagen tragen. Aufgrund der hohen Stuhlfrequenz können die Patienten in ihren Aktivitäten deutlich eingeschränkt sein. Patienten mit permanenter Ileostomie können dagegen an Stigmatisierung, negativer Wahrnehmung des eigenen Körperbildes, Einschränkung der körperlichen und sozialen Funktion sowie an Stomakomplikationen leiden. Außerdem können bei diesen Patienten Komplikationen an der perinealen Wunde auftreten. Mehrere Studien haben daher die Lebensqualität der Patienten mit ileoanalem Pouch im Vergleich zum endständigen Ileostoma analysiert. Pemberton et al. (1989) verglichen 406 Patienten, die sich einer Proktokolektomie und endständigem Ileostoma unterzogen hatten, mit 298 Patienten mit ileoanalem Pouch. Es wurden allerdings sowohl Patienten mit Colitis ulcerosa als auch mit FAP eingeschlossen. Die Studie zeigte eine hohe (93–95 %) Zufriedenheit mit dem Operationsergebnis in beiden Gruppen. Auch die Zufriedenheit mit sozialen Aktivitäten und Nahrungsaufnahme war in beiden Gruppen gleich. 22 % der Patienten mit Ileostoma mussten revidiert werden – 13 % wegen Stomakomplikationen. In der Pouch-Gruppe mussten ebenfalls 11 % revidiert werden. In der Studie wurde noch das sog. *„Performance score"* ermittelt – eine Zusammenstellung aus verschiedenen Lebensbereichen – Sport, Arbeit zu Hause, sexuelle Aktivität, soziale Aktivitäten etc. Die Pouch-Patienten wiesen dabei eine signifikant höhere Leistungsfähigkeit auf. Auch sagten 39 % der Ileostoma-Patienten, dass sie sich der Pouchanlage unterziehen würden, wenn sie könnten, während nur 4 % der Patienten mit Pouch sich ein Ileostoma wünschten. Es muss allerdings bedacht werden, dass FAP-Patienten eine bessere Pouchfunktion aufweisen als Patienten mit Colitis ulcerosa! Eine weitere Studie (Kuruvilla 2012) verglich die Lebensqualität von 35 Patienten mit ileoanalem Pouch und 24 Patienten mit Ileostoma. Diesmal wurden verschiedene validierte Instrumente zur Messung der Lebensqualität verwendet. Beide Gruppen wiesen sehr ähnliche Scores auf, doch die Pouchpatienten hatten etwas bessere Ergebnisse, welche die Sexualität, das Körperbild, sowie soziale Aktivitäten abbildeten. In einer neueren Studie aus Holland (Van der Valk 2015) konnten eine bessere Lebensqualität und niedrigere Gesundheitskosten bei Patienten mit pelvinem Pouch im Vergleich zu Patienten mit Ileostoma nachgewiesen werden. Camilleri-Brennan et al. (2003; Camilleri-Brennan und Steele 2001) führten 2001 und 2003 gleich zwei Studien zur Lebensqualität bei Colitis ulcerosa Patienten mit Ileostoma durch. Die Autoren konnten zeigen, dass die Patienten mit Ileostoma eine zwar mit der Normalpopulation vergleichbare und teilweise bessere Lebensqualität aufwiesen. Patienten mit pelvinem Pouch hatten jedoch eine etwas bessere Lebensqualität in Bezug auf Sexualität und Körperbild, entwickelten zugleich allerdings wesentlich mehr Langzeitkomplikationen. Zusammenfassend kann man feststellen, dass Patienten, die sich der Proktokolektomie und Ileostomanlage unterziehen, eine sehr gute Lebensqualität aufweisen und generell mit dem Ergebnis der Behandlung sehr zufrieden sind. Die pelvine Pouchanlage scheint jedoch mit einer in bestimmten Lebensbereichen noch weiter verbesserten Lebensqualität assoziiert zu sein.

Es liegen keine Studien vor, welche Stomakomplikationen bei Patienten mit Colitis ulcerosa mit anderen Indikationen vergleichen. Die Komplikationsrate dürfte insgesamt niedriger sein als bei Patienten mit M. Crohn. Allerdings besteht bei Colitis-ulcerosa-Patienten eine erhöhte Gefahr des peristomalen Pyoderma gangraenosum (◘ Abb. 13.4 im ▸ Kap. 13 und ▸ Kap. 11). In der o. g. Studie von Pemberton mussten 13 % der Patienten wegen Ileostomakomplikationen operiert werden. Bei Phillips et al. (1989) wurden 11 von 70 zwischen 1976 und 1986 operierten Patienten wegen Ileostomakomplikationen revidiert (12 %). Die Revisionsgründe waren: Retraktion, Hernie, Prolaps und Fistel. Auch wenn beide Studien etwa 30 Jahre zurück liegen, hat sich die chirurgische Technik der Ileostomaanlage seit den 80er Jahren praktisch nicht verändert.

14.6 Protektives Ileostoma im Rahmen der ileoanalen Pouchanlage

Die Anlage des protektiven Loop-Ileostomas wird im Rahmen der restaurativen Proktokolektomie in den europäischen Leitlinien explizit im Regelfall empfohlen, nur in sehr selektionierten Fällen darf darauf verzichtet werden (Øresland 2015). Es ist umstritten, ob das Ileostoma in der Tat das Auftreten der Anastomosenkomplikationen verhindert oder lediglich deren Schwere reduziert. Mennigen (2011) untersuchte retrospektiv 122 Patienten mit Pouchanlage mit (n = 89) oder ohne (n = 33) Loop-Ileostoma. In der Gruppe ohne Ileostoma traten in 18 % der Fälle Pouch-assoziierte septische Komplikationen auf, in der Patientengruppe mit Ileostoma waren es nur 6 %. Auch war die Revisionsrate niedriger in der Ileostomagruppe.

Die Anlage des doppelläufigen Ileostomas im Rahmen der Pouchoperation ist mit technischen Schwierigkeiten verbunden, die bei anderen Indikationen so nicht oft vorkommen. Die Länge des Mesenteriums im präterminalen Ileum reicht nicht immer, um eine spannungsfreie Loop-Ileostomie anzulegen. Damit besteht ein erhebliches Risiko der Stomaretraktion und Versorgungsprobleme.

> **Tipp**
>
> Diesem Problem kann begegnet werden, indem das Stoma weiter oral angelegt wird. Damit besteht allerdings ein erhöhtes Risiko der High-output-Symptomatik. Das Problem des zu kurzen Mesenteriums kann man auch teilweise lösen, indem man den Stomakanal so weit wie möglich kaudal anlegt. Dies kann jedoch dazu führen, dass der Stomakanal zu nah an oder in einer Bauchfalte liegt und so wieder die Versorgung erschwert.

Fonkalsrud (2000) verglich 38 Patienten mit einem protektiven endständigen im Gegensatz zu 39 Patienten mit einem protektiven Loop-Ileostoma. Alle Patienten erhielten einen ileoanalen Pouch. Es zeigte sich, dass Patienten mit Loop-Ileostoma doppelt so viele peristomale Hautkomplikationen entwickelten und wesentlich häufiger zu Hause von Stomatherapeuten besucht werden mussten. Die Kosten für die Stomaversorgung waren wesentlich höher, außerdem kehrten die Patienten wesentlich später zu sozialen und beruflichen Aktivitäten zurück. Die Autoren kamen zum Schluss, dass ein endständiges Ileostoma als protektive Maßnahme wesentlich vorteilhafter ist, obwohl für die Rückverlagerung eine Laparotomie erforderlich war.

> **Tipp**
>
> Ein guter Kompromiss ist aus eigener Erfahrung im Einzelfall die Anlage eines zwar endständigen Stomas, die verschlossene abführende Schlinge wird dann aber direkt unter der Faszie am Stomakanal fixiert. Die Stomarückverlagerung ist so in der Regel über den Stomakanal möglich.

Hohe Komplikationsraten am doppelläufigen Ileostoma wurden in einer großen (n = 486) japanischen Studie festgestellt (Mizushima 2017): peristomale Dermatitis 35 %, Ileus 23 % (ein Viertel davon wurde revidiert!), mukokutane Dehiszenz 12 %, Prolaps 4 %, Hernie 2,5 %, Retraktion 2 %. Die Ileusrate war höher, wenn die Operation laparoskopisch durchgeführt und wenn das Stoma weniger als 30 cm vom Pouch entfernt ausgeleitet wurde. In einer weiteren großen Studie von Colombo et al. (2018) wurden 250 Patienten mit ileoanaler Pouchanlage und protektivem Loop-Ileostoma analysiert. In dieser Studie entwickelten 12 % der Patienten Ileostoma-Komplikationen: Dehydratation (6 %), Ileus (3 %), Prolaps (1 %), Retraktion (1 %) und Hernie (0,4 %). Die peristomalen Hautkomplikationen und die Versorgungsprobleme wurden allerdings nicht erfasst. Es fanden sich keine Unterschiede zwischen den offen und laparoskopisch und zwischen den zweizeitig oder dreizeitig operierten Patienten.

Der optimale Zeitpunkt der Rückverlagerung des doppelläufigen Ileostomas wurde bis jetzt nicht systematisch untersucht. Die Rückverlagerung binnen der ersten 6 Wochen dürfte mit einem erhöhten Schwierigkeitsgrad assoziiert sein. Ob eine Rückverlagerung binnen der ersten postoperativen 10 Tage Vorteile bringt – wie dies bei Patienten mit Rektumkarzinom (s. ▶ Kap. 12) diskutiert wird – ist in diesem Patientengut ebenfalls nicht untersucht worden. Zwei im Jahr 2018 veröffentlichte Studien legen nahe, dass eine regelhafte Pouchoskopie vor Ileostomarückverlagerung bei asymptomatischen Patienten keine Anastomosenkomplikationen diagnostiziert und somit überflüssig ist (Exarchos 2018; Cai 2018).

> **Tipp**
>
> Bis zu 35 % der Patienten weisen vor der Stomarückverlagerung Stenosen an der pouchanalen Anastomose auf. Diese „Stenosen" entstehen meistens durchs Verkleben der Klammern in der defunktionierten pouchanalen Anastomose und können entweder prä- oder intraoperativ mit dem Finger einfach wieder eröffnet werden.

Die Rückverlagerung des doppelläufigen Ileostomas ist wegen des kurzen Mesenteriums oft erschwert. Kommen Verwachsungen hinzu – besonders bei Patienten, die offen voroperiert wurden – kann der Eingriff technisch sehr anspruchsvoll werden. In solchen Fällen sollte eine hohe Bereitschaft für die Laparotomie bestehen.

Tipp

Bei Patienten, deren Pouch vorher über Pfannenstielinzision gebildet wurde, kann letztere eröffnet und die Anastomose darüber angelegt werden.

Mennigen (2014) fand eine postoperative Komplikationsrate von 16,5 % in einem systemischen Review, das 2146 Ileostomarückverlagerungen bei Colitis-ulcerosa-Patienten einschloss. Eine Anastomoseninsuffizienz entwickelten 2 %, Ileus 8 %, Wundinfektion 4 %. Im späteren Verlauf entwickelten 2 % eine Hernie und 9 % einen Ileus. In der zuvor erwähnten Studie von Colombo entwickelten 8 % der Patienten Komplikationen im Rahmen der Ileostomarückverlagerung.

Zusammenfassend kann festgehalten werden, dass das protektive Ileostoma bei Patienten mit pelviner Pouchanlage mit einer signifikanten Morbidität assoziiert ist. Zum jetzigen Zeitpunkt kann von der Ileostomaanlage im Regelfall nicht abgeraten werden, wobei eine weitere Erforschung der Morbidität bei routinemäßiger Anwendung des dreizeitigen und des modifizierten zweizeitigen Vorgehens hier womöglich noch weitere Aufschlüsse geben wird. Inwieweit sich das Konzept des sog. „Ghost-Stomas" etablieren wird, ist ebenfalls noch unklar (s. ▶ Kap. 12). Es liegen noch keine Studienergebnisse zu diesem Verfahren bei Colitis ulcerosa Patienten vor. Ein zu spätes Umwandeln des „Ghost" in ein „richtiges" Stoma würde kurzfristig zur Pelvioperitonitis und langfristig zur schlechteren Pouchfunktion führen.

14.7 Ileostoma und Schwangerschaft

Bei Patientinnen im gebärfähigen Alter erhöht die Präparation des Rektums während der Proktokolektomie das Risiko der Infertilität durch Bildung pelviner Adhäsionen (Tulchinsky 2013). Die neuestes Studien lassen allerdings vermuten, dass die laparoskopische im Gegensatz zur offenen Pouchanlage das Risiko der Infertilität nicht erhöht (Beyer-Berjot 2013), die Daten sind jedoch bis jetzt zu spärlich, um dies definitiv behaupten zu können. Sicher ist, dass das Infertilitätsrisiko niedriger ist als bei offener Proktokolektomie (Kucharzik 2018). Die Patientinnen sollten daher zum Thema Schwangerschaft präoperativ aufgeklärt werden. Sie können sich dann für eine Kolektomie und Ileostoma statt Proktokolektomie und Pouchanlage entscheiden, um der pelvinen Präparation aus dem Weg zu gehen. Bei entsprechendem Wunsch können die Patientinnen dann bei liegendem Ileostoma schwanger werden und die Pouchanlage auf die Zeit nach der Geburt des Kindes verschieben. Es existieren nur wenige aktuellere Berichte zur Schwangerschaft bei Ileostomaträgerinnen. In den Jahrzehnten, als die J-Pouch-Anlage noch nicht eingeführt bzw. nicht verbreitet war, wurden wesentlich mehr Ileostomaträgerinnen mit Colitis ulcerosa schwanger. Hudson (1972) beschrieb 1972 seine Erfahrung mit 75 Schwangeren mit Ileostoma. Die häufigsten Probleme waren: die Vergrößerung des Stomaumfanges, Prolaps sowie Verschiebung des Stomas nach kaudal. Die meisten Patientinnen benötigten einen Spiegel, um im 2.–3. Trimester das Stoma zu versorgen. Im ersten Trimester erhöhte sich das Risiko der Dehydration bei Patientinnen mit *Emesis gravidarum*. Im zweiten und dritten Trimester traten bei 10 % der Patientinnen in der Studie von Hudson Ileusbeschwerden auf. Ein Ileus durch mechanische Kompression des Ileostomas durch den vergrößerten Uterus ist auch in der modernen Literatur beschrieben (Porter 2014), die absolute Inzidenz ist jedoch nicht bekannt. Der Ileus kann meist konservativ mithilfe intermittierender Katheterisierung behandelt werden, es muss jedoch mittels MRT sicher diagnostiziert werden, dass der Ileus durch mechanische Kompression und nicht durch Adhäsionen verursacht wird (McKenna 2007). Die vaginale Geburt war bei Ileostomaträgerinnen in der Studie von Hudson nicht kompliziert.

Insgesamt werden die meisten Patientinnen sich heutzutage wohl doch eher für eine Pouchanlage anstelle einer Hartmann-Situation mit Ileostoma entscheiden, auch wenn sie einen Kinderwunsch haben. Der Eingriff sollte daher stets laparoskopisch durchgeführt werden.

Literatur

Beyer-Berjot L, Maggiori L, Birnbaum D, Lefevre JH, Berdah S, Panis Y (2013) A total laparoscopic approach reduces the infertility rate after ileal pouch-anal anastomosis: a 2-center study. Ann Surg 258(2):275–282

Bojic D, Radojicic Z, Nedeljkovic-Protic M, Al-Ali M, Jewell DP, Travis SP (2009) Long-term outcome after admission for acute severe ulcerative colitis in Oxford: the 1992–1993 cohort. Inflamm Bowel Dis 15(6):823–828. ▶ https://doi.org/10.1002/ibd.20843

Cai JX, Barrow J, Parian A, Brant SR, Dudley-Brown S, Efron J, Fang S, Gearhart S, Marohn M, Safar B, Truta B, Wick E, Lazarev M (2018) Routine pouchoscopy prior to ileostomy takedown may not be necessary in patients with chronic ulcerative colitis. Dig Dis 36(1):72–77

Camilleri-Brennan J, Steele RJ (2001) Objective assessment of quality of life following panproctocolectomy and ileostomy for ulcerative colitis. Ann R Coll Surg Engl 83(5):321–324

Camilleri-Brennan J, Munro A, Steele RJ (2003) Does an ileoanal pouch offer a better quality of life than a permanent ileostomy for patients with ulcerative colitis? J Gastrointest Surg 7(6):814–819

Carter FM, McLeod RS, Cohen Z (1991) Subtotal colectomy for ulcerative colitis: complications related to the rectal remnant. Dis Colon Rectum 34(11):1005–1009

Colombo F, Pellino G, Selvaggi F, Corsi F, Sciaudone G, Sampietro GM, Foschi D (2018) Minimally invasive surgery and stoma-related complications after restorative proctocolectomy for ulcerative colitis. A two-centre comparison with open approach. Am J Surg. pii: S0002-9610(18)30439-2.

Exarchos G, Metaxa L, Gklavas A, Koutoulidis V, Papaconstantinou I (2018) Are radiologic pouchogram and pouchoscopy useful before ileostomy closure in asymptomatic patients operated for ulcerative colitis? Eur Radiol. ▶ https://doi.org/10.1007/s00330-018-5760-0 [Epub ahead of print]

Fonkalsrud EW, Thakur A, Roof L (2000) Comparison of loop versus end ileostomy for fecal diversion after restorative proctocolectomy for ulcerative colitis. J Am Coll Surg 190(4):418–422

Gu J, Stocchi L, Remzi F, Kiran RP (2013) Intraperitoneal or subcutaneous: does location of the (colo)rectal stump influence outcomes after laparoscopic total abdominal colectomy for ulcerative colitis? Dis Colon Rectum 56(5):615–621

Hudson CN (1972) Ileostomy in pregnancy. Proc R Soc Med. 65(3):281–283

Kucharzik T, Dignass AU, Atreya R, Bokemeyer B, Esters P, Herrlinger K, Kannengießer K, Kienle P, Langhorst J, Lügering A, Schreiber S, Stallmach A, Stein J, Sturm A, Teich N, Siegmund B, Andus T, Autschbach F, Bachmann O, Baretton G, Baumgart DC, Bettenworth D, Bläker M, Buderus S, Büning J, Ehehalt R, Fellermann K, Fichtner-Feigl S, Götz M, Gross C, Hartmann F, Hartmann P, In der Smitten S, Häuser W, Helwig U, Kaltz B, Kanbach I, Keller KM, Klaus J, Koletzko S, Kroesen A, Kruis W, Kühbacher T, Leifeld L, Maaser C, Matthes H, Moog G, Ockenga J, Pace A, Reinshagen M, Rijcken E, Rogler G, Stange E, Veltkamp C, Zemke J (2018) [Updated S3-Guideline Colitis ulcerosa. German Society for Digestive and Metabolic Diseases (DGVS) – AWMF Registry 021/009]. Z Gastroenterol 56(9):1087–1169.

Kuruvilla K, Osler T, Hyman NH (2012) A comparison of the quality of life of ulcerative colitis patients after IPAA vs ileostomy. Dis Colon Rectum 55(11):1131–1137

Leeds IL, Truta B, Parian AM, Chen SY, Efron JE, Gearhart SL, Safar B, Fang SH (2017) Early surgical intervention for acute ulcerative colitis is associated with improved postoperative outcomes. J Gastrointest Surg. 21:1675–1682

Lee GC, Deery SE, Kunitake H, Hicks CW, Olariu AG, Savitt LR, Ananthakrishnan AN, Ricciardi R, Hodin RA, Bordeianou LG (2019) Comparable perioperative outcomes, long-term outcomes, and quality of life in a retrospective analysis of ulcerative colitis patients following 2-stage versus 3-stage proctocolectomy with ileal pouch-anal anastomosis. Int J Colorectal Dis. ▶ https://doi.org/10.1007/s00384-018-03221-x [Epub ahead of print].

McKenna DA, Meehan CP, Alhajeri AN, Regan MC, O'Keeffe DP (2007) The use of MRI to demonstrate small bowel obstruction during pregnancy. Br J Radiol 80(949):e11–e14

Mennigen R, Senninger N, Bruwer M, Rijcken E (2011) Impact of defunctioning loop ileostomy on outcome after restorative proctocolectomy for ulcerative colitis. Int J Colorectal Dis 26(5):627–633

Mennigen R, Sewald W, Senninger N, Rijcken E (2014) Morbidity of loop ileostomy closure after restorative proctocolectomy for ulcerative colitis and familial adenomatous polyposis: a systematic review. J Gastrointest Surg 18(12):2192–2200

Mizushima T, Kameyama H, Watanabe K, Kurachi K, Fukushima K, Nezu R, Uchino M, Sugita A, Futami K (2017) Risk factors of small bowel obstruction following total proctocolectomy and ileal pouch anal anastomosis with diverting loop-ileostomy for ulcerative colitis. Ann Gastroenterol Surg 1(2):122–128

Nørgård BM, Nielsen J, Qvist N, Gradel KO, de Muckadell OB, Kjeldsen J (2012) Pre-operative use of anti-TNF-α agents and the risk of post-operative complications in patients with ulcerative colitis – a nationwide cohort study. Aliment Pharmacol Ther 35(11):1301–1309

Øresland T, Bemelman WA, Sampietro GM, Spinelli A, Windsor A, Ferrante M,Marteau P, Zmora O, Kotze PG, Espin-Basany E, Tiret E, Sica G, Panis Y, Faerden AE, Biancone L, Angriman I, Serclova Z, de Buck van Overstraeten A, Gionchetti P, Stassen L, Warusavitarne J, Adamina M, Dignass A, Eliakim R, Magro F, D'Hoore A, European Crohn's and Colitis Organisation (ECCO) (2015) European evidence based consensus on surgery for ulcerative colitis. J Crohns Colitis 9(1):4–25.

Pemberton JH, Phillips SF, Ready RR, Zinsmeister AR, Beahrs OH (1989) Quality of life after Brooke ileostomy and ileal pouch-anal anastomosis. Comparison of performance status. Ann Surg 209(5):620–626

Phillips RK, Ritchie JK, Hawley PR (1989) Proctocolectomy and ileostomy for ulcerative colitis: the longer term story. J R Soc Med 82(7):386–387

Porter H, Seeho S (2014) Obstructed ileostomy in the third trimester of pregnancy due to compression from the gravid uterus: diagnosis and management. BMJ Case Rep 19;2014. pii: bcr2014205884.

Russell TA, Dawes AJ, Graham DS, Angarita SAK, Ha C, Sack J (2018) Rescue diverting loop ileostomy: an alternative to emergent colectomy in the setting of severe acute refractory IBD-colitis. Dis Colon Rectum 61(2):214–220

Samples J, Evans K, Chaumont N, Strassle P, Sadiq T, Koruda M (2017) Variant two-stage ileal pouch-anal anastomosis: an innovative and effective alternative to standard resection in ulcerative colitis. J Am Coll Surg 224(4):557–563

Selvaggi F, Pellino G, Canonico S, Sciaudone G (2015) Effect of preoperative biologic drugs on complications and function after restorative proctocolectomy with primary ileal pouch formation: systematic review and meta-analysis. Inflamm Bowel Dis 21(1):79–92

Subramaniam K, Richardson A, Dodd J, Platten J, Shadbolt B, Pavli P (2014) Early predictors of colectomy and long-term maintenance of remission in ulcerative colitis patients treated using anti-tumour necrosis factor therapy. Intern Med J. 44:464–470

Tulchinsky H, Averboukh F, Horowitz N, Rabau M, Klausner JM, Halpern Z, Dotan I (2013) Restorative proctocolectomy impairs fertility and pregnancy outcomes in women with ulcerative colitis. Colorectal Dis 15(7):842–847

van der Valk ME, Mangen MJ, Severs M, van der Have M, Dijkstra G, van Bodegraven AA, Fidder HH, de Jong DJ, Pierik M, van der Woude CJ, Romberg-Camps MJ, Clemens CH, Jansen JM, van de Meeberg PC, Mahmmod N, van der Meulen-de Jong AE, Ponsioen CY, Bolwerk C, Vermeijden JR, Siersema PD, Leenders M, Oldenburg B, COIN study group, Dutch Initiative on Crohn and Colitis (2015) Comparison of costs and quality of life in ulcerative colitis patients with an ileal pouch-anal anastomosis, ileostomy and anti-TNFα therapy. J Crohns Colitis 9(11):1016–23.

Zittan E, Wong-Chong N, Ma GW, McLeod RS, Silverberg MS, Cohen Z (2016) Modified two-stage ileal pouch-anal anastomosis results in lower rate of anastomotic leak compared with traditional two-stage surgery for ulcerative colitis. J Crohns Colitis 10(7):766–772

14

Das kontinente Ileostoma

Mattias Block und Pär Myrelid

Aus Englischem übersetzt von Igors Iesalnieks.

© Springer-Verlag GmbH Deutschland, ein Teil von Springer Nature 2020
I. Iesalnieks (Hrsg.), *Chirurgie des intestinalen Stomas*, https://doi.org/10.1007/978-3-662-59123-9_15

15.1 Historische Perspektive

Nils. G. Kock beschrieb 1969 das kontinente Ileostoma als Alternative zum endständigen Ileostoma nach Proktokolektomie bei Patienten mit Colitis ulcerosa und Familiärer Adenomatöser Polypose (FAP). Die Ziele dieses Verfahrens waren der Verzicht auf die externe Stomaversorgung und die verbesserte Lebensqualität durch Kontinenz für Luft und Stuhl.

Kock sah bereits zu Beginn seiner Karriere die Basisforschung als wichtige Grundlage der klinischen und wissenschaftlichen Tätigkeit. Daraufhin begann er unter Leitung von Prof. Björn Folkow Tierstudien an der Abteilung für Physiologie der Universität Göteborg. Er veröffentlichte 1959 seine Thesen „Experimentelle Analyse von Mechanismen der Reflexinhibition der intestinalen Motilität" und promovierte damit. Um die Probleme der Blasenersatzverfahren zu erforschen, etablierte er ein urodynamisches Labor an der Klinik für Chirurgie und entwickelte dort Verfahren zur Druckmessung in Neoblasen.

Beim langsamen Auffüllen der Neoblasen, egal ob sie aus Ileum oder Colon konstruiert waren, registrierte er starke Druckwellen bereits bei niedrigem Füllvolumen. Diese Druckwellen überschritten den Widerstand des Urethrasphinkters und führten zur Leckage.

Kock erkannte, dass diese Art Niederdruckreservoir auch für das Speichern des intestinalen Inhaltes geeignet war und begann eine klinische Studie zum „Niederdruckreservoir" als kontinentes Ileostoma bei Patienten mit Proktokolektomie. Das Reservoir wurde aus dem terminalen Ileum konstruiert (◘ Abb. 15.1). Bei den ersten Patienten wurde ein „Eck" des Reservoirs durch den M. rectus abominis geschoben und ähnlich einem konventionellen Stoma mit mukokutanen Nähten an der Haut fixiert. Kock glaubte, der Druck des M. rectus abdominis würde das Stoma komprimieren und so für Kontinenz sorgen. Die ersten Ergebnisse wurden 1969 veröffentlicht. Das Volumen des Reservoirs betrug zum Zeitpunkt der Operation 50 ml

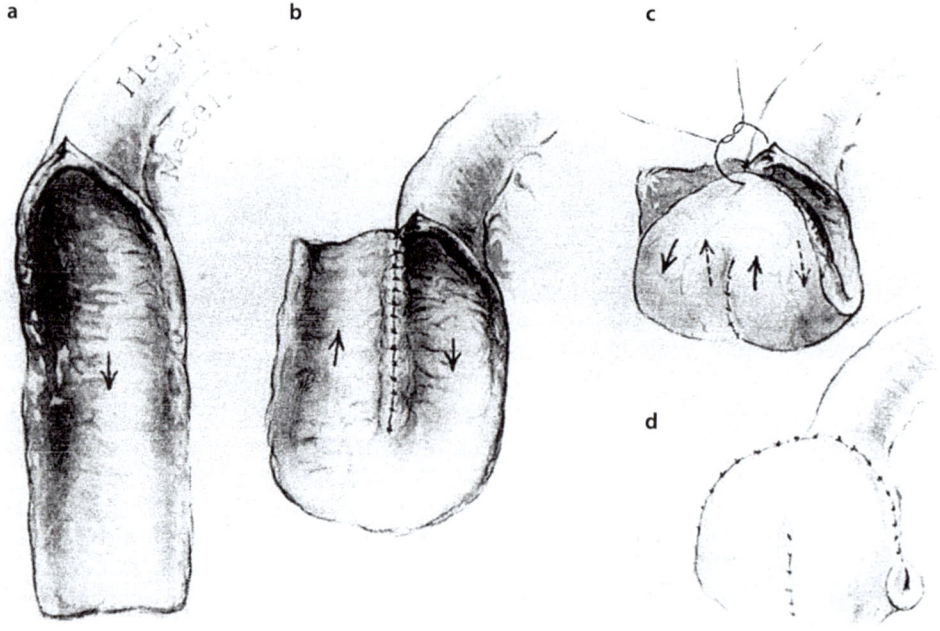

◘ **Abb. 15.1**   Das ursprüngliche von Kock konstruierte Ileumreservoir. Eine Ecke des Reservoirs wurde durch den M. rectus abdominis durchgeschoben und plan in die Haut genäht. (Aus Myrelid, Block, 2019)

und wuchs in den nächsten Wochen schrittweise bis etwa 600 ml an. Dieses Volumen schien besonders praktikabel zu sein, erlaubte es doch eine Katheterisierung und Entleerung 3 bis 4 Mal täglich.

Der nächste wesentliche Schritt in der Evolution der Technik wurde 1972 unternommen. Durch Intussuszeption des abführenden Schenkels (des Outlets) wurde das sog. Nippel-Ventil (Nipple valve) konstruiert (◘ Abb. 15.2). Die meisten Patienten waren zu Beginn kontinent, im Laufe der Zeit entwickelten jedoch einige von ihnen Luft- und Stuhlleckagen. Obwohl einige Patienten

das Stoma mit einer Kompresse verbinden konnten, musste der Großteil der Patienten eine externe Stomaversorgung anbringen, um die Luft- und Stuhlleckage aufzufangen, die besonders beim Anspannen der Bauchdecke und Husten auftraten. Kock versuchte in weiterführenden Studien das Nipple-Ventil abwechselnd anti- und isoperistaltisch anzubringen, die Ergebnisse waren jedoch nicht überzeugend.

Prof. Falicien Streichen führte 1977 in der Abdominalchirurgie die Klammernahttechnik ein. Kock nutzte diese Technik zur Stabilisierung des Nippel-Ventils zunächst in

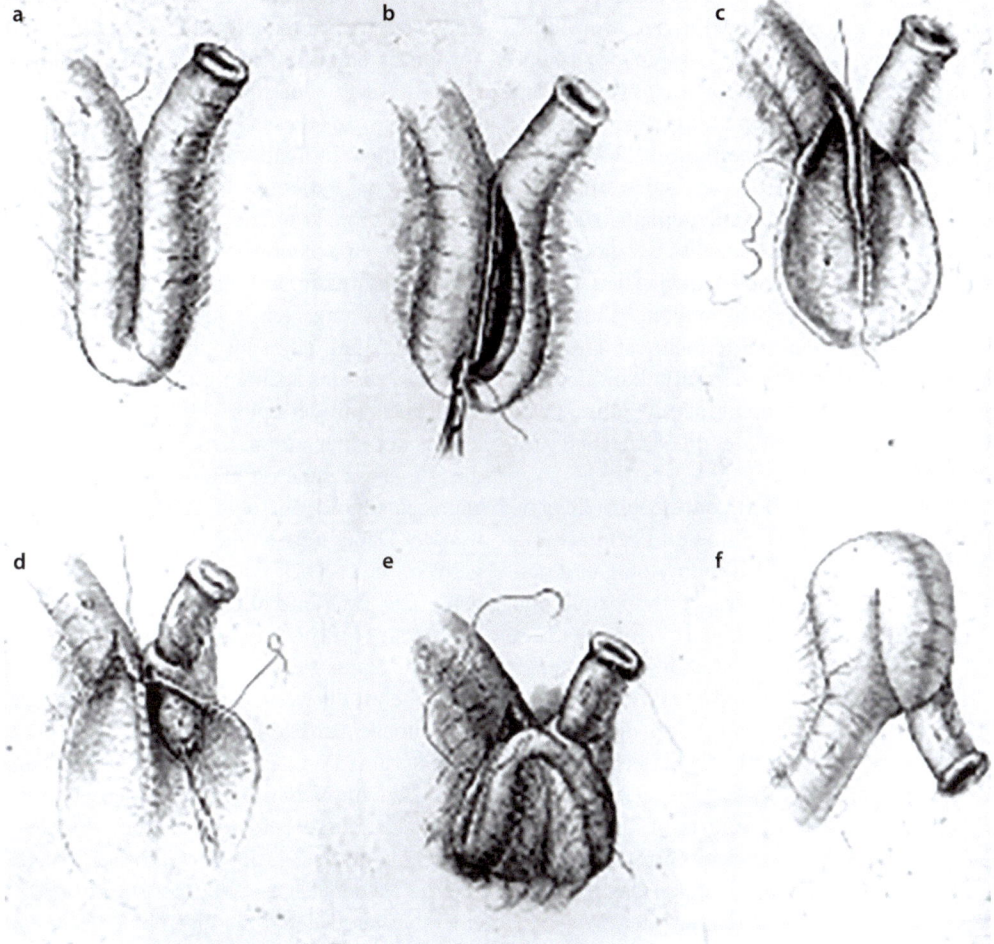

◘ **Abb. 15.2** a–f Konstruktion eines Ileostomaresevoirs mit einem Nippel-Ventil, das durch die Invagination des abführenden Schenkels gebildet wird. (Aus Kock 1973)

Tierstudien bei Hunden. Er setze 4 Klammernahtreihen, um die Position des Nippel-
Ventils zu sichern.

Die Konstruktion des kontinenten Ileostomas war mit einer relativ hohen Rate an frühen und späten Komplikationen assoziiert,
wobei die meisten an dem Nippel-Ventil auftraten: Fisteln im Bereich der durchgreifenden
nicht-resorbierbaren Nähte zur Stabilisierung
des Nippel-Ventils und die Auflösung des
Ventils (die Desuszeption) durch das Herausgleiten an der mesenteriellen Seite. Nichtsdestotrotz fielen die postoperative Mortalität
und Morbidität signifikant von 4,3 % bzw.
23 % zwischen 1967 und 1974 auf 0 % bzw.
8 % zwischen 1975 und 1984. Eine ähnliche
Verbesserung der postoperativen Morbidität
konnte auch an anderen Zentren dokumentiert werden. Die kumulative Revisionsrate lag
15–20 Jahre nach der Operation bei ca. 45 %.

Trotz Komplikationen und Revisionen
bestätigten alle publizierten Lebensqualitäts-
studien eine hohe Patientenzufriedenheit.
Die Einführung des Konzepts der kontinenten Ileostomie in den frühen 70er Jahren
verbesserte die Lebensqualität Tausender
von Patienten. Der ausgezeichnete Gesund-
heitszustand der Patienten mit kontinentem
Ileostoma, teilweise mehr als 20 Jahre nach
der Operation, bestätigte die Sicherheit des
Verfahrens.

Die Geschichte des kontinenten Ileostomas zeugt von der Erfindung und Erforschung
der Physiologie- und Pathophysiologie, deren
Ziel die Verbesserung der Methode und die
Entwicklung einer minutiösen chirurgischen
Technik waren. Dies ist eine Geschichte einer
bemerkenswerten wissenschaftlichen Entwicklung, von der Konstruktion des Nieder-
druckreservoirs aus Ileum als Blasenersatz über
das kontinente Ileostoma zum Speichern der
Faeces und schließlich hin zum kontinenten
Urostoma. Das Konzept der kontinenten Ileostomie von Kock änderte radikal das Konzept
der Stuhlableitung und ebnete den Weg zur
ileoanalen Pouchanastomose.

15.2 Indikationen

15.2.1 Colitis ulcerosa

Bis zum Beginn der 1970er Jahre stellte die
Proktokolektomie und das endständige Ileostoma den Goldstandard der chirurgischen
Therapie bei Patienten mit Colitis ulcerosa
dar. Als immer mehr Zentren ihre Erfahrung
mit dem pelvinen Pouch sammelten, ging die
Häufigkeit der Kock-Pouchanlage zurück. Die
kontinente Ileostomie hat allerdings immer
noch ihre Bedeutung in der Chirurgie der
Colitis ulcerosa. Zwar gibt es heute nur noch
relativ wenige Indikationen für die Anlage
eines Kock-Pouches, doch sollten Chirurgen
und Gastroenterologen, die Patienten mit
chronisch entzündlichen Darmerkrankungen
(CED) und FAP betreuen, zumindest Grund-
kenntnisse zu diesem Verfahren aufweisen
(hinsichtlich Indikationen und Komplikationen), um die Patienten adäquat aufklären und
informieren zu können.

Damit eine Ileum-Pouchanale-Anastomose
erfolgreich funktioniert, sind 2 Voraussetzungen
von Bedeutung: ein gut funktionierender
Sphinkter und eine ausreichende Mesenteriumlänge, die das spannungsfreie Erreichen des
Analkanals mit der Spitze des Pouches gewährleistet. Bei einer Sphinkterdysfunktion müssen
die zu erwartenden funktionellen Ergebnisse
abgeschätzt und mit dem Patienten diskutiert
werden. Dabei müssen die chirurgischen Alter-
nativen, u. a. Kock-Pouch, thematisiert werden. Die Mesenteriumlänge kann dagegen
präoperativ nicht eingeschätzt werden, im
Einzelfall kann sie sich intraoperativ als nicht
ausreichend erweisen. Ausgeprägte intraabdominelle Adhäsionen oder einfach zu kurzes
Mesenterium können die Ursache sein. Wenn
Techniken zur Verlängerung der Mesenteriumlänge, z. B. quere Serosainzisionen, nicht ausreichen, kann der Kock-Pouch eine praktikable
Alternative darstellen – entweder sofort oder zu
einem späteren Zeitpunkt, in Abhängigkeit von
präoperativem Aufklärungsgespräch.

Heute werden folgende Situationen bei Patienten mit Colitis ulcerosa als Indikationen für einen Kock-Pouch gesehen:

- **Als primäres Verfahren:**
  - Patienten mit einer Sphinkterdysfuntion
  - Patienten mit einer nicht ausreichenden Mesenteriumlänge, die eine Ileumpouchanale Anastomose unmöglich macht
- **Als sekundäres Verfahren:**
  - Beim Versagen des pelvinen Pouches

15.2.2 M. Crohn

In Bezug auf den Kock-Pouch sollten Patienten mit Colitis indeterminata ohne klare klinische Zeichen des M. Crohn genauso behandelt werden wie Patienten mit Colitis ulcerosa. Der Großteil der Pouch-Chirurgen sehen heute den Kock-Pouch bei ausgewählten Patienten mit M. Crohn als akzeptable sichere Alternative.

Die Indikationen für einen Kock-Pouch bei Patienten mit M. Crohn sind heute:

- **Als primäres Verfahren:**
  - Im Rahmen der Proktokolektomie bei Colitis Crohn, falls der Dünndarm nicht betroffen ist und ein pelviner Pouch nicht angelegt werden kann (meist wegen perianalen Befalls)
- **Als sekundäres Verfahren:**
  - Nach Proktokolektomie und Anlage eines endständiges Ileostomas, falls das Letztere die Lebensqualität signifikant verschlechtert und der Patient seit mindestens 5 Jahren krankheitsfrei ist
  - Bei Patienten mit Komplikationen am pelvinen Pouch (meist Fisteln), die einen Diagnosewechsel zum M. Crohn bewirken und eine Reoperation erforderlich machen, eine Redo-Pouchanlage aber nicht möglich ist

❗ **Es muss betont werden, dass die präoperative Abklärung zum Ausschluss des Dündarmbefalls bei M.-Crohn-Patienten unter allen Umständen ausführlich sein muss und klinische, laborchemische, endoskopische sowie radiologische Untersuchungen eingeschloßen sein sollten, bei Bedarf mit Einsatz einer Kapselendoskopie und des MRT.**

15.2.3 Familiäre Adenomatöse Polypose (FAP)

Die Indikationen für Kock-Pouch bei FAP-Patienten sind:

- **Als primäres Verfahren:**
  - Im Rahmen der Proktokolektomie, falls die Anlage des pelvinen Pouches nicht möglich ist wegen:
    - Sphinkterdysfunktion
    - Nicht ausreichender Mesenteriumlänge
    - Karzinom im Anorektum, die eine komplette Resektion der Region erforderlich macht
    - Desmoidtumor im kleinen Becken oder Abdomen, welcher die Anlage eines pelvinen Pouches unmöglich macht
- **Als sekundäres Verfahren**
  - Bei Patienten mit Komplikationen am pelvinen Pouch, die eine Reoperation erforderlich machen, bei denen eine Redo-Pouchanlage aber nicht möglich ist

15.2.4 Versagen des pelvinen Pouches

Ein Versagen des pelvinen Pouches liegt vor, wenn eine Pouchexzision oder eine permanente vorgeschaltete Ileostomie indiziert sind. Eine Konversion vom pelvinen Pouch zum kontinenten Ileostoma ist je nach Ursache des Pouchversagens technisch möglich und wurde bereits früh von Hultén et al. beschrieben. Es ist denkbar, dass das Versagen des pelvinen Pouches in der Zukunft zu der mit Abstand häufigsten Indikation für die Kock-Pouchanlage wird, insbesondere unter

Berücksichtigung der hohen Anzahl der weltweit angelegten pelvinen Pouches und deren Versagensrate von 10–15 %.

15.3 Kontraindikationen

Es können relative und absolute Kontraindikationen unterschieden werden. Da die Kock-Pouch-Chirurgie immer elektiv ist und ihr Zweck die Verbesserung der Lebensqualität darstellt, müssen die Patienten sehr gut psychisch und körperlich vorbereitet sein.

M. Crohn
M. Crohn wird oft als Kontraindikation für die Kock-Pouchkonstruktion beschrieben, es existiert jedoch kein festgeschriebener Konsens in dieser Frage. Ein aktiver M. Crohn muss präoperativ ausgeschlossen werden. Postoperativ muss dagegen ein Wiederaufflammen der Erkrankung aggressiv behandelt werden. Der Patient sollte mindestens 5 Jahre präoperativ in Remission sein (manche Autoren vertreten die Meinung, es sollten 10 Jahre sein).

Grenzwertige Dünndarmlänge
Bei Patienten mit vorausgegangenen Dünndarmresektionen besteht das Risiko, ein Kurzdarmsyndrom und eine Malnutrition zu entwickeln.

Adipositas
Adipositas, besonders die morbide Adipositas, stellt eine Kontraindikation dar. Besonders schwierig ist dabei der Umgang mit der adipösen Bauchdecke bei der Konstruktion des abführenden Schenkels (des Outlets). Manche Zentren lehnen die Kock-Pouch-Anlage bei Patienten mit BMI von über 30 kg/m^2 ab.

Bauchdecke
Adipöse Bauchdecke, jedoch auch andere Probleme der Bauchdecke, wie Hernien, ausgedehnte Vernarbungen, Hautinfektionen können die Kock Pouch Chirurgie negativ beeinflussen.

Rauchen
Rauchen erhöht das Risiko postoperativer Komplikationen nach jeglichen chirurgischen Eingriffen und auch nach Kock-Pouch-Anlage.

Medikation
Steroide erhöhen das Risiko der chirurgischen Komplikationen, besonders bei einer Dosis von >20 mg/Tag und einer Einnahmedauer von >6 Wochen. Vor der Kock-Pouch-Anlage sollten die Patienten bevorzugt steroidfrei sein. Allgemein wird abgeraten, einzeitige Proktokolektomien – egal ob mit Anlage eines pelvinen oder Kock-Pouches – bei Patienten unter biologischer Therapie durchzuführen.

Mentale Defizite
Es ist sehr wichtig, dass die Komplexität der Kock-Pouch-Chirurgie von den Patienten verstanden wird. Bei leisestem Verdacht, dass die Prozedur von dem Patienten nicht adäquat erfasst werden kann, sollte der Eingriff verschoben und die Indikation multidisziplinär neu disktiert werden.

FAP
Bei Patienten mit Desmoidtumoren der Bauchdecke oder des Mesenteriums ist die Kock-Pouch-Anlage weitgehend unmöglich.

Alter
Es gibt keine allgemein festgelegte Altersbegrenzung für die Kock-Pouch-Anlage.

Anderes
Fortgeschrittene Komorbidität, portale Hypertension und Malignität mit Rezidivrisiko sind weitere Kontraindikationen.

15.4 Aufklärung

Präoperativ
Ein kontinentes Ileostoma bedeutet, dass der Darminhalt sich spontan nicht entleert, wie dies bei Patienten mit konventioneller Ileostomie

der Fall ist. Das Nippel-Ventil und der Pouch sorgen für die Kontinenzfunktion. Der intestinale Inhalt muss mit einem eher dicken Katheter entleert werden, der über das Ileostoma im rechten Unterbauch eingeführt werden muss. Die Ileostomaposition ist meist etwas weiter kaudal als beim konventionellen Ileostoma.

Die Vorteile des kontinenten Ileostomas sind:

- Volle Freiheit für jegliche Aktivitäten, inkl. Sexualleben
- Planes, tiefliegendes Stoma, kein Stomabeutel
- Keine Einschränkungen der Kleidung
- Kein Geruch
- Der Zeitpunkt der Entleerung wird vom Patienten festgelegt
- Höheres Selbstvertrauen und das Gefühl, einen intakten Körper zu haben
- Ein gutes Gesamtergebnis darf selbst im Falle von Komplikationen erwartet werden, insbesondere wenn die Dünndarmfunktion normal ist

Nachteile eines kontinenten Ileostomas

- Abhängigkeit vom Ileostomakatheter, d. h. dieser muss stets vorhanden sein
- Abhängigkeit von einem Ort, an dem die Entleerung durchgeführt wird
- Rezidivierende Pouchitis
- Schleimsekretion aus dem Stoma, die häufige Verbandswechsel erfordert
- Häufige chirurgische Komplikationen (Ventildysfunktion, Stenose des Stomas oder des zuführenden Schenkels)

Postoperativ
Der/die Stomatherapeut/in informiert den Patienten ausführlich vor der Operation. Auch eine entsprechende Broschüre sollte von dem Patienten gelesen werden. Dem Patienten muss bewusst sein, dass dies eine sehr seltene, ungewöhnliche Operation ist und die meisten Ärzte und Pflegende kaum oder keine Erfahrung mit der Funktion oder den Komplikationen haben. Es ist auch wichtig, dass der Patient darüber informiert ist, dass für die Zeit der kontinuierlichen Drainage lange Reisen nicht unternommen werden können. Für den Rest des Lebens muss sich der Patient für das kontinente Ileostoma verantwortlich fühlen und verstehen, dass das kontinente Ileostoma wie jedes andere Stoma kein Eigenleben führt und einer ständigen Pflege bedarf. Es ist nicht ungewöhnlich, dass die Patienten in der ersten Zeit nach der Operation unzufrieden sind oder gar ihre Entscheidung bereuen. Allerdings werden die meisten bald danach immer zufriedener mit deren neuem Leben.

Der Ileostomiekatheter wird 4 Wochen postoperativ entfernt und der Patient muss das Leeren und Spülen des Pouches erlernen. Zu Beginn beträgt das Pouchvolumen 70–100 ml, doch mit zunehmender Abklemmdauer des Katheters wächst es zu 500 ml oder gar mehr.

Es ist ebenfalls wichtig zu erklären, das die meisten Komplikationen chirurgisch korrigiert werden können. Die Leckage der Luft oder des Darminhalts ist beinahe ausnahmslos Folge des Herausgleitens des Ventils *(valve slippage)*. Dieses Problem kann operativ angegangen und durch Revision oder Neuanlage des Ventils korrigiert werden. Auch Fisteln und Stenosen können meist geheilt werden.

15.5 Pouchkonstruktion

Als erster Schritt nach Herauspräparieren und Reposition des endständigen Ileostomas (manchmal in Kombination mit Proktokolektomie oder Komplettierungsproktektomie) muss die Länge des Ileums ausgemessen werden. Die letzten 45 cm des Ileums werden für die Pouchkonstruktion benötigt (◘ Abb. 15.3). Alle 15 cm wird eine Naht zur Markierung gesetzt. Als Nächstes wird eine antimesenteriale Inzision des Dünndarms über eine Strecke von 30 cm durchgeführt (◘ Abb. 15.4), wobei an dem proximalen (oralen) Ende die Inzision etwas länger ist. Dieser Unterschied der Inzisionslänge soll einen ausreichenden Abstand zwischen dem zuführenden Schenkel und dem Nippel-Ventil nach dem Abschluss der Pouchkonstruktion gewährleisten (◘ Abb. 15.4).

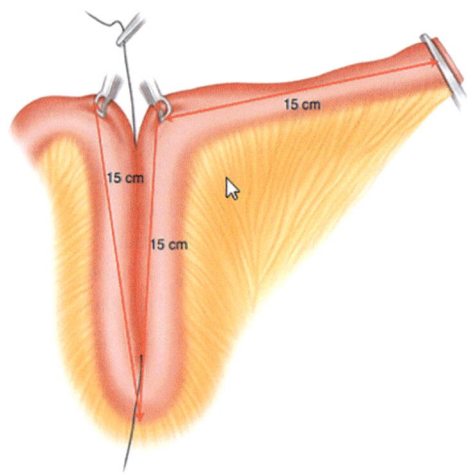

Abb. 15.3 Alle 15 cm der distalen 45 cm des Ileums wird eine Naht zur Markierung gesetzt. (Aus Myrelid, Block, 2019)

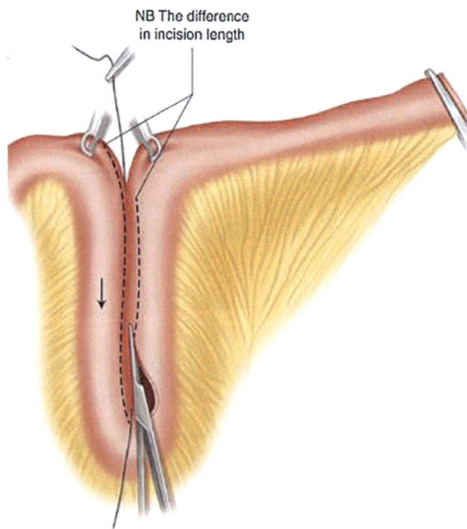

Abb. 15.4 Eine 30 cm (2 × 15) lange antimesenteriale Inzision wird gesetzt. Die Inzision wird über die proximale Markierung hinaus verlängert. (Aus Myrelid, Block, 2019)

Tipp

Es ist bequemer, die Schlinge über einem im Lumen liegenden dicken Katheter (z. B. Darmrohr) zu eröffnen.

Der nächste Schritt ist die Hinterwandnaht des Pouches. Dies kann eine fortlaufende allschichtige oder seromuskuläre Naht sein (■ Abb. 15.5). Die Naht soll von dem distalen zum proximalen Ende der Inzision geführt werden, wobei der proximalste Anteil der Inzision noch nicht genäht wird. Wenn man in diese Richtung und fortlaufend näht, vermeidet man eine Schrumpfung der Hinterwand (■ Abb. 15.5).

Nun wird das Peritoneum an den proximalen 2/3 des Mesenteriums des abführenden Schenkels (des Outlets) an beiden Seiten mit Schere oder Elektrokauter dreieckförmig entfernt. Die Darmwand stellt die Basis des Dreiecks dar, die Spitze weist Richtung Mesenterialwurzel. Bei Patienten mit adipösem Mesenterium sollte auch das mesenteriale Fettgewebe entfernt werden, um danach die Invagination des abführenden Schenkels und Bildung des Nippel-Ventils zu ermöglichen. Zur Bildung des Nippel-Ventils wird mithilfe einer Allis-Klemme eine Invagination des abführenden Schenkels geschaffen. Die Darmwand wird mit einem kräftigen Griff der Klemme gefasst und die Invagination komplettiert (■ Abb. 15.6a–b). Wenn das Ventil

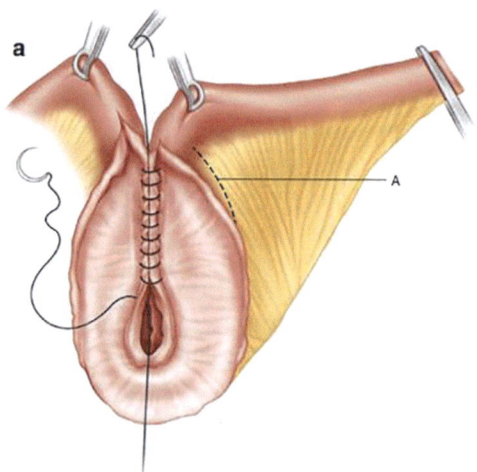

Abb. 15.5 Die Pouchhinterwand wird fortlaufend genäht. Die Naht verbindet den proximalen und den distalen Anteil der Inzision, doch der asymmetrische Teil der Inzision wird nicht genäht. (Aus Myrelid, Block, 2019)

15

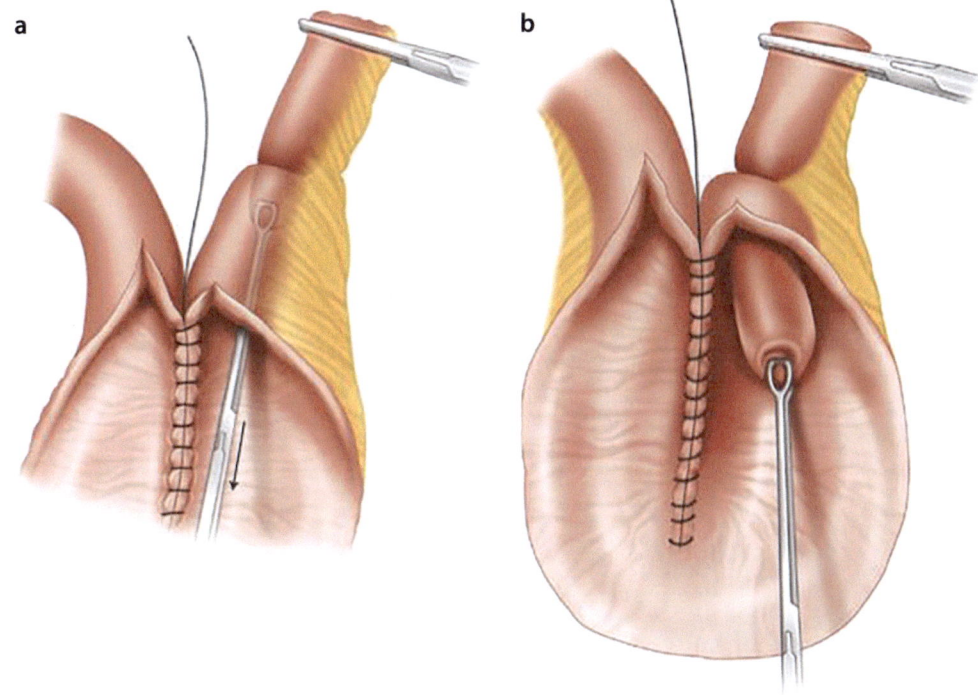

Abb. 15.6   **a** Der erste Schritt der Invagination des Nippel-Ventils mithilfe einer Allis-Klemme. Vorher wird das Peritoneum an beiden Seiten des abführenden Schenkels entfernt (Aus Myrelid, Block, 2019). **b** Zweiter Schritt der Nippel-Ventilkonstruktion. Sobald das Invaginat fertig ist, sollte es ca. 5–6 cm lang sein. (Aus Myrelid, Block, 2019)

eine ausreichende Länge von 4–5 cm hat, wird es mithilfe eines Klammernahtgerätes fixiert, wobei dadurch das Ventil sich auf 5–6 cm verlängert. Die Klammernahtreihe wird entweder mit einem GIA 60 mm (das Messer muss herausgebrochen werden!) oder mit einem TA 60 mm (oder ähnlichem Gerät) gesetzt (Abb. 15.7). Es sind mindestens 3, manchmal 4 Klammernahtreihen erforderlich. Es muss darauf geachtet werden, dass die Klammernaht das Mesenterium und so die Durchblutung nicht tangiert. 2 Klammernahtreihen werden an beiden Seiten des Mesenteriums gesetzt (das Mesenterium kann oft visuell und palpatorisch als Verdickung des Ventils erkannt werden), die dritte und ggf. die vierte Klammernaht werden antimesenterial gesetzt (Abb. 15.7).

> **Tipp**
>
> Wenn ein TA oder ähnliches Gerät genutzt wird, muss bedacht werden, dass an der Stelle des Stiftes eine Öffnung entsteht, die übernäht werden muss. Zu diesem Zeitpunkt ist das Ventil meist recht induriert und livide verfärbt, es erholt sich jedoch später unproblematisch.

Der letzte Teil der Pouchkonstruktion ist der Verschluss der Vorderwand. Auch hier wird fortlaufend seromuskulär genäht. Die Naht wird in der Mitte des Pouches begonnen und zunächst zum einen Ende und dann zum anderen fortgeführt (Abb. 15.8). An dieser Stelle zeigt sich die Bedeutung der etwas

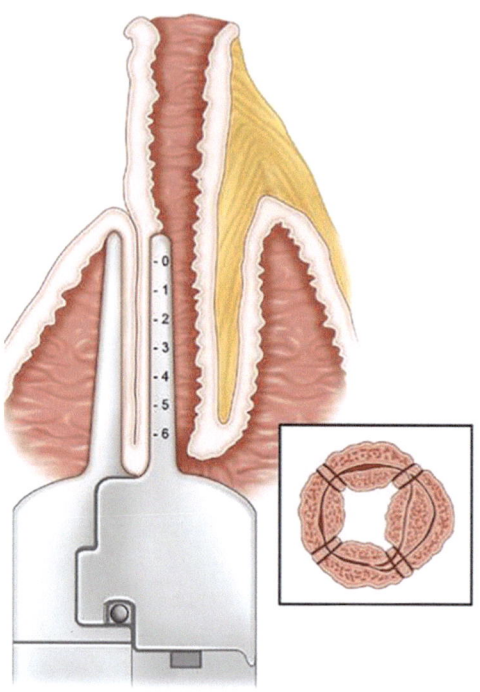

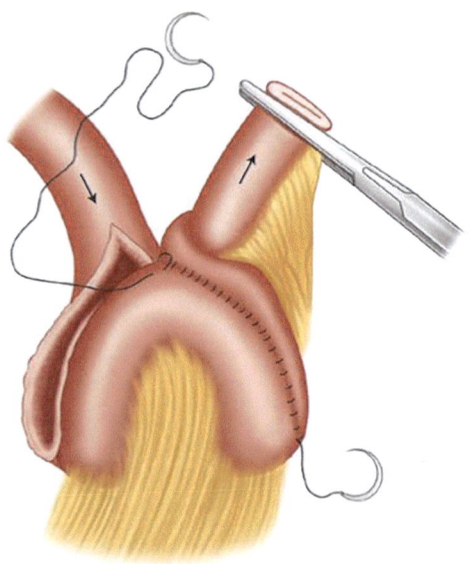

□ Abb. 15.8 Verschluss der Vorderwand. Bei diesem Schritt muss darauf geachtet werden, dass der Abstand zwischen dem Nippel-Ventil und dem zuführenden Schenkel ausreichend ist. Dies wird dadurch erreicht, dass die Asymmetrie der Inzision an dem zuführenden Schenkel beachtet wird. (Aus Myrelid, Block, 2019)

□ Abb. 15.7 Fixierung des Nippel-Ventils mit Klammernahtgerät (in dieser Abbildung wurde 4 Klammernahtreihen gesetzt). Eine GIA 60 ohne Messer, ein TA-60 Gerät oder ähnliches kann genutzt werden. Wenn ein TA-Gerät eingesetzt wurde, muss die Perforation, die durch den Stift gesetzt wird, wieder übernäht werden. (Aus Myrelid, Block, 2019)

asymmetrischen Inzision zu Beginn der Prozedur, weil damit ein ausreichender Abstand zwischen dem zuführenden Schenkel und dem Outlet gewahrt wird (□ Abb. 15.8). Diese Asymmetrie muss hier auch beachtet und erhalten werden. Letztlich werden resorbierbare Einzelknopfnähte zwischen der Basis des abführenden Schenkels und dem Körper des Pouches gesetzt – so wird die Basis des Ventils gebildet (□ Abb. 15.8).

Der nächste Schritt der Kock-Pouch-Konstruktion ist schwer erklärbar. Wenn die Vorderwand des Pouches genäht ist, sieht sie einer Banane ähnlich (□ Abb. 15.9a,b). Die beiden Enden der „Banane" müssen nun durch das Mesenterium geschoben werden (□ Abb. 15.9b). Wenn dieses Manoever

zu Ende geführt wird, sieht der Pouch einer Kugel ähnlich – typisches Merkmal des Kock-Pouches (□ Abb. 15.10).

Jetzt muss die Kontinenz des Pouches geprüft werden. Ein Medina-Katheter wird über das Nippel-Ventil in den Pouch eingeführt. Der Assistent komprimiert den zuführenden Schenkel mit den Fingern, während der Operateur mit einer Blasenspritze den Pouch mit Luft füllt. Um ausreichend Luft zu insufflieren, muss der Katheter zwischendurch abgeklemmt werden und die Spritze erneut mit Luft gefüllt werden. Nach der Füllung wird der Katheter entfernt und der Pouch sollte kontinent bleiben. Danach wird der Katheter wieder eingeführt und die Luft abgelassen.

Falls der Patient bereits vorher ein Ileostoma hatte, kann der gleiche Stomakanal genutzt werden, viele Patienten bevorzugen jedoch eine kaudalere Position unter der Gürtellinie.

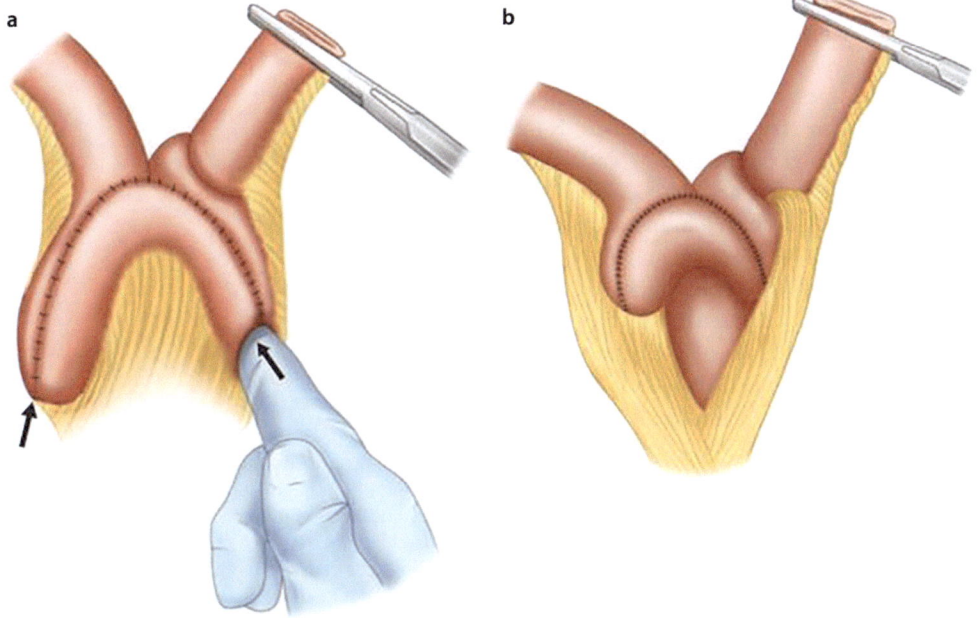

□ Abb. 15.9   a–b Beide Enden des „Bananen"-Pouches werden durch das Mesenterium geschoben. (Aus Myrelid, Block, 2019)

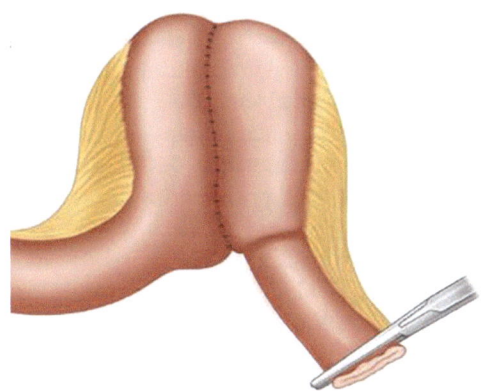

□ Abb. 15.10   Wenn beide Enden durch das Mesenterium geschoben wurden, entsteht die typische Kugelform des Kock-Pouches. (Aus Myrelid, Block, 2019)

> **Tipp**
>
> Der Stomakanal kann schmaler ausgeschnitten werden als für das konventionelle Ileostoma, er muss jedoch breit genug sein, sodass sowohl die Darmwand zusammen mit dem Medina-Katheter durchpassen.

Nun muss der Pouch an der Bauchdecke fixiert werden. Die schwächste Stelle befindet sich im Bereich des Mesenteriums, da hier die Manschette der Ventilbasis praktisch nicht existiert. Um die spätere Loslösung des Pouches von der Bauchdecke zu verhindern, sollten zu Beginn 2 Nähte im lateralen Bereich des Stomakanals durch das Vorderblatt der Rektusscheide geführt werden – am einfachsten ist es, wenn diese von außerhalb des Bauchraumes begonnen und ins Innere gebracht werden (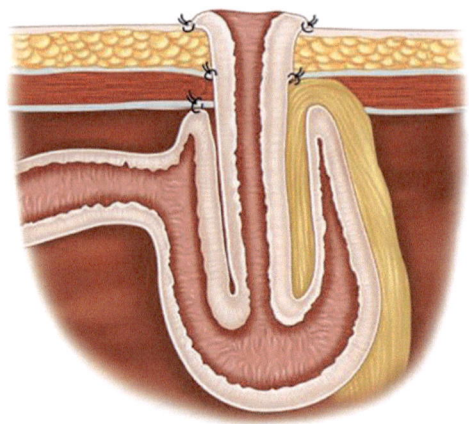 Abb. 15.11). Diese Nähte werden dann in der direkten Nähe des Mesenteriums an der Manschette des Nippel-Ventils gestochen, jedoch noch nicht geknotet. Manche Zentren verwenden hierzu langsam resorbierbare, die anderen nicht-resorbierbare Nähte. Danach werden noch mindestens 6 Nähte gesetzt, die das Hinterblatt der Rektusscheide und die Manschette des Nippel-Ventils verbinden. Nachdem alle Nähte gesetzt wurden, werden diese von lateral nach medial geknotet. Wenn alle Nähte geknotet sind, ist der Pouch an der Bauchdecke fixiert (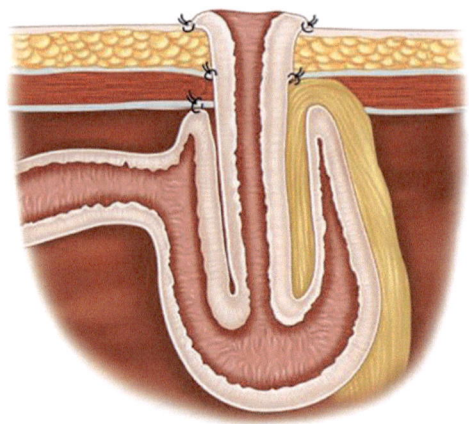 Abb. 15.12), jetzt kann der zweite Kontinenztest genau wie der erste durchgeführt werden. Wenn der Pouch leicht zu intubieren und kontinent ist, kann das Stoma eingenäht werden. Das überstehende Ende des

Abb. 15.12   Insgesamt wird die Basis des Nippel-Ventils mit 8 Nähten an der Bauchdecke befestigt. Mindestens 2 davon müssen das Vorderblatt der Rektusscheide erfassen (die lateralen), bei den anderen 6 ist es ausreichend, wenn sie lediglich das Hinterblatt der Rektusscheide erfassen. (Aus Myrelid, Block, 2019)

abführenden Schenkels wird abgeschnitten, sodass es nun auf dem Hautniveau oder knapp darüber liegt. Das Stoma wird mit Einzelknopfnähten an der Haut fixiert. Es ist grundsätzlich einfacher, einen zu langen Darmanteil nachzukürzen. Ein zu kurzer abführende Schenkel kann dagegen zu gravierenden Komplikationen führen, die später gar eine Revision und Rotation des Pouches mit Neubildung des Nippel-Ventils erforderlich machen kann.

Vor Bauchdeckenverschluss wird nun der U-förmige Medina-Katheter eingeführt. Die Spitze des Katheters muss außerhalb des Nippel-Ventils liegen, er darf jedoch keinen Druck auf die gegenüberliegende Pouchwand ausüben, da sonst Nekrosen und Perforationen drohen. Um den Katheter in der richtigen Position zu halten, kann er auf dem Hautniveau festgenäht werden. An dieser Stelle kann der Katheter auch markiert werden, um jederzeit zu kontrollieren, dass der Katheter weder rausrutscht, noch zu tief liegt. Anschließend wird der Katheter mit dem Verband fixiert.

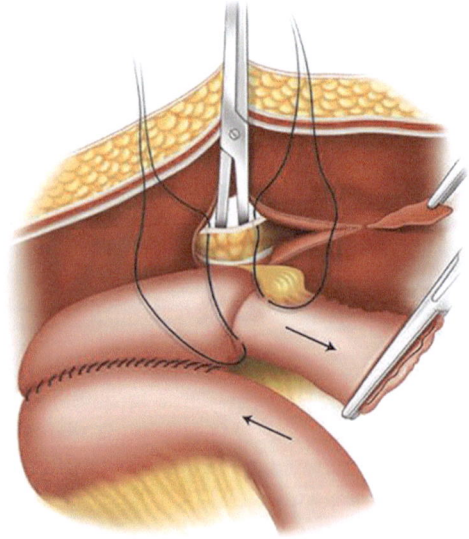

Abb. 15.11   Zwei Ankernähte werden lateral im Stomakanal gesetzt. Diese erfassen das Vorderblatt der Rektusscheide. Danach werden diese Nähte ins Innere des Abdomens gebracht und an der Manschette des Ventils mesenteriumnah befestigt. (Aus Myrelid, Block, 2019)

15

15.6 Die postoperative Pflege

Das Hauptaugenmerk während der unmittelbaren postoperativen Phase gilt dem Kock-Pouch selbst. Die 2 wichtigsten Komplikationen, an die gedacht werden muss, ist die Leckage aus den langen Nahtreihen sowie die Blockade des Drainagekatheters. Das Letztere kann an sich eine Leckage der Pouchnähte verursachen. Noch im Operationssaal muss der Chirurg sicherstellen, dass der Katheter adäquat liegt.

> ❗ Die Katheterspitze muss außerhalb des Nippel-Ventils liegen, darf jedoch nicht gegen die Darmwand am Pouchboden stoßen. Sobald der Katheter intraoperativ gelegt wurde, muss er mit einer Naht sicher an der peristomalen Haut befestigt werden. Auch der Verband muss den Katheter zusätzlich in der richtigen Position halten.

Der Katheter muss den Pouchinhalt während der ersten 2 Wochen kontinuierlich drainieren. In den ersten 24 postoperativen Stunden muss der Kock Pouch alle 4 h mit 50–100 ml Kochsalz gespült werden. Ab dem ersten postoperativen Tag wird der Pouch für 2 Wochen alle 6 h mit lauwarmem Leitungswasser gespült. In der dritten und vierten postoperativen Woche kann der Katheter regelmäßig abgeklemmt und gespült werden, während der Nacht jedoch auf Ablauf gelassen werden. Die Spülung muss langsam erfolgen, der Ausfluss sollte die Farbe der Galle haben – ein Zeichen dafür, dass der Katheter adäquat liegt. Die Drainage sollte passiv sein, der Pouchinhalt sollte nicht aktiv abgezogen werden. Bei komplikationslosem postoperativen Verlauf kann der Patient nach 1–2 Wochen nach Hause entlassen werden.

Spätere postoperative Pflege
4 Wochen postoperativ stellt sich der Patient ambulant vor und der Katheter kann entfernt werden. Der Patient sollte nun zusammen mit dem Chirurgen oder Stomatherapeuten/in die Pouchkatheterisierung üben. Sollte der Patient

eine längere Anreise auf sich genommen haben, ist es sinnvoll, dass er nach mehreren Stunden noch mal zurückkehrt und demonstriert, dass die Pouchentleerung gut funktionierte und vollständig war. Der nächste Schritt ist, die Abstände zwischen den Leerungen zu verlängern, damit der Pouch an Volumen zunehmen kann.

15.7 Komplikationen

Die frühen postoperativen Komplikationen sind: Leckage und Blutungen aus den Pouchnähten, Nippel-Ventilnekrosen, Herausgleiten *(slippage)* des Ventils, Prolaps, Stenose, Schwierigkeiten mit der Pouchkatheterisierung sowie Komplikationen, die auch nach anderen chirurgischen Eingriffen auftreten können, inkl. Bridenileus. Revisionspflichtige Komplikationen treten in 15–25 % der Fälle auf (s. ◻ Tab. 15.1).

Kock's kontinentes Ileostoma ist mit einer Vielzahl verschiedener Komplikationen assoziiert: Stomakomplikationen, die auf dem Hautniveau behoben werden können, oder konservativ beherrschbare Pouchitis auf der einen Seite und schwere Komplikationen, die zum Pouchverlust führen können, auf der anderen. Zu den schwersten Komplikationen gehören Herausgleiten des Ventils,

◻ **Tab. 15.1**   Komplikationen der kontinenten Ileostomie

Komplikationen	Inzidenz, %
Blutung	2–3
Leckage und Peritonitis	2–3
Ventilnekrose	2–3
Verntilprolaps	4–6
Herausgleiten (Slippage)	3–25
Fistel	0–10
Stoma Stenose	3–10
Revisionspflichtige Komplikationen	15–25
Pouchitis	1–2

peristomale Hernie, Prolaps, Fisteln, mechanischer Ileus, Ventilnekrosen, Perforationen sowie Pouchdislokation von der Bauchwand. Es wird als allgemein gültige Wahrheit akzeptiert, dass das kontinente Ileostoma eine hohe Komplikationsrate aufweist. Die Revisionsrate liegt bei 11 bis 72 %, während das Pouchversagen 5–40 % der Patienten entwickeln.

Pouchinkontinenz und/oder die Schwierigkeit, den Pouch zu intubieren, gehören zu den häufigsten Spätkomplikation. Weniger häufige Probleme sind Schmerzen beim Katheterisieren, peristomale Fisteln oder Prolaps. Diese Symptome erfordern eine engmaschige Abklärung, wobei ein CT, MRT oder Endoskopie besonders hilfreich sind.

15.8 Nachsorge

Das Ziel einer jeden regelmäßigen Nachsorge stellt eine frühzeitige Erkennung der Komplikationen, die dann im Frühstadium behandelt werden sollten. Der Nachsorgeplan bei Kock-Pouch-Patienten hängt dagegen von den zu erwartenden Schwierigkeiten und der Grunderkrankung ab. Aus 2 Gründen ist eine planmäßige Komplikationsvorsorge nicht sinnvoll: 1. Langzeitstudien konnten keinerlei funktionelle Endpunkte definieren, die durch die regelmäßige Nachsorge vorausgesagt werden können. 2. Komplikationen werden von Patienten rechtzeitig berichtet und sie sagen ein Pouchversagen nicht voraus. Die Nachsorge richtet sich daher eher nach der Grunderkrankung.

Nachsorge bei FAP-Patienten
Die Standardbehandlung der FAP stellt die (Prokto-)Kolektomie mit ileoanalem Pouch oder ileorektaler Anastomose dar. Vor allem bei Frauen geht die Ileorektostomie oft dem pelvinen Pouch voraus, um die Fertilitätsrisiken zu reduzieren. In bestimmten Situationen (s. o.) kann der Kock-Pouch jedoch die Methode der Wahl sein. Eine regelmäßige Nachsorge ist in allen solchen Situationen indiziert. Die aktuellen Empfehlungen raten

eine jährliche flexible Pouchendoskopie zum Ausschluss von Pouchneoplasien. Im Laufe der Zeit nimmt das Adenomrisiko im Pouch zu. Selbst nach durchgeführter Mukosektomie und Handanastomose beträgt das Adenomrisiko im pelvinen Pouch 10–75 %. Es wird vermutet, dass die Veränderungen der Ileummukosa und des Mikrobioms das Risiko der Adenombildung erhöhen. Das Risiko, ein Karzinom im pelvinen Pouch zu entwickeln, wird vor allem auf das Restrektum zurückgeführt, in diesen Situationen nimmt auch das Adenomrisiko zu.

Nachsorge bei Colitis ulcerosa
Bei Patienten mit Colitis ulcerosa, die nicht wegen Dysplasie oder Karzinom operiert wurden, ist das Neoplasierisiko im pelvinen Pouch ebenfalls sehr niedrig, sodass keine Routinevorsorge durchgeführt werden sollte. Auch hier: Sollte ein Restrektum verbleiben und der Patient wegen Neoplasie operiert worden sein, kann eine regelmäßige Nachsorge der rektalen Manschette sinnvoll sein. Das Dysplasierisiko im Kock-Pouch ist vermutlich sehr gering. Herline et al. von der Lahey-Klinik untersuchten 767 ileoanale Pouch-Patienten. Lediglich bei einem Patienten fand sich eine *low grade*-Dysplasie im Pouchkörper nach einer durchschnittlichen Nachsorgezeit von 8,4 Jahren.

15.9 Lebensqualität

Zahlreiche Berichte belegen die verbesserte Lebensqualität bei Patienten mit kontinentem Ileostoma. Der beste Beweis sind dabei die Patientenaussagen. Sobald ein(e) Patient(in) die Erfahrung eines funktionierenden Kock-Pouches gemacht hat, wird er/sie ihn nur noch widerwillig wieder aufgeben wollen, falls Komplikationen an dem Kontinenzventil aufgetreten sind. Die meisten Patienten werden sich breitwillig Revisionsoperationen an dem Ventil unterziehen. Manchmal, oder gar häufig, obliegt es dem Chirurgen, weitere Revisionseingriffe abzulehnen. Patienten, die weniger dazu neigen, intraabdominelle Adhäsionen zu bilden, werden besonders häufig revidiert.

Funktionsstörungen an dem Kontinenzventil sind für die Patienten besonders belastend, da das Stoma plan eingenäht wird. Das Stoma, falls es inkontinent wird, kann mit der konventionellen Versorgung kaum abgedichtet werden. Auch erschwert das Herausgleiten des Ventils (*valve slippage*) das Katheterisieren des Pouches. Da das Herausgleiten bei vielen Patienten auftritt, sollte diese Komplikation in die lebenslange Kalkulation der Lebensqualität eingerechnet werden.

Die individuelle Wahrnehmung der Lebensqualität hängt von einer Reihe Faktoren ab: allgemeine Lebenssituation, soziale Interaktionen, Selbstwertgefühl und Lebensumstände. Die präoperative Situation sollte in die Bewertung der postoperativen Lebensqualität ebenfalls einbezogen werden. Patienten, die präoperativ besonders stark und lang an verschiedenen Symptomen gelitten hatten, werden die Ergebnisse der Operation eher höher schätzen, als Patienten, die z. B. wegen Karzinomrisikos operiert wurden. Bei gleicher Pouchfunktion, wird die erste Patientengruppe die Lebensqualität eher höher einschätzen.

Die ersten Berichte zur Lebensqualität bei Patienten mit kontinentem Ilestoma hoben vor allem das Fehlen von Hautproblemen und Geruch hervor. Weitere positive Ergebnisse waren: kürzere Dauer der Stomaversorgung, bequemeres Tragen von Kleidung, höheres Sicherheitsgefühl beim Sport und bei Teilnahme an gesellschaftlichen Aktivitäten sowie im Sexualleben. In den Ländern, in denen die Patienten persönlich die Stomakosten übernehmen müssen, besserte das kontinente Ileostoma auch die finanzielle Situation dramatisch. In einer Langzeitstudie mit Nachsorgezeit von median 30 Jahren wurde der Pouch median 4 mal täglich geleert. Etwa 18 % der Patienten berichteten über Leckage und lediglich 10 % hatten Hautprobleme. Gut 78 % schätzten ihre Gesundheit als gut bis hervorragend ein und in meisten Studien war die mit dem Short form 36 Fragebogen gemessene Lebensqualität mit der gesunden Referenzpopulation vergleichbar. Es sollte dabei betont werden, dass die in dieser Studie untersuchten Patienten noch in einer Zeit operiert wurden, als die chirurgische Technik erst entwickelt wurde, sodass die neueren Ergebnisse vermutlich noch besser ausfallen dürften. Weitere Studien zu dem Thema demonstrierten, dass die Qualität und die Erreichbarkeit von öffentlichen Toiletten einen wichtigen Faktor darstellen. Patienten, die vom kontinenten wieder zum inkontinenten Stoma wechseln müssen, weisen eine in mehreren Aspekten verschlechterte Lebensqualität auf.

Köhler et al. verglichen in deren Studie das kontinente Ileostoma, das konventionelle Ileostoma und den ileoanalen Pouch. Sie zeigten, dass Patienten mit ileoanalem (pelvinem) Pouch weniger Einschränkungen im Sport und Sexualleben aufwiesen als Patienten mit kontinentem Ileostoma. Die Letzteren hatten dagegen weniger Einschränkungen bei den genannten Aktivitäten als Patienten mit konventionellem Stoma, berichteten allerdings von mehr Einschränkungen beim Reisen. Patienten, die vom ileoanalen zum Kock-Pouch konvertierten, zeigten eine vergleichbare Lebensqualität mit dem primär angelegten Kock-Pouch. Die Ergebnisse in der pädiatrischen Population dürften ähnlich sein, allerdings wird empfohlen, einen Kock-Pouch frühestens im Teenageralter anzulegen.

15.10 Versagen

Der Kock-Pouch weist eine inhärente Schwäche auf, die eventuell zum Pouchversagen führen kann – Verlust der Kontinenz. Patienten berichten über immer häufiger auftretenden stuhligen Ausfluss aus dem Stoma und müssen zunehmend eine Stomaversorgung tragen. Doch auch weitere Ereignisse können zum Pouchversagen führen. Das Pouchversagen kann als Notwendigkeit, den Pouch auszubauen oder Vorhandensein eines proximalen protektiven Stomas für länger als 12 Monate, definiert werden.

15.10.1 Herausgleiten des Nippel-Ventils (nipple valve slippage)

Das Herausgleiten ist die häufigste Ursache des Pouchversagens. Das Phänomen tritt bei 25–45 % der Patienten mit kontinentem Ileostoma auf. Die meisten dieser Ereignisse treten während der ersten 2–3 Jahre postoperativ auf, manchmal jedoch auch später. Die einzige Behandlung ist die chirurgische Revision.

15.10.2 Nippelprolaps

Diese Komplikation ist selten, sie wird nur sporadisch in der Literatur erwähnt. Der Prolaps tritt auf, dadurch dass der gesamte Nippel plötzlich evertiert über dem Hautniveau liegt. Die Protrusion ist natürlich nicht kontinent. Auch die Durchblutung kann kompromittiert sein.

15.10.3 Andere Ursachen des Pouchversagens

Multiple chirurgischen Revisionen, mentale Instabilität, Präferenzen des Patienten, M. Crohn, Pouchitis, Dysplasie, Karzinom.

15.11 Alternative Methoden

Zahlreiche weitere Methoden wurden nach Einführung des Kock-Pouches beschrieben, bisher jedoch lediglich an wenigen Zentren angewendet. Dieses Kapitel wird 3 solcher Alternativmethoden vorstellen.

15.11.1 The Barnett continent ileostomy Reservoir

Barnett's kontinentes Ileostoma wurde das erste Mal 1982 beschrieben und in den darauffolgenden Jahren kontinuierlich entwickelt. Zum Barnett-Pouch liegen nur wenige Publikationen

vor, doch insgesamt scheinen die Ergebnisse mit dem Kock-Pouch vergleichbar zu sein, vor allem was Kontinenz- und Reoperationsraten betrifft. Der letzte Bericht zum Barnett-Pouch stammt aus dem Jahr 1995 und erfasst 510 Patienten, die sich an 5 US Zentren einer Operation unterzogen hatten. Die durchschnittliche Nachsorgezeit betrug etwas über 2 Jahre. Die Publikation ist recht optimistisch, ein Register und künftige Studien werden angemahnt, jedoch niemals realisiert. Die aktuellen Ergebnisse scheinen dem Kock-Pouch zu ähneln. Die Pouchexzisionsrate wurde mit 6,5 %, Major-Revisionsrate mit 13 % und gesamte Revisionsrate mit 21 % angegeben. Die Mehrzahl der Patienten katheterisierte den Pouch 3–5 Mal täglich und die meisten Patienten berichteten, eine gute oder hervorragende Lebensqualität zu haben. 22 % der Patienten gaben übermäßige Schleimproduktion an (s. u.). Zurzeit scheint lediglich ein Zentrum in Kalifornien den Barnett-Pouch regelmäßig anzulegen. Es gibt eine aktive Facebook-Gruppe, im Internet findet sich eine einfallsreiche Werbung zum Thema.

Die Konstruktion des Pouches beinhaltet einen Dünndarmkragen, der den distalen Anteil des Nippel-Ventils einkreist. Als die Methode eingeführt wurde, wurde ein synthetisches Netz verwendet, um das Nippel-Ventil zu stabilisieren. Die Verwendung des Meshes wurde jedoch genauso wie im Fall vom Kock-Pouch wegen Migration und Fistelbildung bald abgelehnt. Der „lebendige Kragen" scheint die gleiche Funktion zu erfüllen, jedoch ohne die genannten Risiken. Der Pouch wird aus 60–65 cm Ileum gebildet (Kock-Pouch aus 45 cm!). Das Segment, aus dem der Pouch gebildet wird, wird vom oralen Ileum abgetrennt (◘ Abb. 15.13, 15.14, 15.15, 15.16 und 15.17). Das Kontinenzventil wird in etwa ähnlich wie beim Kock-Pouch konstruiert: das Invaginat wird mit 3 Klammernahtreihen stabilisiert. Der Unterschied ist, dass es am anisoperistalischen Segment angelegt wird. Dies sollte dazu führen, dass der Schleim in das Innere des Pouches transportiert wird. Im Kock-Pouch wird das Ventil am aboralen Ende des Darms konstruiert und ist primär

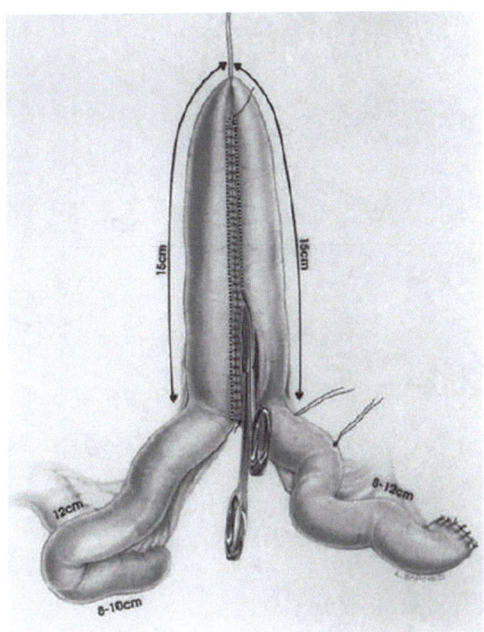

Abb. 15.13 Konstruktion des Barnett-Pouches. Das terminale Ileum wird 60–65 cm proximal des Darmendes durchtrennt. Der orale Anteil wird als abführender Schenkel (das Outlet) und Kontinenzventil fungieren, der mittlere Anteil wird den Pouch bilden, der aborale Anteil wird als „lebendiger Kragen" benutzt, um das Kontinenzventil zu stabilisieren. (Aus Myrelid, Block, 2019)

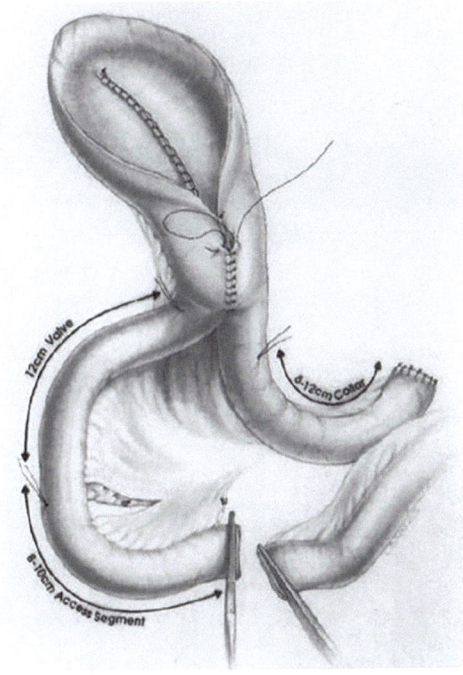

Abb. 15.14 Im mittleren Segment wird ein J-Pouch gebildet. (Aus Myrelid, Block, 2019)

antiperistaltisch, was als Nachteil ausgelegt wurde. Der Barnett-Pouch wird einfach in Längsrichtung gefaltet – wie der J-Pouch – im Gegensatz zum doppelt gefalteten Kock-Pouch. Der Zweck dieser Anpassung der Technik war die Vermeidung von Nähten, die 3 Darmanteile verbinden. So sollte das Leckagerisiko reduziert werden. Die Pouchkonstruktion scheint genauso kompliziert zu sein wie beim Kock-Pouch. Die aufgelisteten Vorteile scheinen eher theoretisch zu sein. In den Kock-Pouches sind die Nahtinsuffizienzen in den letzten Jahren sehr selten geworden und sie sind auch nach Barnett-Pouch berichtet worden. Falls wegen Dysfunktion des Nippel-Ventils eine Revision des Kock-Pouches durchgeführt werden muss, wird typischerweise der zuführende Schenkel 15 cm proximal des Pouches abgetrennt und zur

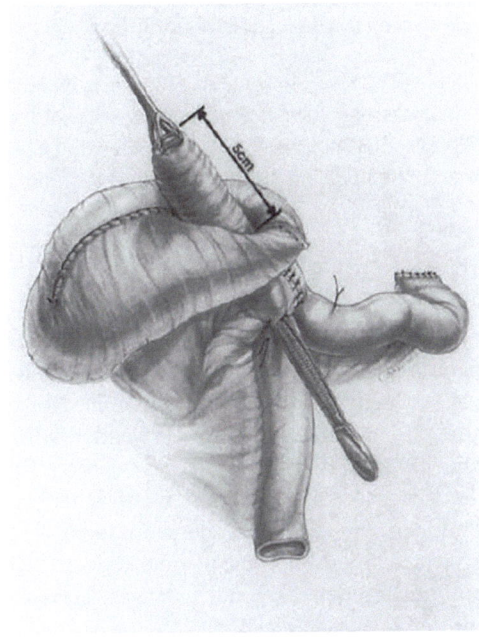

Abb. 15.15 Das Darmende wird invaginiert, das Nippel-Ventil wird mit Klammernahtreihen fixiert. (Aus Myrelid, Block, 2019)

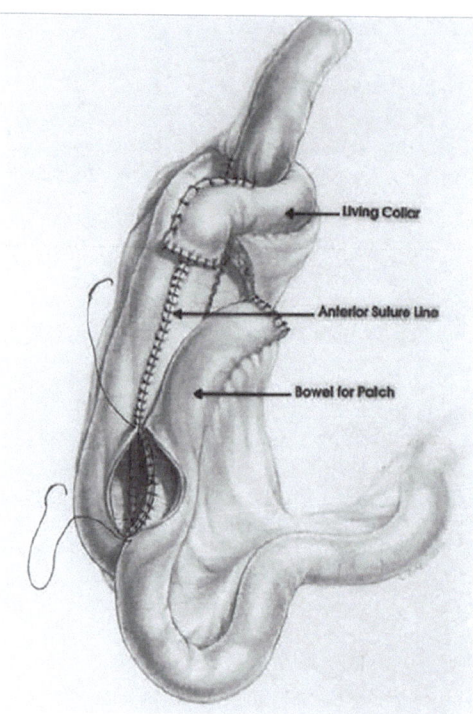

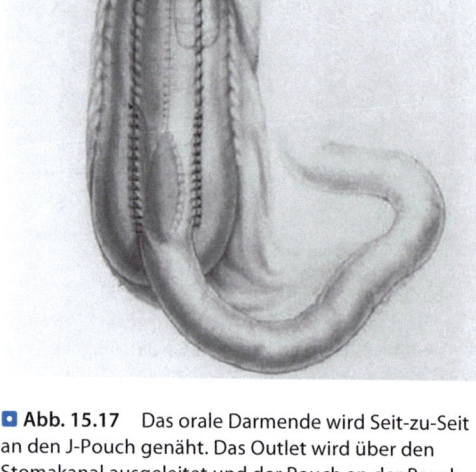

Abb. 15.16 Das verschlossene aborale Ende wird durch eine Öffnung im Mesenterium gezogen und bildet eine Schlinge um des Pouchoutlet – der „lebendige Kragen". (Aus Myrelid, Block, 2019)

Abb. 15.17 Das orale Darmende wird Seit-zu-Seit an den J-Pouch genäht. Das Outlet wird über den Stomakanal ausgeleitet und der Pouch an der Bauchdecke fixiert. (Aus Myrelid, Block, 2019)

Konstruktion eines neuen Ventils verwendet. Vorteile diesen Vorgehens sind allerdings bis jetzt nicht ausreichend dokumentiert worden.

15.11.2 Der S-Pouch

Der S-Pouch stellt eine Modifikation des ursprünglichen Kock(K)-Pouches dar, die von einigen Chirurgen vor allem in Nordamerika und Deutschland verwendet wird. Die distalen 15 cm des Ileums werden für die Konstruktion des abführenden Schenkels und des Nippel-Ventils hergenommen. Bei Patienten mit adipöser Bauchdecke kann der abführende Schenkel auch länger gelassen werden.

> **Tipp**
>
> Grundsätzlich sollte der abführende Schenkel lieber zu lang als zu kurz sein, da er erst dann über die Bauchdecke ausgeleitet wird, wenn der Pouch bereits komplett fertig ist.

3 jeweils 10–12 cm lange Schlingen werden mithilfe von Allis-Klemmen in S-Form orientiert (◘ Abb. 15.18). Die Pouchhinterwand wird mit fortlaufenden seromuskulären Nähten zwischen den jeweils benachbarten Schlingen verschlossen (◘ Abb. 15.18). Proximal des Pouches wird das Ileum mit einer weichen Darmklemme verschlossen und

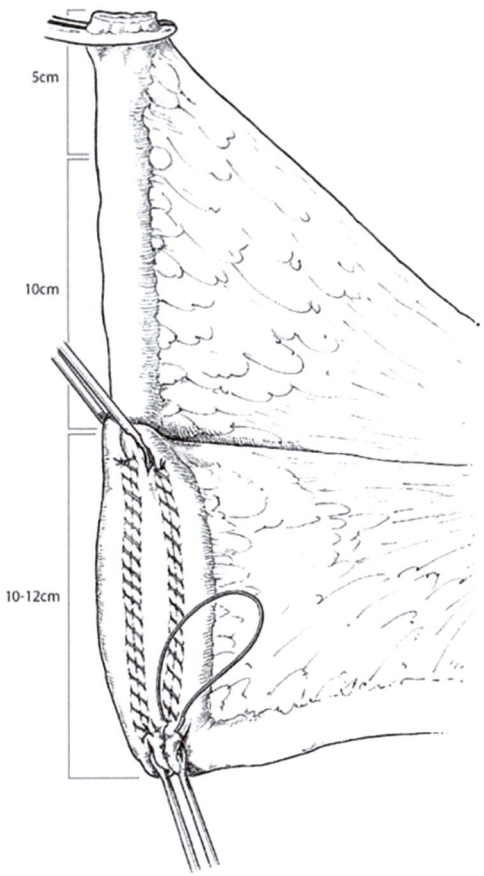

■ **Abb. 15.18** Bildung eines S-Pouches. Orientierung des terminalen Ileums vor Pouchkonstruktion. Hinterwandnaht. (Aus Myrelid, Block, 2019)

■ **Abb. 15.19** Die Pouchvorderwand wird mit Elektrokauter eröffnet. (Aus Myrelid, Block, 2019)

die Vorderwand des Pouches über allen drei Schlingen mit dem Elektrokauter eröffnet (■ Abb. 15.19). Die Hinterwand der Anastomose wird nun mit 2 fortlaufenden Vollwandnähten verschlossen, wobei jeweils 2 cm an beiden Enden der Inzision offen bleiben, um später die Vorderwand des Pouches schließen zu können (■ Abb. 15.20 und 15.21). Die Technik der Nippel-Ventil-Konstruktion entspricht dem originellen Kock-Pouch. Auch das Fixieren des Nippel-Ventils und Befestigung an der Bauchdecke entspricht der Technik des Kock-Pouches. Der Vorteil des S-Pouches ist die Tatsache, dass die Spitze des Ventils in einen

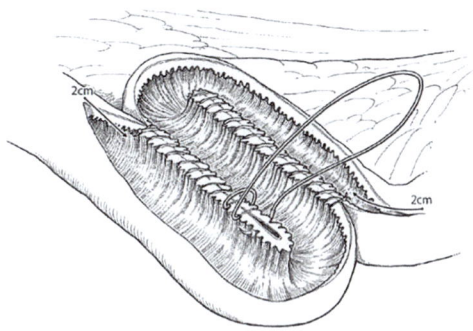

■ **Abb. 15.20** Die Hinterwand wird mit einer zweiten fortlaufender Nahtreihe verschlossen. An beiden Pouchenden werden jeweils 2 cm nicht verschlossen gelassen. (Aus Myrelid, Block, 2019)

breit offenen Raum hineinragt, sodass das Risiko der Pouchverletzung beim Katheterisieren reduziert wird.

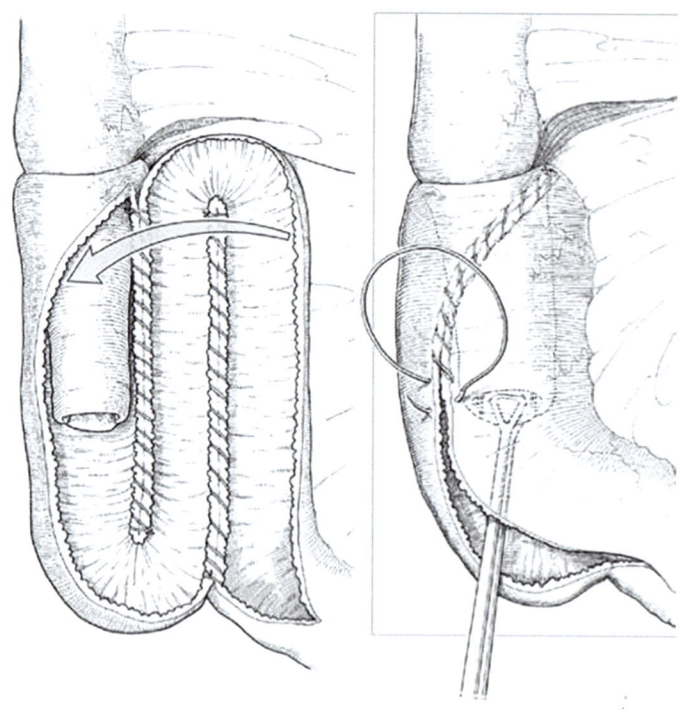

◘ Abb. 15.21   Bildung des Nippel-Ventils und Verschluss der Pouchvorderwand. (Aus Myrelid, Block, 2019)

15.11.3 Der T-Pouch

Der T-Pouch wurde 1999 von Stein und später von Kaiser beschrieben. Die letzte Publikation stammt aus dem Jahr 2012 und beschreibt 40 Operationen in 10 Jahren. Die mediane Nachsorgezeit betrug 6,2 Jahre. Es wurden 5 Nahtinsuffzienzen berichtet, 5 Fisteln und eine Ventilnekrose, sowie weitere kleinere Komplikationen. Die Katheterisierung wurde im Schnitt 4 Mal täglich von Patienten durchgeführt und 36 Patienten hatten einen kontinenten Pouch am Ende der Studie. Einschränkungen der Diät und schleimiger Ausfluss wurden berichtet. Die Autoren schienen nicht besonders enthusiastisch zu sein. Die Patienten wurden über einen sehr langen Zeitraum eingeschlossen, die Nachsorgezeiten waren eher kurz, die Patientenzahl war niedrig.

Die Konstruktion des T-Pouches wurde zuerst in der Urologie beschrieben, nachdem Urologen versucht hatten, den Kock-Pouch als Neoblase nach radikaler Zystektomie zu nutzen. Die Idee des T-Pouches war die Vermeidung der bekannten Schwierigkeiten, die mit dem Invaginat bei der Konstruktion des Nippel-Ventils verbunden waren. Der Kontinenzmechanismus wird dadurch erreicht, dass das terminale Ileumsegment in einen serosalen Tunnel eingefügt wird, der von 2 aneinander gelegten Darmschlingen gebildet wird. Aus diesen wird der Pouch selbst konstruiert. Es wird ein nicht invaginiertes Ventil geformt, sodass das Risiko des Herausgleitens vermieden wird. Die Zeichnungen des Verfahrens lösen den Eindruck einer recht komplizierten Prozedur aus, die wohl erst unter Anleitung durch einen erfahrenen Kollegen unternommen werden sollte. Allerdings kann dies auch über den Barnett-Pouch gesagt werden. Es gibt nur wenig Literatur zum T-Pouch und es wurden seit 2012 keine weiteren Studien zu diesem Thema veröffentlicht.

Literatur

Aytac E, Ashburn J, Dietz DW (2014) Is there still a role for continent ileostomy in the surgical treatment of inflammatory bowel disease? Inflamm Bowel Dis 20(12):2519–2525

Aytac E, Dietz DW, Ashburn J, Remzi FH (2017) Long-term outcomes after continent ileostomy creation in patients With Crohn's disease. Dis Colon Rectum 60(5):508–513.

Barnett WO (1989) Current experiences with the continent intestinal reservoir. Surg Gynecol Obstet. 168(1):1–5

Beck DE (2004) Clinical aspects of continent ileostomies. Clin Colon Rectal Surg 17:57–63

Berndtsson IE, Lindholm E, Oresland T, Hulten L (2004) Health-related quality of life and pouch function in continent ileostomy patients: a 30-year perspective. Dis Colon Rectum 47(12):2131–2137

Bloom RJ, Larsen CP, Watt R, Oberhelman HA Jr (1988) Complications and function of the continent ileostomy at the Cleveland clinic. World J Surg 12(2):148–154

Castillo E et al (2005) Continent ileostomy: current experience. Dis Colon Rectum 48(6):1263–1268

Cranley B (1983) The Kock reservoir ileostomy: a review of its development, problems and role in modern surgical practice. Br J Surg 70(2):94–99

Dozois RR et al (1980a) Improved results with continent ileostomy. Ann Surg 192(3):319–324

Dozois RR et al (1980b) Improved results with continent ileostomy. Ann Surg 192(3):319–324

Fasth S, Hultén L, Svaninger G (1987) The Kock continent ileostomy: influence of a defunctioning ileostomy and nipple valve stapling on early and late morbidity. Int J Colorectal Dis 2(2):82–86.

Ferrante M, D'Hoore A, Vermeire S, Declerck S, Noman M, Van Assche G et al (2009) Corticosteroids but not infliximab increase short-term postoperative infectious complications in patients with ulcerative colitis. Inflamm Bowel Dis 15:1062–1070

Handelsman JC, L Meg Gottlieb, Stanley R. Hamilton. (1993) A reappraisal of the Kock continent ileostomy in patients with Crohn's disease. *Diseases of the Colon & Rectum* 36(9):840–843

Hulten L et al (1992) The failing pelvic pouch conversion to continent ileostomy. Int J Colorectal Dis 7(3):119–121

Kaiser AM, Stein JP, Beart RW Jr (2002) T-pouch: a new valve design for a continent ileostomy. Dis Colon Rectum 45(3):411–415

Kock NG (1969) Intra-abdominal „reservoir" in patients with permanent ileostomy. Preliminary observations on a procedure resulting in fecal „continence" in five ileostomy patients. Arch Surg 99(2):223–231

Kock NG (1973) Continent ileostomy. Prog Surg. 12:180–201

Kock NG, Darle N, Hulten L, Kewenter J, Myrvold H, Philipson B (1977) Ileostomy. Curr Probl Surg 14(8):1–52

Kock NG, Myrvold HE, Nilsson LO, Philipson BM (1981) Continent ileostomy. An account of 314 patients. Acta Chir Scand 147:67–72

Kock NG, Brevinge H, Philipson BM, Ojerskog B (1986) Continent ileostomy. The present technique and long term results. Ann Chir Gynaecol 75(2):63–70

Landy J et al (2012) Etiology of pouchitis. Inflamm Bowel Dis 18(6):1146–1155

Lepistö AH, Järvinen HJ (2003) Durability of kock continent ileostomy. Dis Colon Rectum 46(7):925–928

Lian L et al (2009) Outcomes for patients undergoing continent ileostomy after a failed ileal pouch-anal anastomosis. Dis Colon Rectum 52(8):1409–1414 discussion 4414-1406

Litle VR et al (1999) The continent ileostomy: Long-term durability and patient satisfaction. J Gastrointest Surg 3(6):625–632

Miki C, Ohmori Y, Yoshiyama S, Toiyama Y, Araki T, Uchida K et al (2007) Factors predicting postoperative infectious complications and early induction of inflammatory mediators in ulcerative colitis patients. World J Surg 31:522–529

Nessar G, Wu JS (2012) Evolution of continent ileostomy. World J Gastroenterol 18(27):3479–3482

Nessar G, Fazio VW, Tekkis P et al (2006) Long-term outcome and quality of life after continent ileostomy. Dis Colon Rectum 49(3):336–344

Parks AG, Nicholls RJ (1978) Proctocolectomy without ileostomy for ulcerative colitis. Br Med J 2(6130):85–88

Selvasekar CR, Cima RR, Larson DW, Dozois EJ, Harrington JR, Harmsen WS et al (2007) Effect of infliximab on short-term complications in patients undergoing operation for chronic ulcerative colitis. J Am Coll Surg 204:956–962

Wasmuth HH, et al (2010) Failed pelvic pouch substituted by continent ileostomy. *Colorectal Dis* 12(7 Online):e109–e113

Wasmuth HH, Svinsas M, Trano G et al (2007) Surgical load and long-term outcome for patients with Kock continent ileostomy. Colorectal disease: the official journal of the Association of coloproctology of great Britain and Ireland 9(8):713–717

Wasmuth HH, Myrvold HE (2009) Durability of ileal pouch-anal anastomosis and continent ileostomy. Dis Colon Rectum 52(7):1285–1289

Wu JS, Fazio VW (2002) Continent ileostomy: evolution of design. Clin Colon Rectal Surg 15:231–243

Perkutane endoskopische Kolostomie

Armin Küllmer und Arthur Schmidt

© Springer-Verlag GmbH Deutschland, ein Teil von Springer Nature 2020
I. Iesalnieks (Hrsg.), *Chirurgie des intestinalen Stomas,* https://doi.org/10.1007/978-3-662-59123-9_16

Die perkutane endoskopische Kolostomie (oder percutaneous endoscopic colostomy; PEC) ist eine Sonderform des Stomas. In Analogie zur perkutanen endoskopischen Gastrostomie (PEG) wird hierbei eine Verbindung vom Kolon zur Hautoberfläche mittels eines Polyurethanschlauches hergestellt. In aller Regel erfolgt eine endoskopisch kontrollierte Anlage, jedoch ist auch eine rein radiologisch kontrollierte Punktion möglich. Aufgrund der größeren Mobilität des Dickdarms und der unübersichtlicheren Verhältnisse ist die Punktion etwas anspruchsvoller als die klassische PEG. Dennoch ist die zugrunde liegende Technik bereits seit langer Zeit etabliert und daher eine breite Anwendung möglich. Da für den Eingriff lediglich eine Sedierung nötig ist, eignet sich die PEC auch für Patienten mit hohem Narkoserisiko. Wie beim klassischen chirurgischen Stoma bietet die PEC die Möglichkeit einer Ableitung von Darminhalt sowie die Pexie des betroffenen Darmabschnittes an der Bauchwand. Darüber hinaus besteht jedoch die Möglichkeit, über den Verbindungsschlauch Einläufe oder Flüssigkeit zu applizieren und so die Kolonmotilität aktiv zu beeinflussen. Aufgrund des höheren Versorgungsaufwandes und der wahrscheinlich hohen Infektionsrate ist die PEC bisher Spezialindikationen, insbesondere therapierefraktären Motilitätsstörungen und dem chronischen Sigmavolvulus, vorbehalten.

16.1 Anlagetechnik

Zunächst erfolgt die Darmvorbereitung in Analogie zur konventionellen Darmspiegelung. Es erfolgt dann zum Ausschluss einer höhergradigen Stenosierung eine komplette Koloskopie mit Intubation des Zökums. Je nach Indikation der PEC – bei chronischer intestinaler Pseudoobstruktion das Zökum, bei Sigmavolvulus des Sigmas – erfolgt dann die Auswahl der geeigneten Punktionsstelle anhand einer positiven Diaphanoskopie. Ist diese gegeben, wird die Bauchwand mittels 1 % Scandicain-Lösung unter sterilen Bedingungen betäubt.

Für die Sondenanlage existieren wie bei der PEG 2 konkurrierende Verfahren: Die konventionelle Faden-Durchzugsmethode sowie die Direktpunktionstechnik. Laut Literatur wird die Faden-Durchzugsmethode häufiger verwendet.

Hierbei erfolgt die perkutane Punktion mit der Trokarnadel. Im Anschluss wird hierüber ein Faden eingeführt. Dieser wird mit dem Endoskop gegriffen und das komplette Endoskop mitsamt dem Faden aus dem Patienten ausgeführt. Außerhalb des Patienten erfolgt die Verknotung des Einführfadens mit der PEC-Sonde samt Halteplatte (an der Sonde fest verbaut). Unter endoskopischer Sicht wird nun der perkutan eingelegte Einführfaden zurückgezogen und die PEC-Sonde hierdurch entlang des Kolons mobilisiert. An der Einstichstelle erfolgt die perkutane Ausleitung der Sonde. Der Einführfaden wird mitsamt der konisch zulaufenden Sondenspitze gekappt und die PEC an der Haut fixiert.

Ebenfalls in der Literatur beschrieben und aus unserer Sicht die bessere Variante ist die Verwendung der Direktpunktionstechnik (◘ Abb. 16.1, siehe auch ► www.cookmedical. com oder ► https://youtu.be/Y4ufZ9Dzzm0). Die Technik erlaubt die Anlage der PEC direkt ohne vorherige Ausleitung eines Einführfadens. Hierfür wird vor der eigentlichen Sondenanlage eine Pexie des Zielabschnittes durchgeführt. Für die Anlage kann z. B. das Entuit-Thrive-System (Cook Medical, Bloomington, IN, USA) verwendet werden. Zunächst erfolgt die endoskopisch kontrollierte Applikation von 3 Sicherheitsankern (◘ Abb. 16.1b). Diese werden in einer Dreiecksformation mit ca. 3 cm Abstand gesetzt und an der Bauchdecke fixiert. Im Anschluss erfolgt die Punktion mit der Einführnadel (17G) ins Zentrum dieser Dreiecksformation. Über diese wird ein Metalldraht eingeführt und die Einführnadel entfernt. In Seldinger-Technik erfolgt im Anschluss die sequenzielle Aufdehnung des Punktionstrakts mittels 20Fr- und 22Fr-Dilatatoren. Die 20Fr messende Sonde wird dann über eine spezielle, dem Set beigelegten Schleuse eingeführt. Im

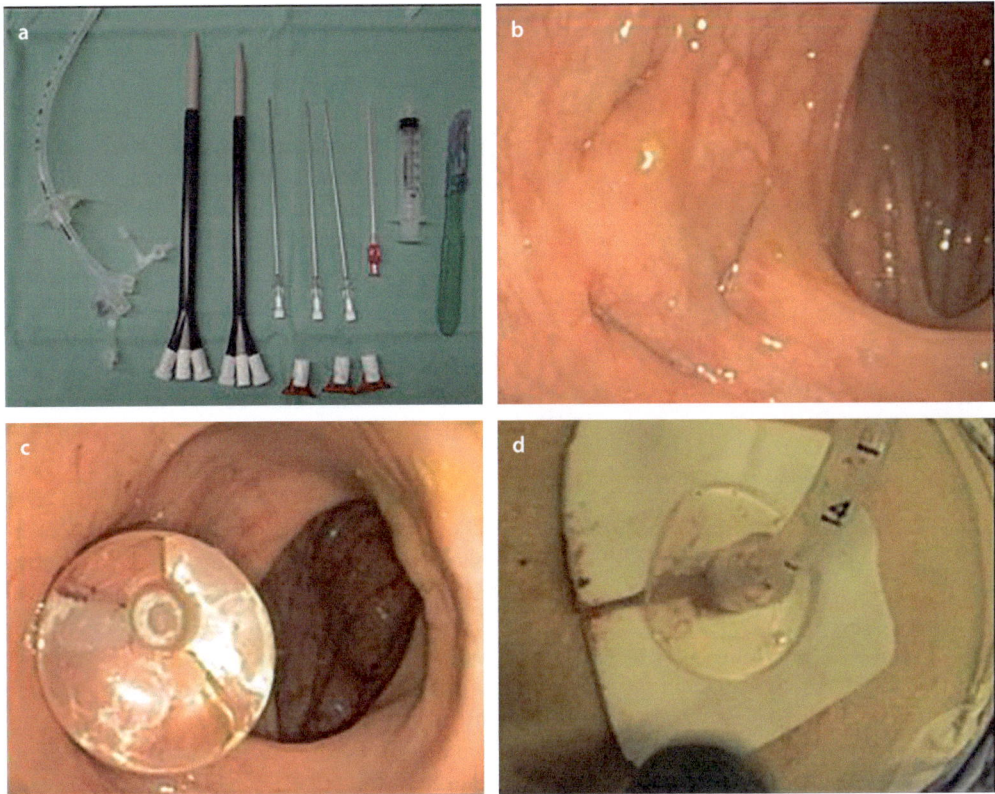

▫ Abb. 16.1 (a–d) Anlage einer perkutanen endoskopischen Kolostomie (PEC). **a** Von links nach rechts: PEC-Set mit Sonde, 2 abziehbare („peel-away") Schleusen, 3 Sicherheitsanker, Punktionsnadel, Schere, Skalpell. **b** Endoskopischer Blick auf die Kolopexie nach Applikation der 3 Sicherheitsanker. **c** Unter direkter endoskopischer Sicht wird der Ballon mit 10 ml sterilem Wasser befüllt, um die Sonde zu sichern. Hierbei wird darauf geachtet, nicht übermäßig Druck auf die Darmwand aufzubauen, um Drucknekrosen zu verhindern. **d** Blick auf die applizierte 20Fr-Gastrostomiesonde mit Schlitzkompresse. (Aus Küllmer et al. 2016)

Unterschied zur Faden-Durchzugsmethode ist die Sondenspitze nicht mit einer Halteplatte versehen, sondern besitzt einen füllbaren Ballon. Dieser wird mit 10 ml sterilem Wasser geblockt und verhindert ein Herausrutschen der Sonde.

> ❯ Beim Befestigen der Sonde sollte darauf geachtet werden, nicht zu viel Druck auf die Kolonwand auszuüben, da das Risiko einer Drucknekrose besteht.

Periinterventionell und für 5 Tage postinterventionell werden Antibiotika intravenös verabreicht (Ceftriaxon/Metronidazol). Nach 10 Tagen werden die Haltefäden der Punktionsanker entfernt.

16.2 Indikationen

16.2.1 Chronische intestinale Pseudoobstruktion (CIPO)/akute colonische Pseudoobstruktion (ACPO)

Die CIPO ebenso wie die ACPO sind seltene, schwere Motilitätsstörungen des Gastrointestinaltrakts. Hierbei kommt es akut (ACPO) oder chronisch-redizivierend (CIPO) zu Subileus- bzw. Ileuszuständen mit massiver Dilatation der betroffenen Abschnitte des Gastrointestinaltraktes, ohne dass bildgebend eine Obstruktion vorliegt (▫ Abb. 16.2).

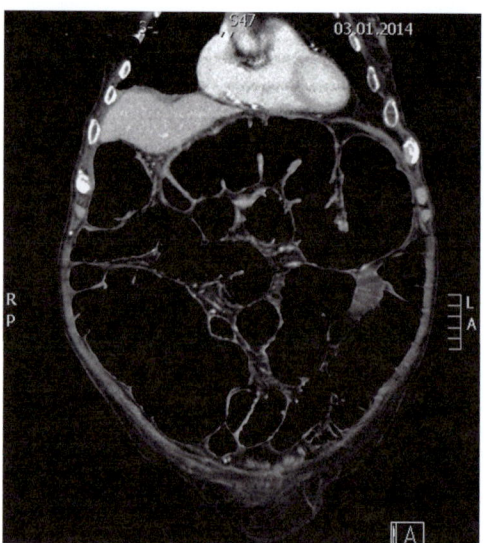

◘ Abb. 16.2 CT-Abdomen (frontale Rekonstruktion) eines Patienten mit chronischer intestinaler Pseudoobstruktion. Die Abbildung zeigt einen massiv dilatierten Dünn- und Dickdarm ohne Stenosenachweis. Der maximale Diameter des Zoekums in diesem Fall beträgt 11 cm. (Foto von A. Küllmer)

Während die ACPO auf den Dickdarm beschränkt und in aller Regel auf ein akutes auslösendes Ereignis (z. B. Trauma, vorangegangene Operation, gastrointestinaler Infekt) zurückzuführen ist, kann die CIPO prinzipiell den gesamten GI-Trakt betreffen und beruht auf einem breiten Spektrum von Neuropathien, Mesenchymopathien, Myopathien oder einer Kombination hiervon. Hauptsymptome sind Überblähung sowie Schmerzen und Übelkeit. Darüber hinaus besteht die Gefahr der Translokation von Bakterien sowie das Risiko der Perforation. Mittel- bis langfristig kommt es zur Mangelernährung.

Konservative Therapieprinzipien beruhen auf der Aufrechterhaltung eines adäquaten Ernährungsstatus (zunächst orale Ernährungsoptimierung, ggf. parenterale Substitution), der medikamentösen Stimulation der intestinalen Propulsion (Prokinetika wie Metacloproamid oder Domperidon, Neostigmin sowie Prucaloprid) sowie der Therapie von Komplikationen (z. B. bakterielle Fehlbesiedlung) (Layer et al. 2011). Nach Ausschöpfen der kon-servativen Therapie bleibt die Möglichkeit der kurzfristigen endoskopischen Dekompression des Dickdarmes. Im Falle häufiger Rezidive muss jedoch eine chirurgische Therapie erfolgen. In der Mehrheit der Fälle sind die Patienten mit CIPO multimorbide und daher mit einem hohem Operationsrisiko behaftet.

Die perkutane endoskopische Kolostomie als Alternative zur Chirurgie ist in dieser Indikation erfolgreich eingesetzt worden. Insgesamt ist die Datenlage sehr heterogen und große Studien zu dem Thema fehlen. Dennoch sind aufgrund der bereits etablierten Technik aus der perkutanen endoskopischen Gastrostomie technische Erfolgsraten von 90–100 % (Küllmer et al. 2016) möglich. Der klinische Erfolg – gemessen an einer deutlichen Symptomverbesserung – wird mit etwa 65–72 % angegeben (Küllmer et al. 2016; Cowlam et al. 2007). Ist die PEC etabliert, bietet sie zum einen die Möglichkeit des Ausleitung von Stuhl bzw. Darmgasen. Darüber hinaus ist im Unterschied zum konventionellen Stoma die direkte Stimulation der Kolonmotilität durch z. B. Gabe von Einläufen über die PEC möglich.

Bei der insgesamt limitierten Datenlage sind verschiedene Aspekte der PEC nicht systematisch untersucht und die Empfehlungen daher subjektiv. Zur Frage der Lokalisation der Sondenplatzierung im Kolon, der Größe der verwendeten Sonde oder der besten Technik der Applikation (Faden-Durchzug vs. Direktpunktion) existieren keine vergleichenden Studien. Die Erfahrung zeigt, dass bei Motilitätsstörungen, die das gesamte Kolon betreffen wie z. B. die CIPO, eine möglichst proximale, d. h. zoekumnahe Lage Vorteile mit sich bringt. In diesem Falle kann zum einen dort entlastet werden, wo das höchste Perforationsrisiko besteht, zum anderen können applizierte Einläufe die größtmögliche Wirkung entfalten. Die letzteren können bei erhaltener Stuhlpassage die Symptome der Pseudoobstruktion verringern.

Der Diameter der Drainage scheint keinen Einfluss auf die Reduktion der Symptomatik zu haben. Größen von 14-20Fr lieferten keinen Unterschied in der Wirksamkeit (Cowlam et al. 2007). Aus unserer Sicht ist aufgrund der besseren Applikationsmöglichkeit von z. B. Einläufen der größtmögliche Diameter zu bevorzugen.

> Eine zoekumnahe Lage der PEC ist bei CIPO sinnvoll, da sowohl eine Entlastung des Darmes die größte Reduktion des Perforationsrisikos bringt, als auch Einläufe zur Stimulation der Kolonmotilität hier die höchste Wirkung entfalten können.

Den ohne Zweifel bestehenden Vorteilen der PEC in puncto Einfachheit der Anlage und Bedienung steht allerdings eine hohe Komplikationsrate gegenüber. Diese sind in der Regel milde, lokale Hautinfektionen und -reizungen an der PEC-Einstichstelle, die mit Antibiotikagabe suffizient behandelt werden. Bei der CIPO liegt die Infektionsrate bei etwa 10 % (Küllmer et al. 2016). In größeren Fallserien, in denen auch weitere Indikationen berücksichtigt sind, ist die Spannbreite der Morbidität jedoch mit 42 % (Bertolini et al. 2007) bis 77 % (Cowlam et al. 2007) deutlich höher. Infolge von Sondendislokationen und/oder fortgeleiteten PEC-Infektionen sind allerdings auch schwere Peritonitiden in ca. 10 % mit vereinzelt letalem Verlauf beschrieben worden. Bei der ACPO liegt die Komplikationsrate generell niedriger, da hier häufig die PEC-Sonde im Verlauf entfernt werden kann. Allerdings fehlen größere Studien hierzu.

> Aus der eigenen Erfahrung kann vermutet werden, dass gerade die Anlagetechnik mit der Direktpunktion und der hiermit verbundenen stärkeren Pexie eine positive präventive Rolle spielen könnte.

Auffällig ist, dass schwere Komplikationen vermehrt beobachtet werden, wenn das linksseitige Kolon im Vergleich zum Zoekum

punktiert wurde. Cowlam et al. (2007) vermuteten, dass die lose intraperitoneale Fixierung des Sigmas die Ursache hierfür ist. Bei der Direktpunktionstechnik entsteht letztlich durch die Platzierung der Anker eine deutlich bessere Pexie als bei der Faden-Durchzugsmethode. Hierdurch wird möglicherweise das Risiko von sekundären Perforationen verringert.

16.2.2 Sigmavolvulus

Die zweite Hauptindikationsgruppe für die PEC ist der rezidivierende Sigmavolvulus. Als ursächlich wird hierbei eine deutlich zu lange Sigmaschleife vermutet, die sich um den Meseneriumansatz torquiert (Atamanalp 2018). Die Häufigkeit wird mit 5–8 % aller Darmverschlüsse angegeben, jedoch ist die demografische Verteilung der Erkrankung sehr variabel (Frank et al. 2016). Symptomatisch werden die Patienten durch Schmerzen und Zeichen des Ileus. Die Standardtherapie der Erkrankung besteht in der Sigmaresektion, da diese eine kausale Therapie darstellt. Jedoch ist diese – speziell im Notfallsetting beim in der Regel geriatrischen Patientengut – mit signifikanter Mortalität (bis 50 %) (Madiba und Thomson 2000) verbunden. Vor diesem Hintergrund wurde die PEC-Anlage als Alternative zur chirurgischen Therapie bei inoperablen Patienten eingesetzt. In einem systematischen Review (Frank et al. 2016) von 56 Patienten kam es in 67 % zu einer dauerhaften Verbesserung der Symptome ohne Komplikationen. Im Unterschied zur CIPO scheint beim Sigmavolvulus die Verwendung von 2 PECs zur besseren Fixierung gegenüber der Versorgung mit nur einer Sonde überlegen zu sein (Khan et al. 2013).

Wie auch bei der CIPO sind Komplikationen nach der PEC regelhaft zu beobachten. Die häufigsten Komplikationen sind wie bei der CIPO lokale Infektionen (16 %), die mit Antibiotika gut zu behandeln sind. Dennoch treten auch hier schwerwiegende Komplikationen wie Peritonitis infolge der Sondenmigration ins

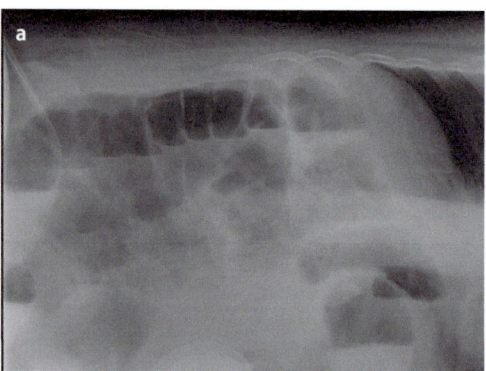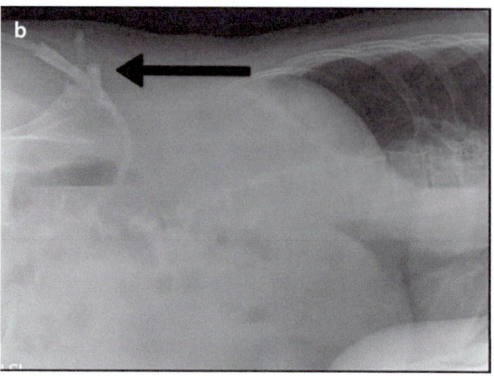

Abb. 16.3   (**a, b**) Röntgen des Abdomens in Linksseitenlage vor (**a**) und nach (**b**) der PEC-Anlage. **a** Die Dilatation sowie Spiegelbildung sind zu erkennen. CAVE: Urinkatheter oben linksseitig im Bild. **b** 24 h nach PEC-Anlage ist die Dilatation deutlich reduziert (Pfeil zeigt auf PEC-Sonde). (Foto von A. Küllmer)

Kolonlumen in ca. 8 % auf. Ähnlich zur CIPO ist das Patientenkollektiv häufig geriatrisch und es bestehen neurodegenerative Begleiterkrankungen, die gelegentlich auch zur akzidentellen Entfernung der Sonde durch den Patienten selbst führen. Im Falle einer mittels Direktpunktionstechnik angelegten PEC kann hier die erneute Anlage durch den bereits bestehenden Punktionstrakt erfolgen, wenn der Patient rasch in der Klinik vorgestellt wird (◘ Abb. 16.3).

> ❶ Im Gegensatz zur Indikation der PEC bei CIPO muss angemerkt werden, dass in diesem Fall die PEC lediglich eine symptomatische Therapie darstellt, die der chirurgischen Alternative unterlegen ist und daher nur dann zum Einsatz kommen sollte, wenn eine Operation nicht akut möglich ist. Theoretisch ist die PEC als überbrückende Maßnahme bis zur Operation denkbar, hierzu fehlen jedoch entsprechende Daten.

16.2.3   Chronische Obstipation

Chronische Obstipation ist ein Problem mit hoher Prävalenz und gesundheitsökonomischer Relevanz. Neben rein organpathologischen Ursachen (Querschnittslähmung, Motilitätsstörungen wie *slow-transit-constipation*) ist die Grenze zwischen organischer Störung und evtl. bestehender neuropsychiatrischer Komorbidität häufig fließend. Die deutsche Leitlinie zur Behandlung der chronischen Obstipation (Andresen et al. 2013) empfiehlt neben Lifestyleveränderungen (Ernährungsumstellung, ausreichende Flüssigkeitsaufnahme, Bewegung) ein medikamentöses Stufenschema. In therapierefraktären Fällen und bei nachweisbar verlangsamter Kolonpassage stellen chirurgische Therapien die letzte therapeutische Option dar. Die subtotale Kolektomie ist hierbei der Goldstandard, jedoch bestehen häufig Symptome – vor allem Meteorismus und Entleerungsschwierigkeiten – auch nach der Operation weiter. Daher ist eine evtl. vorgeschaltete Phase mit Ileostoma zur Überprüfung des Rückgangs der Beschwerden empfehlenswert.

Die Wirksamkeit rektaler Einläufe ist zwar untersucht worden (Emmet et al. 2015), dennoch wird in der deutschen Leitlinie von einer Dauertherapie aufgrund lokaler Komplikationen abgeraten (Andresen et al. 2013). Die PEC-Anlage kann zur Verabreichung antegrader Einläufe (im Bedarfsfall oder programmiert z. B. alle 2 Tage) genutzt werden. Im größten Review zu dieser Indikation über 127 Patienten (Wilkinson-Smith et al. 2018) lag die technische Erfolgsrate bei 96 %. Hierbei wurde die PEC etwa gleich häufig ins links- wie rechtsseitige Kolon platziert. Auch bei dieser Indikation sind lokale Komplikationen mit 56 % häufig. Im Gegensatz zum Sigmavolvulus und CIPO stehen jedoch eher Schmerzen und Granulationsgewebebildung im Vordergrund, lokale Infektionen sind in nur 10 % der Fälle beschrieben. Schwere Komplikationen wie Peritonitis sind dagegen eine Rarität.

❗ In der Indikation chronische Obstipation dient die Anlage der PEC als eine Entleerungshilfe analog zum kontinenten Appendikostoma.

16.2.4 Mechanischer Dickdarmileus

Priorität in der Behandlung eines mechanischen Dickdarmileus haben ohne Zweifel die chirurgischen Verfahren und die selbstexpandierenden Metallstents. Bezüglich der PEC existieren wenige Fallberichte und kleine Fallserien bei Patienten mit mechanischem Ileus auf dem Boden von malignen Erkrankungen (sowohl Kolonkarzinome als auch Infiltration des Kolons von außen). In der Studie von Tewari et al. (2015) wurden 18 Patienten mit Dickdarmileus behandelt, die zuvor als nicht operationsfähig eingestuft worden waren. Die Anlage der PEC erfolgte in diesen Fällen radiologisch gesteuert ins Zoekum via Direktpunktionstechnik. In 89 % kam es hierbei zu einer deutlichen Verbesserung der Symptomatik. Insgesamt kam es hierbei in einem Fall zur Sepsis. In 2 Fällen kam es zur Sondendislokation, die eine Neuanlage erforderlich machten.

16.3 Probleme bei der Versorgung

Die häufigsten Komplikationen der PEC treten im Zusammenhang mit lokalen Infektionen auf. In den einzelnen verfügbaren Studien wird nicht explizit auf die genauen Gründe eingegangen. Die Hauptursache ist der unvermeidbare Kontakt von Haut und Stuhlgang. Erschwerend kommt hinzu, dass es sich – insbesondere bei CIPO und Sigmavolvulus – in aller Regel um multimorbide, häufig bettlägerige Patienten mit neurodegenerativen Begleiterkrankungen handelt. Mehrfach sind in der Literatur auch akzidentelle Sondendislokationen durch die Patienten selbst beschrieben worden (Baraza et al. 2007; Bertolini et al. 2007). In diesem Setting stellt eine suffiziente Wundversorgung per se eine große Herausforderung dar.

16.4 Fazit

Zusammenfassend lässt sich sagen, dass die PEC bei passender Indikation eine Alternative zur Operation sein kann. Sie bietet prinzipiell den Vorteil, dass die Anlage unter Sedierung erfolgen kann. Sie eignet sich daher auch für Patienten, die aufgrund der häufig bestehenden Komorbiditäten ein hohes Narkoserisiko mit sich bringen. Der Eingriff selbst ist mit vergleichsweise wenig Aufwand durchführbar und es ist keine besondere Expertise des Untersuchers notwendig. Die PEC-Anlage ist darüber hinaus reversibel, ferner ist die Re-Intervention bei Sondendislokation einfach durchführbar (im Falle einer via Direktpunktionstechnik angelegten PEC sogar häufig ohne erneute Punktion). Neben der reinen Ausleitungsfunktion ist bei der PEC auch die Möglichkeit der Verabreichung von Einläufen möglich.

Dennoch muss angemerkt werden, dass die Datenlage bezüglich der PEC sehr begrenzt ist. Sie ist darüber hinaus im Gegensatz zu der häufig kurativen (Sigmavolvulus, Obstipation, Obstruktion) chirurgischen Therapie rein symptomatisch. In Anbetracht der zusätzlich hohen Komplikationsrate ist eine strikte Patientenselektion nötig.

Literatur

Andresen V et al (2013) S2k-Leitlinie Chronische Obstipation: definition, Pathophysio- Logie, Diagnostik Und Therapie. Gemeinsame Leitlinie Der Deutschen Gesellschaft Für Neurogastro- Enterologie Und Motilität (DGNM) Und Der Deutschen Gesellschaft Für Verdauungs- Und Stoffwechselkrankheiten (DGVS) 1:651–672

Atamanalp SS (2018) Reply to ,Comments on a new classification, treatment algorithm and prognosis-estimating system for sigmoid volvulus: factors affecting recurrence'. Colorectal Dis 20(9):821–822

Baraza W, Brown S, McAlindon M, Hurlstone P (2007) Prospective analysis of percutaneous endoscopic colostomy at a tertiary referral centre. Br J Surg 94(11):1415–1420

Bertolini D et al (2007) Severe delayed complication after percutaneous endoscopic colostomy for chronic intestinal pseudo-obstruction: a case report and review of the literature. World J Gastroenterol 13(15):2255–2257

Cowlam S et al (2007) Percutaneous endoscopic colostomy of the left side of the colon. Gastrointest Endosc 65(7):1007–1014

Emmett CD, Close HJ, Yiannakou Y, Mason JM (2015) Trans-anal irrigation therapy to treat adult chronic functional constipation: systematic review and meta-analysis. BMC Gastroenterol 15:139

Frank L, Moran A, Beaton C (2016) Use of Percutaneous Endoscopic Colostomy (PEC) to treat sigmoid volvulus: a systematic review. Endosc Int Open 4(7):E737–E741. ▶ http://www.thieme-connect.de/DOI/DOI?10.1055/s-0042-106957

Khan MAS, Ullah S, Beckly D, Oppong FC (2013) Percutaneous Endoscopic Colostomy (PEC): an effective alternative in high risk patients with recurrent sigmoid volvulus. J Coll Physicians Surg Pak 23(11):806–808

Küllmer A, Schmidt A, Caca K (2016) Percutaneous endoscopic cecostomy (introducer method) in chronic intestinal pseudo-obstruction: report of two cases and literature review. Dig Endosc 28(2):210–215

Layer P, Andresen V, Pehl C, Allescher H (2011). S3-Leitlinie Der Deutschen Gesellschaft Für Verdauungs- Und Stoffwechsel- Krankheiten (DGVS) Und Der Deutschen Gesellschaft Für Neurogastro-Enterologie Und Motilität (DGNM) Zu Definition, Pathophysiologie, Diagnostik Und Therapie Intestinaler Motil. Z, 374–390. ▶ http://www.medical-tribune.de/uploads/media/Leitlinie_Reizdarm_2011.pdf

Madiba TE, Thomson SR (2000) The management of sigmoid volvulus. J R C Surg Edinb 45(2):74–80. ▶ http://www.ncbi.nlm.nih.gov/pubmed/10822915

Tewari SO et al (2015) Safety and efficacy of percutaneous cecostomy/colostomy for treatment of large bowel obstruction in adults with cancer. J Vasc Interv Radiol 26(2):182–188. ▶ https://doi.org/10.1016/j.jvir.2014.09.022

Wilkinson-Smith V et al (2018) When all seems lost: management of refractory constipation—surgery, rectal irrigation, percutaneous endoscopic colostomy, and more. Neurogastroenterol Motil 30(5):1–9

Stomairrigation

Daniela Pacini und Igors Iesalnieks

© Springer-Verlag GmbH Deutschland, ein Teil von Springer Nature 2020
I. Iesalnieks (Hrsg.), *Chirurgie des intestinalen Stomas*, https://doi.org/10.1007/978-3-662-59123-9_17

Die moderne Stomapflege erlaubt ein hygienisch unbedenkliches Leben in den meisten Fällen. Trotzdem wünschen sich viele Stomaträger, die eigene Ausscheidung kontrollieren und ein Leben ohne Stomabeutel führen zu können. Bei Patienten mit endständigem Ileostoma besteht die Option des kontinenten Ileostomas (s. ▶ Kap. 15). Die Stomairrigation sollte dagegen den Patienten mit Kolostoma den Weg zum Leben ohne Beutel eröffnen. Die Methode wurde in den 20-er Jahren des letzten Jahrhunderts eingeführt (Gabriel 1927) – zu der Zeit, als die Stomapflege mangelhaft war (s. ▶ Kap. 1) und die Kolostomaträger vor allem an der Geruchsbelästigung litten. Als sich die Stomapflege verbesserte, nahm der Bedarf an der Irrigation stark ab. Nachdem mit der damaligen Technik Perforationen beschrieben wurden, wurde die Irrigation für Jahrzehnte kaum noch verwendet (Meeker et al. 1967). Doch auch heute führen weniger als 5 % der Kolostomaträger die Stomairrigation aus (O'Bichere et al. 2000) – trotz wesentlich verbesserter Ausstattung.

17.1 Indikation

Die behandelnden Ärzte und die Stomatherapeuten sollten daran denken, die Patienten z. B. bei der Entlassung aus dem Krankenhaus über die Option der Stomairrigation zu informieren und ggf. Ansichtsmaterial mitzugeben. Dem Patienten muss bewusst sein, dass diese Maßnahme Disziplin und gewissen Zeitaufwand erfordert. Der Patient muss körperlich und geistig in der Lage sein, die Maßnahme zu erlernen und selbstständig durchzuführen. Die Irrigation sollte erst begonnen werden, wenn die Akutbehandlung endgültig abgeschlossen wurde – also nach vollständiger Rekonvaleszenz von der Operation, nach Chemotherapie und Bestrahlung, nach Abheilen aller Wunden.

Die Irrigation hat folgende Vorteile:
– „Kontinenz" für 24–48 h
– Weniger Blähungen, weniger Geräusche

– Geringere Hautirritation – hierfür ist die Irrigation also auch therapeutisch
– Bei Stomaretraktion haben Patienten, die irrigieren, weniger Probleme mit der Versorgung. Auch hierfür ist die Irrigation also therapeutisch

Das Sigmoidostoma und weitgehend auch ein Stoma im Colon descendens eignen sich am besten für die Durchführung einer Irrigationsbehandlung. Doch auch ein weiter proximal angelegtes Stoma kann in manchen Fällen irrigiert werden.

> Als Faustregel gilt: Bei Patienten, deren Stuhlgang immer eine breiige Konsistenz hat, eignen sich schlechter für die Irrigationsbehandlung.

17.2 Durchführung

Das Ziel der Maßnahme ist es, zum einen durch die Dehnung der Darmwand die Entleerung anzuregen, zum anderen durch die Verflüssigung des Stuhles diese zu erleichtern. Es ist meist sinnvoll, die Stomairrigation morgens und immer zu gleicher Zeit durchzuführen – so ist die Entleerung oft vollständiger.

Die Hilfsmittel (◘ Abb. 17.1) zur Durchführung der Irrigation werden mittlerweile von mehreren Herstellern angeboten. Diese bestehen aus einem Spülbehälter mit Temperaturanzeige, einer Zuleitung mit Regulator und dem Irrigationskonus, der auf das Stoma dicht aufgesetzt wird. Man benötigt ein Gleitmittel. Des Weiteren wird ein Entleerungsschlauch eingesetzt, der wesentlich länger ist als der normale Stomabeutel. Der Entleerungsschlauch ist an beiden Enden offen, sodass an einem Ende die Einführung des Konus in das Stoma möglich ist und das andere Ende in die Toilette herabgelassen werden kann. Es wird Leitungswasser in Körpertemperatur verwendet.

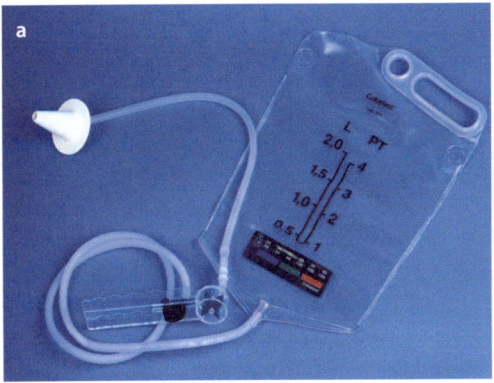
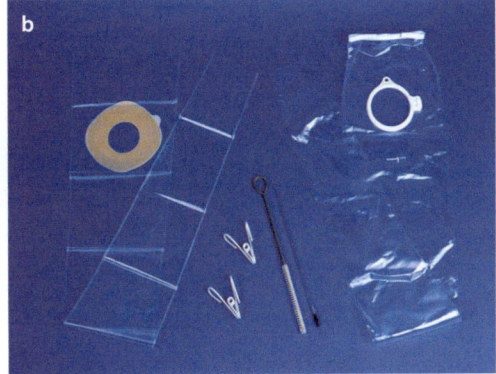

Abb. 17.1 **a–b** Materialien der Stomairrigation. **a** Spülbehälter mit Regulator für die Einlaufgeschwindigkeit und Standardkonus. **b** Zwei Arten von Entleerungsschläuchen – aufklebbar und zum Befestigen auf der Stomaplatte – sowie Reinigungsinstrumente. (Mit freundlicher Genehmigung der Fa. Coloplast)

Zu Beginn wird der Patient von ausgebildetem Personal angeleitet, oft sind das Stomatherapeuten/-innen, aber auch Homecare-Mitarbeiter. Die Anleitung kann beim Patienten zu Hause, im Krankenhaus oder in einer Rehaklinik erfolgen. Hier sollten die Wünsche der Patienten erfragt und berücksichtigt werden. Es ist sinnvoll, dem Patienten vorher die Anatomie und die Physiologie zu erklären – so sollen auch Bedenken und Ängste ausgeräumt werden.

Die Spülungen können im Stehen und im Sitzen durchgeführt werden. Die Irrigation sollte mit 1–1,5 l Wasser erfolgen. Der Entleerungsschlauch wird entweder direkt auf die Haut geklebt oder an die Basisplatte befestigt – je nach Hersteller. Der Konus wird über die Öffnung in dem Entleerungsschlauch in das Stoma eingeführt und mit der Hand gehalten. Die andere Hand gibt den Wasserfluss aus dem höher angehängten Spülbehälter frei (Abb. 17.2).

Der Spülbehälter sollte sich auf Kopfhöhe befinden. Zunächst werden 200–300 ml eingeführt und so der festere Stuhlgang am Stomaausgang ausgespült. Danach erfolgt die Hauptspülung mit 500–1500 ml Wasser (15–18 ml/kg), die vollständig einlaufen sollten. Gelingt das Einführen des Wassers vollständig, so sollte damit das Zökum erreicht werden.

> Das Wasser sollte langsam einlaufen, damit keine kolikartige Schmerzen provoziert werden. Zum Einlaufen sollten ca. 10–15 min reichen.

Die optimale Spülmenge erkennt jeder Patient im Laufe der Zeit selbst. Nachdem das Wasser eingelaufen ist, sollte der Konus für ca. 5 min aufgesetzt gehalten werden, bis spürbare Peristaltik einsetzt – ein Signal der beginnenden Entleerung.

❗ **Eine zu große Spülmenge führt unter Umständen zu lästigen Nachentleerungen. Es sollte daher mit der geringstmöglichen Menge irrigiert werden.**

Grundsätzlich sollte die Nachentleerung nach ca. einer halben Stunde beendet sein. Die Nachentleerungen können noch mit dem Beutel aufgefangen werden, bevor er abgemacht wird und das Stoma mit einer Stomakappe oder Minibeutel zugeklebt wird. Insgesamt beträgt die Dauer der Prozedur 30–60 min.

Bei einer erfolgreichen und gut funktionierenden Irrigation wird sich das Stoma die nächsten 24–48 h nicht entleeren. Auch die Gasbildung ist in solchem Fall quasi nicht vorhanden.

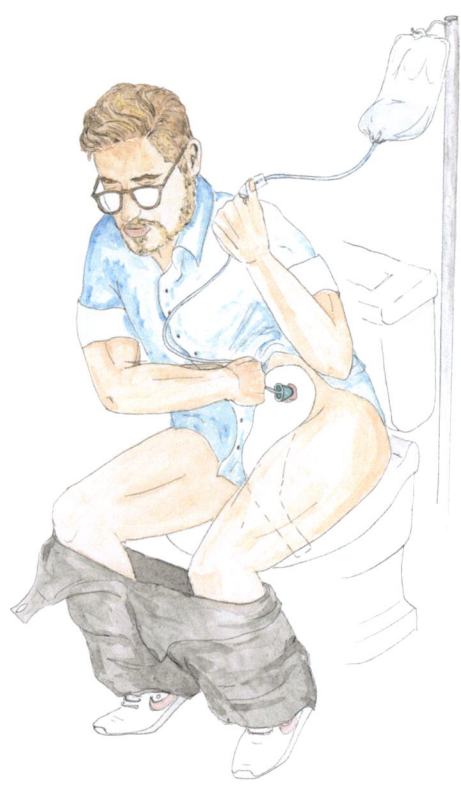

Der M. Crohn gilt nicht als grundsätzliche Kontraindikation. Ist der als Stoma ausgeleitete Dickdarmabschnitt nicht aktiv erkrankt und befindet sich die Erkrankung in Remission, steht der Irrigation nichts im Weg. Allerdings kann der oft zu flüssige Stuhlgang die Spülung unmöglich machen. Patienten mit einem Reizdarmsyndrom mit Durchfallneigung können ebenfalls größere Schwierigkeiten haben, doch auch dies ist keine grundsätzliche Kontraindikation. Die parastomale Hernie kann die technische Durchführung erschweren. Es kann dann vorkommen, dass sich das Wasser nicht in voller Menge einführen lässt, sondern sich an dem Konus vorbei entleert. Auch ausgedehnte Hypergranulationen und Stomaretraktion können ein bündiges Aufsetzen des Konussen erschweren. Prolaps, große Hernien, Fisteln und Pyoderma gangraenosum verbieten die Stomaspülung.

Ein häufiges Problem bei Durchführung der Irrigation ist der zu frühe Rücklauf. Ein nicht richtig aufgesetzter Konus kann der Grund für einen schnellen Rücklauf sein. Die Darmachse liegt nicht immer im 90° Winkel zur Körperoberfläche, sodass die Einführrichtung ggf. „gesucht" werden muss. Die Änderung der Andruckrichtung des Konus sowie die Änderung der Körperposition können hilfreich sein. Alternativ kann auch ein spitzer Konus (◘ Abb. 17.3) verwendet werden.

◘ **Abb. 17.2** Typischer Ablauf der Irrigation

> Allerdings sollte zu Anfangszeit noch ein Beutel getragen werden, damit der Patient das Verhalten des Stomas nach der Irrigation zuverlässig prognostizieren kann.

17.3 Schwierigkeiten und Komplikationen

Das Komplikationsrisiko (Blutung, Perforation) ist äußerst gering. Manche Patienten berichten über Krämpfe und Kreislaufprobleme. Hier kann die Regulation der Einlaufgeschwindigkeit und der Wassertemperatur, doch vor allem gewisse Übung hilfreich sein. Sollten während der Irrigation Krämpfe auftreten, so sollte der Wassereinlauf unterbrochen werden, bis sie wieder nachlassen.

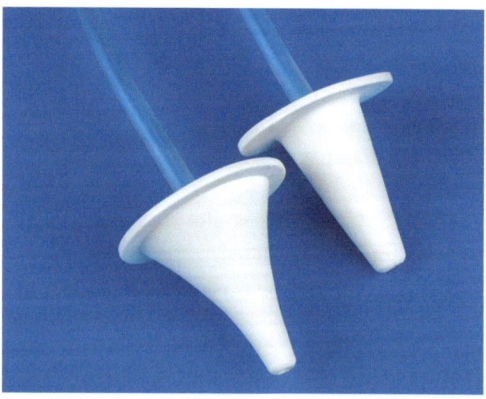

◘ **Abb. 17.3** Ein runder Konus (rechts) und ein spitzer Konus (links) zur Stomairrigation. (Mit freundlicher Genehmigung der Fa. Coloplast)

Manche Patienten beklagen, dass sich wesentlich weniger Spülflüssigkeit/Stuhlgang entleert, als appliziert wurde. Der Patient muss aufgeklärt werden, dass das Verbleiben des Wassers im Kolon unbedenklich ist, da es resorbiert wird. Bei Patienten mit besonders hartnäckigen Obstipationen kann eine gleichzeitige Einnahme von Laxanzien sinnvoll sein.

17.4 Ergebnisse

Patienten, die erfolgreich irrigieren, berichten über bessere Lebensqualität, besseren Schlaf, weniger Angst, weniger Isolation, bessere soziale Funktion, das Gefühl sauber zu sein, besseres Intimleben und weniger Geruch (Carlsson et al. 2010; Karadag et al. 2003; O'Bichere et al. 2004; Varma 2009; Gervaz et al. 2008). Bei muslimischen Patienten ermöglicht eine erfolgreiche Irrigation die Teilnahme an den gemeinsamen Gebeten und die rituellen Waschungen (Karadag und Baykara 2009).

Die Stomapflege ist im Schnitt 60 min/Tag länger als bei Patienten, die nicht irrigieren (Grant et al. 2012). Die Dauer der Prozedur ist einer der häufigsten Gründe, warum Patienten die Irrigation entweder komplett ablehnen oder abbrechen, nachdem sie damit begonnen hatten. Einige Patienten stellen das Irrigieren ein, wenn sie in die Rente gehen, also aus dem besonders aktiven Lebensabschnitt ausscheiden. Der zweithäufigste Grund, die Irrigation nicht mehr durchzuführen, ist die nachlassende körperliche und mentale Kapazität.

Literatur

Carlsson E, Gylin M, Nilsson L, Svensson K, Alverslid I, Persson E (2010) Positive and negative aspects of colostomy irrigation. J Wound Ostomy Continence Nurs 37(5):511–516
Gabriel WB (1927) Discussion on colostomy. Proc R Soc Med 20:1452
Gervaz P, Bucher P, Konrad B, Morel P, Beyeler S, Lataillade L, Allal A (2008) A prospective longitudinal evaluation of quality of life after abdominoperineal resection. J Surg Oncol 97(1):14–19
Grant M, McMullen CK, Altschuler A, Hornbrook MC, Herrinton LJ, Wendel CS, Baldwin CM, Krouse RS (2012) Irrigation practices in long-term survivors of colorectal cancer with colostomies. Clin J Oncol Nurs 16(5):514–519
Karadag A, Baykara ZG (2009) Colostomy irrigation: an important issue for Muslim individuals. Asian Pac J Cancer Prev 10(6):1189–1190
Karadag A, Mentes BB, Uner A, Irkorucu O, Ayaz S, Ozkan S (2003) Impact of stomatherapy on quality of life in patients with permanent colostomies or ileostomies. Int J Colorectal Dis 18(3):234–238
Meeker WR, Mittelman A, Grace JT (1967) Perforation of the colon—a hazard of colostomy irrigation: report of four cases. Dis Colon Rectum 10(2):146–149
O'Bichere A, Sibbons P, Dore C, Green C, Phillips RK (2000) Experimental study of faecal continence and colostomy irrigation. Br J Surg 87(7):902–908
O'Bichere A, Green C, Phillips RKS (2004) Randomized cross-over trial of polyethylene glycol electrolyte solution and water for colostomy irrigation. Dis Colon Rectum 47(9):1506–1509
Varma S (2009) Issues in irrigation for people with a permanent colostomy: a review. Br J Nurs 18(4):S15–S18

Stomachirurgie bei Kindern

Mark Malota und Stuart Hosie

I. Iesalnieks (Hrsg.), *Chirurgie des intestinalen Stomas*, https://doi.org/10.1007/978-3-662-59123-9_18

„Kinder sind keine kleinen Erwachsenen!" Spätestens seit der Pädiatrie-Vorlesung der Studienzeit hat man diesen Satz ein ums andere Mal gehört. Aus unseren eigenen Erfahrungen möchten wir ergänzen: Sie sind aber auch keine andere Spezies. Und so finden sich neben einigen Unterschieden auch viele gemeinsame Prinzipien in der Chirurgie des kindlichen Stomas im Vergleich zu dem Stoma aus der Erwachsenen-Chirurgie.

Die Anlage eines Stomas kann bei einem wenige 100 g schweren Frühgeborenen mit nekrotisierender Enterokolitis lebensrettend sein, beim Schulkind mit Morbus Hirschsprung die Lebensqualität verbessern oder beim Jugendlichen mit hereditärem kolorektalen Karzinom eine schlichte Notwendigkeit sein – zu jedem Zeitpunkt ist jedoch die spezielle Physiologie des kindlichen Körpers von unterschiedlichen Proportionen des Abdomens, über die Besonderheit des körperlichen Wachstums bis hin zu veränderter Stoffwechsellage eine besondere Anforderung an die operative Expertise des Kinderchirurgen.

18.1 Indikationen

Die Indikationen für Stomata bei Kindern können in akute oder elektive und zudem nach Altersgruppe und damit nach angeborenen oder erworbenen Indikationen unterteilt werden (◘ Tab. 18.1):

Während die Indomethazin-induzierte Ileumperforation heutzutage immer seltener wird, so gibt es doch einige klassische kinderchirurgische Krankheitsbilder, die oftmals mit der Anlage eines Stomas einhergehen.

18.2 Nekrotisierende Enterokolitis (NEC)

Der häufigste Grund für die Anlage eines Enterostomas beim Kind ist die nekrotisierende Enterokolitis (NEC). Es handelt sich um eine in der 2–4. Lebenswoche auftretende Erkrankung des Neugeborenen, mit einem hohen Risiko für Kinder mit einem niedrigen Gestationsalter und Geburtsgewicht. Die ersten Fallberichte finden sich bereits im frühen 19. Jahrhundert (Siebold 1826). Seit den 40er Jahren des letzten Jahrhunderts hat sich die operative Versorgung mit Stomaanlage als Goldstandard durchgesetzt. Trotz stetiger Verbesserung in der neonatologischen Versorgung ist mit einer Inzidenz von ca. 3:1000 Geburten die NEC nach wie vor eine der häufigsten Ursachen für die Sterblichkeit bei Frühgeborenen, in der Subgruppe der Neonaten mit einem Geburtsgewicht unter 1500 g ist sogar jedes 10–20. Kind betroffen (Fitzgibbons et al. 2009).

Die Pathogenese von NEC bleibt trotz intensiver Forschung nach wie vor unklar. Neben Frühgeburtlichkeit als mit Abstand

18

◘ **Tab. 18.1** Indikationen zur Anlage eines Stomas im Kindes- und Jugendalter

	Kongenital	Erworben
Neonatal	Intestinale Atresie Anorektale Malformation Morbus Hirschsprung Dünndarm-Volvulus Mekonium Ileus/Peritonitis Segmentale Muskelaplasie	Nekrotisierende Enterokolitis (NEC) Indomethazin-induzierte Ileumperforation Fokale intestinale Perforation (FIP)
Kinder und Jugendliche	Morbus Hirschsprung Dünndarm-Volvulus	Chronisch entzündliche Darmerkrankungen (CED) Traumatische Darmverletzungen Intussuszeption Kolorektales Karzinom

wichtigstem Risikofaktor, kann man eine erhöhte Inzidenz bei Kindern mit Neugeboreneninfektion, angeborenen Herzfehlern und Hypoxie unter Geburt ausmachen.

Der Kinderchirurg spricht von einer NEC, wenn eine Entzündung aller Wandschichten des Darmes mit Nekrose und oftmals nachfolgender Perforation vorliegen, was unbehandelt zu Peritonitis, Sepsis und Tod führt. Säuglinge, die eine NEC überleben, leiden im Weiteren unter einer signifikant erhöhten Morbidität, da in der Folge der Entzündungsreaktion oder der operativen Therapie Strikturen und Motilitätsstörungen, aber auch Malabsorbtionen bis hin zum Kurzdarmsyndrom auftreten können.

Besteht bei einem Kind der Verdacht auf eine beginnende NEC, so sind die ersten Maßnahmen der Stopp der oralen Nahrungszufuhr und Beginn einer antimikrobiellen Therapie mit Breitbandantibiotika. Kommt es darunter zu einer fortschreitenden Verschlechterung des Neugeborenen oder findet sich gar freie intraabdominelle Luft in der Röntgendiagnostik, so besteht die Indikation zur operativen Exploration des Abdomens.

Da sich bei der NEC nur in den seltensten Fällen eine umschriebene isolierte Nekrose zeigt, kann eine lokale Resektion mit Anastomosierung nur in wenigen Fällen durchgeführt werden. Zunächst gilt es den kompletten Darm auf Nekrosen oder Perforationen zu untersuchen. In knapp 50 % der Fälle sind Anteile von Dünn- und Dickdarm betroffen, am häufigsten das terminale Ileum, Zökum und Colon ascendens, während singuläre Kolonnekrosen nur in einem Viertel der Fälle vorliegen (O'Neil et al. 1998). Es finden sich lokalisierte, segmentale oder diffuse Nekrotisierungen, die dem Operateur oft wahllos verteilt vorkommen.

> **Das Prinzip des chirurgischen Vorgehens liegt darin, die Ursache für die Sepsis unter Kontrolle zu bekommen, und dabei möglichst wenig Darm zu opfern, weswegen man meist nur sicher avitale, amotile und gangränöse Darmabschnitte**

entfernt, stets mit dem unbedingten Ziel, ein Kurzdarmsyndrom zu vermeiden.

Kinder, denen mehr als 50 % ihres Dünndarms entfernt wurden, haben das höchste Risiko. Kann die Bauhin'sche Klappe erhalten werden, so verbessern sich die Chancen, einen enteralen Ernährungsweg zu bewahren.

Nur bei lokalisiertem Befund ist eine Resektion des betroffenen Darmes mit primärer Anastomose zu erwägen. Grundsätzlich empfehlen wir stets großzügig eine Stomaanlage.

❗ **Gerade bei schwerkranken Neonaten mit multiplen, segmentalen Nekrosen gilt es, die Operationsdauer nicht unnötig in die Länge zu ziehen. Ausgedehnte Resektionen sind zu vermeiden, da mitunter der Darm des Neugeborenen ein erhebliches Rekonvaleszenz-Potenzial besitzt (☐ Abb. 18.1a).**

Als Methode der Wahl sehen wir die Anlage eines doppelläufigen Stomas unmittelbar proximal des betroffenen Darmbereiches (☐ Abb. 18.1b). Dieser Eingriff ist schnell zu bewerkstelligen und vermeidet die Entfernung von potenziell funktionalem Darm. Zudem kann nach Abklingen der Entzündung, eine Kontrastmittel-Darstellung des distalen Darmes erfolgen, um festzustellen, ob narbige Veränderungen wie Strikturen oder Perforationen bestehen, also wichtige Informationen zur Planung des definitiven rekonstruktiven Eingriffes. Ist nach Abklingen der Entzündung die Kontinuität des Darmes erhalten, so kann frühzeitig über den zuführenden Schenkel entleerter Nahrungsbrei in den abführenden Schenkel umgefüllt werden. Diese Maßnahme kann sehr hilfreich sein, um die enterale Ernährbarkeit zu erreichen.

Ist die Resektion von Darmsegmenten unausweichlich (☐ Abb. 18.2a), kann es erforderlich und sinnvoll sein, jeweils getrennt zuführende und abführende Schenkel auszuleiten, um die Möglichkeit des Umfüllens der Nahrung zu erhalten (☐ Abb. 18.2b). Diese Maßnahme macht durchaus auch Sinn, wenn

a   b

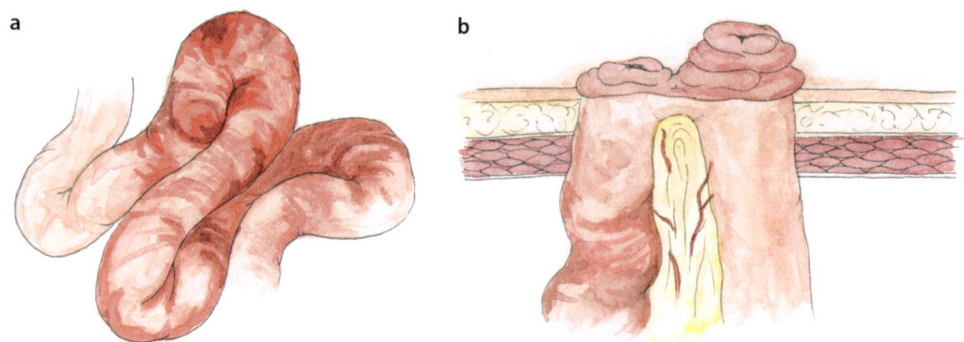

Abb. 18.1   a–b Nekrotisierende Enterokolitis (NEC) ohne irreversible Läsionen. **a** Eine NEC ohne manifeste Nekrosen. Aufgrund des hohen Rekonvaleszenzpotenzials des Neugeborenen besteht keine Indikation zur Resektion von Darmabschnitten. **b** Das doppelläufige Stoma wird unmittelbar vor dem betroffenen Darmabschnitt angelegt

a   b

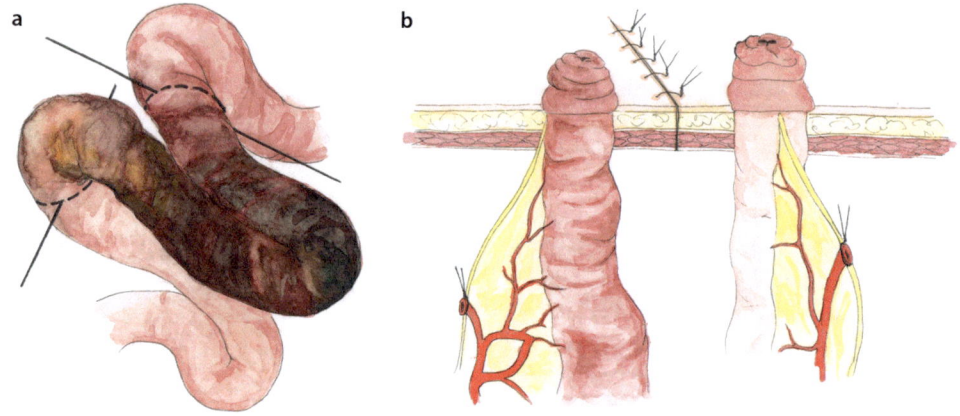

Abb. 18.2   a–b Nekrotisierende Enterokolitis (NEC) mit irreversiblen Läsionen. a Eine NEC mit transmuraler Nekrose. Eine Resektion des Darmabschnittes ist unausweichlich. b Die getrennte Ausleitung des zu- und des abführenden Schenkels nach Resektion des betroffenen Segmentes ermöglicht ein kontrolliertes Umfüllen von Stuhl

der distale Darmanteil lediglich aus Kolon besteht, da dadurch eine entscheidende Resorption von Wasser und Elektrolyten erreicht wird. Sind Resektionen mehrerer Segmente unvermeidlich (**Abb. 18.3a**), kann es erforderlich werden, Darmanteile zwischen dem proximalen und dem distalen Stoma zu erhalten und lediglich mit Clips zu verschließen („Clip and Drop back" nach Vaughan 1996), um sie bei der definitiven Rekonstruktion wieder zu reanastomosieren (**Abb. 18.3b**).

Die Lokalisation der Stomaanlage sollte so gewählt werden, dass möglichst ausreichend Abstand zur Inzision, zum Rippenbogen und zum knöchernen Becken besteht, um eine adäquate Versorgung mit dem Stomabeutel zu ermöglichen. Zudem sollte darauf geachtet werden, dass der zuführende Schenkel so umgestülpt wird, dass er ausreichend von der Haut absteht und der Darminhalt direkt in den Beutel abfließen kann, ohne unmittelbaren Kontakt zur benachbarten Haut zu bekommen.

18

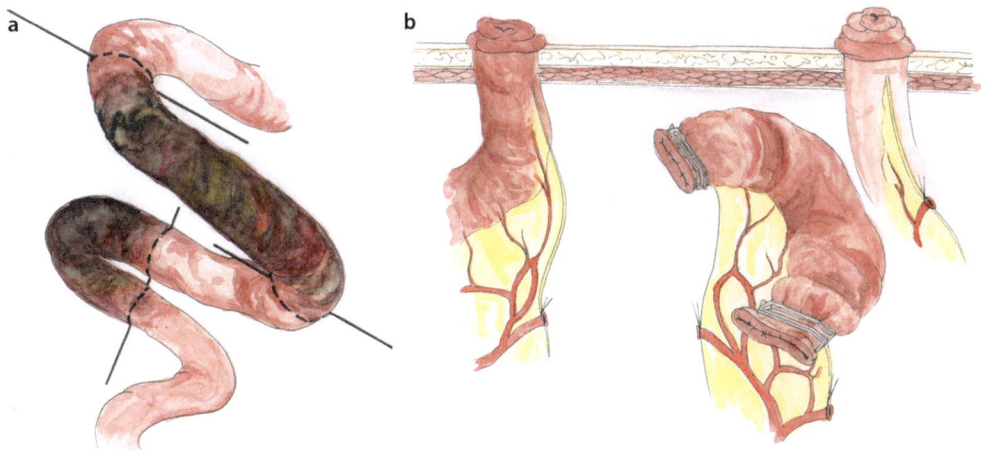

◘ Abb. 18.3   a–b Eine Nekrotisierende Enterokolitis (NEC) mit multiplen, segmentalen, transmuralen Nekrosen. **a** Mehrere Resektionen sind obligat. **b** Das „Clip and Drop back"-Verfahren nach Vaughan. Intakte Darmabschnitte werden mit Clips verschlossen und intraabdominell belassen

> **Es ist zu bedenken, dass die Haut der Frühgeborenen extrem empfindlich ist, sehr schnell und ausgeprägt mazerieren kann und dadurch massive Probleme entstehen können.**

Ausgedehnte Ulzerationen der Haut und Unterhaut sind nicht nur extrem schmerzhaft, sondern können zu ausgedehnten Infektionen bis hin zur Sepsis führen. Diese Tatsache ist von größerer Relevanz, je proximaler der Darm der zuführenden Schlinge ist. Gelegentlich muss aufgrund der Größenverhältnisse des Neonaten und der betroffenen Darmareale eine suboptimale Stomaplatzierung in Kauf genommen werden. Im eigenen Vorgehen versuchen wir, die geschädigte Darmwand nur minimal zu beanspruchen und fixieren die Serosa mit Einzelknopfnähten an die Faszie unter Mitnahme des Peritoneums (5/0 Vicryl) sowie in einer zweiten Schicht an der Haut.

18.3   Der Mekoniumileus

Bei 10–20 % aller Kinder, die mit einer Zystischen Fibrose (CF) geboren werden, wird aufgrund des hohen Gehalts an Albumin und Mukoproteinen das Mekonium besonders zäh.

Zudem können wegen der gestörten exokrinen Pankreasfunktion die Proteine aus verschluckter Amnionflüssigkeit und intestinalen Sekreten nicht abgebaut werden. Die Folge ist eine Verklebung des Darmlumens mit Kindspech, der sogenannte Mekoniumileus. Typischerweise befindet sich der perlschnurartige Darmverschluss im terminalen Ileum, die distalen Darmbereiche sind durch die fehlende Passage während der fetalen Entwicklung mitunter sehr dünnkalibrig (*unused bowel*, ◘ Abb. 18.4). Sind Einläufe mit Mekoniumlysierenden Zusätzen erfolglos oder besteht bereits eine Perforation mit Peritonitis, so ist eine chirurgische Intervention notwendig, um eine rasche Dekompression zu erzielen, sowie eine nachhaltige Möglichkeit zur Spülung des Darms zu ermöglichen. Hier wurde durch Bishop und Koop eine Technik einer Ileostomaanlage ohne Resektion beschrieben, die durch Santulli modifiziert wurde. Bei Bishop-Koop wird der schmalere distale Darm als Stoma ausgeleitet und einige Zentimeter unterhalb des Stomas eine Seit-zu-End-Anastomose zwischen der kaliberstärkeren proximaleren zuführenden Schlinge und der ausgeleitenden schmaleren Schlinge gefertigt (◘ Abb. 18.5). In der Theorie erlaubt diese

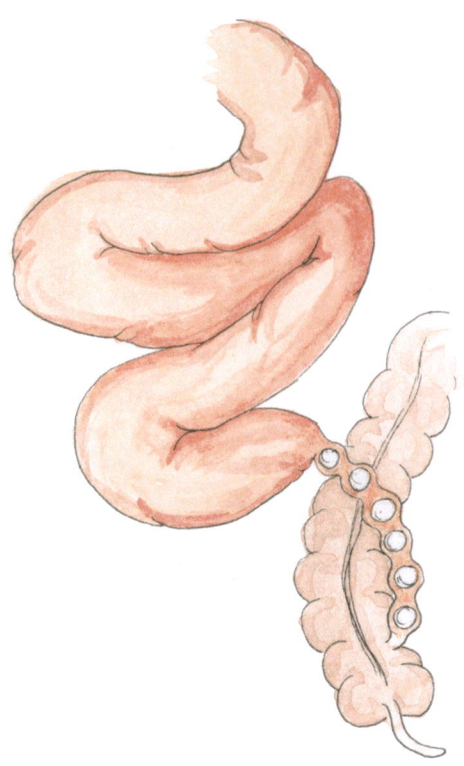

Abb. 18.4 Der Mekonium-Ileus: Das Kindspech verklebt perlschnurartig typischerweise das terminale Ileum

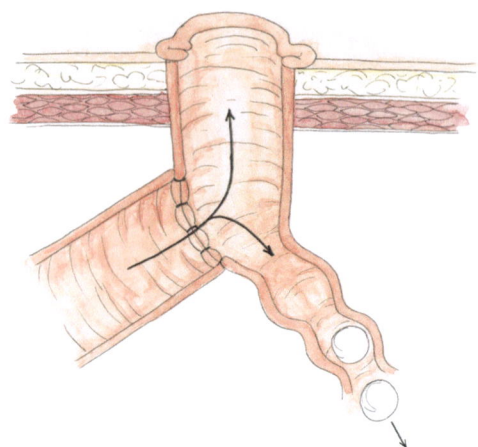

Abb. 18.5 Beim Stoma nach Bishop-Koop wird der schmalere distale Darm ausgeleitet und einige Zentimeter unterhalb des Stomas eine Seit-zu-End-Anastomose zwischen der kaliberstärkeren proximaleren zuführenden Schlinge und der ausgeleitenden schmaleren Schlinge gefertigt

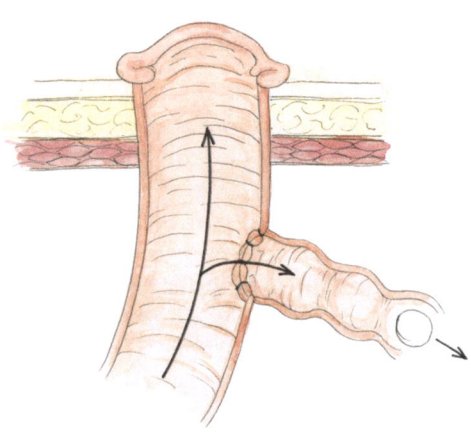

Abb. 18.6 Beim Stoma nach Santulli wird die proximalere kaliberstärkere Schlinge ausgeleitet, die distalere schmalere Darmschlinge wird End-zu-Seit proximal des Stomas anastomosiert

Konfiguration eine Passage von Darminhalt über den distaleren schmalkalibrigen Darm und zugleich die Ableitung des nicht nach distal transportierbaren Darminhaltes über das Stoma. De facto ist diese Anastomosen-Konfiguration technisch problematisch, da eine erhebliche Kaliberdifferenz besteht. Daher hat Santulli die Anordnung der Schlingen vertauscht. Die proximalere kaliberstärkere Schlinge wird ausgeleitet, die distalere schmalere Darmschlinge wird End-zu-Seit proximal des Stomas anastomosiert (◘ Abb. 18.6). Nachteil dieser sogenannten *chimney*-Technik ist, dass kein direkter Zugang zum distalen Darm besteht, sodass kontrollierte Spülungen und das Umfüllen des Darminhaltes sowie die antegrade Kontrastmitteldarstellung des distalen Darmes nicht möglich sind. Zudem entstehen oftmals mechanische Probleme der End-zu-Seit-Anastomose durch Abknicken der kräftigeren Schlinge. Daher bevorzugen wir die Anlage eines proximal der Stenose gelegenen doppelläufigen Ileostomas (Hasan et al. 2017).

18.4 Morbus Hirschsprung

Morbus Hirschsprung, auch kongenitales aganglionisches Megakolon genannt, bezeichnet ein pathologisches Verhalten der Darmmotilität. Ursächlich ist eine fehlerhafte Migration von Neuroblasten im Plexus submucosus (Meissner) und myentericus (Auerbach). Den betroffenen Darmabschnitten fehlt die Fähigkeit der Relaxierung, was zu hypertonen Motilitätsstörungen führt. Die Ausdehnung beginnt stets am Anus und kann unterschiedlich weit nach oral reichen. In ca. 80 % ist lediglich das Rektosigmoid betroffen, aber auch Fälle mit totaler Kolonaganglionose, z. T. auch in das terminale Ileum reichend, kommen vor. Selten kann die Aganglionose den gesamten Darm betreffen, was nicht mit dem Leben vereinbar ist (Tang et al. 2018).

Die Inzidenz liegt in Europa bei ca. 1 zu 5000 Lebendgeburten, mit einer Bevorzugung des männlichen Geschlechts mit 4:1. Während die meisten Fälle vor dem Erreichen des zweiten Lebensjahres diagnostiziert werden, gibt es immer wieder Fälle, deren Diagnose erst im Verlauf der Jugend gestellt wird. Ferner gibt es eine hohe Dunkelziffer von Patienten, die beim Kinderarzt als „Chronische Obstipation" vorstellig geworden sind, ohne jemals eine weiterführende Diagnostik erfahren zu haben (Halleran et al. 2019).

Klinisch zeigt sich am häufigsten ein fehlender Abgang des Mekoniums innerhalb der ersten 48 h nach Geburt, verbunden mit einem distendierten Abdomen und biliärem Erbrechen. Selten ist das Erstsymptom die gefürchtete Enterokolitis bei toxischem Megakolon.

> ❗ Insbesondere bei gestillten Kindern, die ohnehin eher zu weichem Stuhl neigen, kann die Diagnosestellung durch nur recht milde Symptome verzögert werden.

Einen ersten Hinweis erhält man bei klinischem Verdacht durch einen Kontrastmitteleinlauf des Rektums, in dem sich oft ein aboral gelegener, dilatierter Anteil mit einer nach distal hin sich trichterförmig verjüngenden Transitionszone zeigt. In dieser Transitionszone findet der fließende Übergang von ganglionärem zum agangliotischen Darm statt, was präoperativ noch durch histopathologische Untersuchungen genau festgelegt werden muss, um die exakten Resektionsgrenzen zu bestimmen. Distal der Transitionszone befindet sich der schmalkalibrige aganglionäre Darm.

Der Morbus Hirschsprung ist meistens keine Notfallsituation. Wird die Diagnose frühzeitig gestellt und handelt es sich um eine kurzstreckige Aganglionose (Rektosigmoid), gelingt es in der Regel, durch regelmäßige Einläufe eine suffiziente Darmentleerung zu erzielen. Nach der Diagnosesicherung durch Biopsien erfolgt die definitive chirurgische Korrektur, die in der Resektion des aganglionären Darmes besteht. Diese wird transanal, ggf. laparoskopisch assistiert, durchgeführt. Ist eine ausreichende Darmentleerung durch Einläufe nicht zu gewährleisten, entwickelt das Kind einen konservativ nicht zu beherrschenden Ileus oder gar eine lebensbedrohliche Enterokolitis (HAEC: *Hirschsprung-associated enterocolitis*), wird eine Stomaanlage unumgänglich. Einige Chirurgen leiten das distalste ganglionäre Darmsegment aus, welches durch Stufen-Biopsien bestimmt werden muss.

> Wir bevorzugen allerdings die Anlage eines doppelläufigen terminalen Ileostomas. Dieses hat die Vorzüge, weniger voluminös zu sein und kann auch bei langstreckigeren Befunden eine adäquate Funktion gewährleisten. Zudem ermöglicht es die definitive Resektion unter Stomaprotektion.

18.5 Anorektale Fehlbildungen

Mit einer Inzidenz von 1 auf 4000–5000 Geburten umfasst der Begriff der Anorektalen Malformation (ARM) ein Spektrum von Erkrankungen, welches allein schon ganze Bücher füllen kann. Von der einfachen Analstenose bis hin zu komplexen Kloakenmissbildungen finden sich die verschiedenartigen Fehlbildungen, die jeweils auch mit unterschiedlichen Ausprägungen der Sphinktermuskulatur einhergehen. ARM können Syndrom-assoziiert sein (M. Down, VACTERL, Katzenaugen-Syndrom, etc.), treten aber in einer Vielzahl der Fälle als eigenständige Fehlbildung auf. Mittlerweile haben sich zur definitiven Versorgung komplexe anorektale Rekonstruktionsoperationen wie die Posteriore Sagitale Anorektoplastik (PSARP), teils auch minimalinvasiv assistiert etabliert (Bischoff et al. 2013).

Bei ca. 90 % der Fälle zeigt sich ausgehend vom atretischen Ende des Darms eine Fistel, die ihren Anschluss ins Perineum oder ins Urogenitalsystem findet. Wird über eine perineale Fistel Mekonium oder der erste Stuhl ausreichend drainiert, so kann eine primäre definitive Versorgung angestrebt werden, wenn der Säugling ein Gewicht von ca. 5 kg erreicht. Ist dies nicht der Fall oder besteht tatsächlich eine Atresie ohne Fistel, so muss als lebensrettende Sofortmaßnahme nach spätestens 24–48 h ein Stoma angelegt werden. Bestehen Fisteln in den Blasenhals, die Urethra oder gar eine kloakale Fehlbildung, ist ebenfalls eine Stomaanlage indiziert. Bereits 1783 berichtete Dubois in Frankreich erstmalig über die Anlage einer Kolostomie bei einem Kind mit Analatresie (s. auch ▶ Kap. 1). Mittlerweile hat sich die Deszendostomie am Übergang zum Sigmoid etabliert, wobei auf eine ausreichende Länge des distalen Abschnittes zu achten ist, um die nachfolgende Rekonstruktion zu ermöglichen. Über einen Zugang im linken unteren Quadranten wird das Stoma angelegt, wobei der zuführende Schenkel lateral in der Wunde ausgeleitet wird und der abführende, distale Anteil als muköse Fistel medial in der Wunde zu liegen kommt (sog. Peña-Anus) (◘ Abb. 18.7a). Die zuführende Schlinge wird prominent ausgeleitet, um eine adäquate Versorgung mittels Stoma-Beutel zu ermöglichen. Im Bereich der distalen mukösen Fistel wird die Faszie eingeengt, um den Prolaps des mobilen Sigmoids zu verhindern. Über

den distalen Schenkel werden regelmäßig Spülungen durchgeführt, um das Mekonium auszuspülen, da urogenitale Infekte beim Neugeborenen rasch zu lebensbedrohlichen Zuständen führen können. Andersherum kann der Reflux von Urin in das Kolon eine hyperchlorämische Azidose hervorrufen, was besonders bei langen distalen Kolonanteilen vorkommen kann (Wilkins und Peña 1988).

18.6 Volvulus, CED, Trauma, Karzinom

Kolorektale Karzinome sind bei Kindern und Jugendlichen extrem selten. Insgesamt wird die Inzidenz von *de novo*-Karzinomen mit 1:1.000.000 angegeben. Hereditäre Formen wie die familiäre adenomatöse Polyposis (FAP) oder das hereditäre non-polypöse Kolonkarzinom (HNPCC oder Lynch-Syndrom) finden sich ebenfalls eher selten in dieser Zielgruppe. Hier gelten analog zur Erwachsenenchirurgie die gleichen Prinzipien zur Stomaanlage und Operation. Das gilt ebenso für die Chronisch entzündlichen Darmerkrankungen und den Dünndarmvolvulus.

18.7 Techniken

Die verschiedenen Indikationen zur kinderchirurgischen Stomaanlage wurden bereits dargestellt. Jede Art der Enterostomie hat seine spezielle Indikation, abhängig von Erkrankung, Alter des Patienten, Habitus, geplante Dauer der Stomaanlage und Notwendigkeit einer kompletten oder lediglich teilweisen Deviation.

Die korrekte Lokalisation des Stomas an der Bauchwand ist auch beim kindlichen Patienten von großer Wichtigkeit. Idealerweise sollte es mit Abstand zu den knöchernen Begrenzungen wie Rippenbogen und Spina iliaca ebenso wie zum Umbilicus oder bestehenden Narben angelegt werden. Ausnahme ist das umbilikal angelegte „Malone-Stoma" (s. u.), ein Spül-Stoma zur

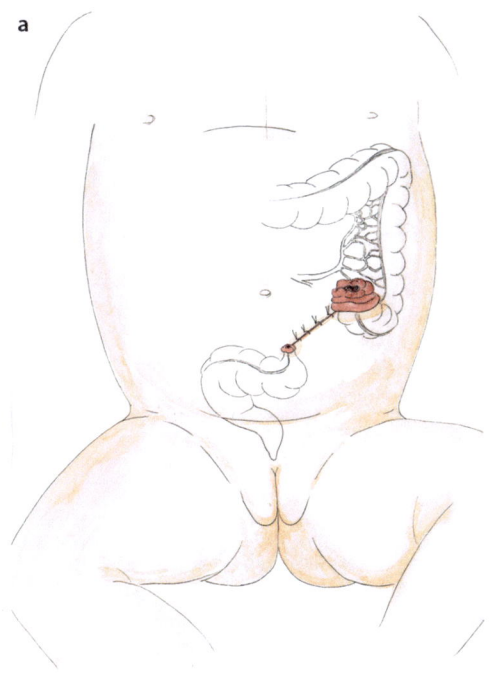

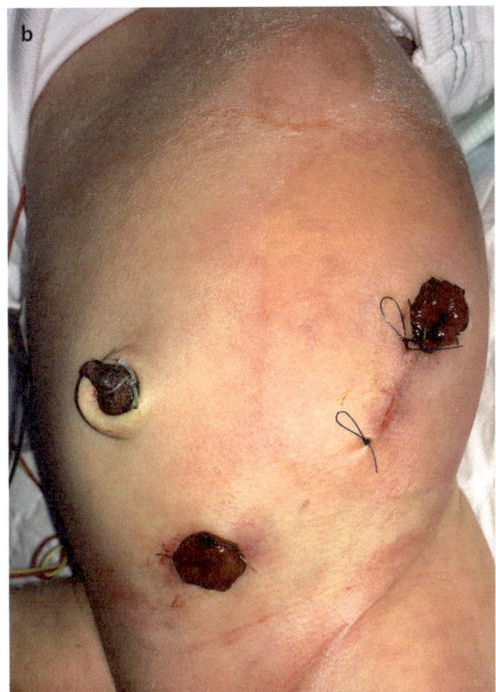

◻ Abb. 18.7 a–b Ausleiten eines endständigen Kolostomas beim Neugeborenen mit anorektaler Maloformation (sog. Peña-Anus). **a** Der zuführende Schenkel wird prominent im lateralen Abschnitt der Wunde ausgeleitet, die Mukosafistel im medialen, und die Faszie wird hier eingeengt. **b** Der modifizierte „Peña-Anus" eines 5 Tage alten Säuglings mit Ausleitung der medial gelegenen mukösen Fistel (= abführender Schenkel) über eine separate Inzision. Mit Ligatur versehen: der Nabelstumpf

antegraden Spülung bei therapierefraktärer Obstipation oder Inkontinenz.

Bei Frühgeborenen und Säuglingen, bei denen die Fläche des Abdomens begrenzt ist, muss das Stoma gelegentlich im initialen Hautschnitt angelegt werden, was allerdings nicht ideal ist und vermieden werden sollte. Da die kindliche Haut sehr empfindlich ist und rasch mazeriert, ist auf eine suffiziente Eversion (Umstülpen) zu achten.

Die Stomaanlage über eine separate Inzision ist, wann immer möglich, zu bevorzugen. Bei älteren Kindern und Jugendlichen sollte, wie beim Erwachsenen auch, die präoperative Markierung geeigneter Stellen durch eine erfahrene Stomatherapeutin erfolgen.

18.7.1 Doppelläufiges (loop-) Ileostoma

Das „loop"-Ileostoma ist die am häufigsten im Kindesalter verwendete Stoma-Technik (◻ Abb. 18.8). Eine Loop-Ileostomie kann zur Protektion bei Perforation durch eine nekrotisierende Enterokolitis angelegt werden, unabhängig davon, ob eine Resektion mit Anastomose durchgeführt wird oder nicht. Weitere Indikationen sind Darmatresien mit erheblicher Kaliber-Differenz der Darmschlingen, ein M. Hirschsprung, bei dem eine primäre Korrektur nicht möglich ist, Zystische Fibrose oder Mekonium-Ileus, sowie frühe Manifestationen einer CED.

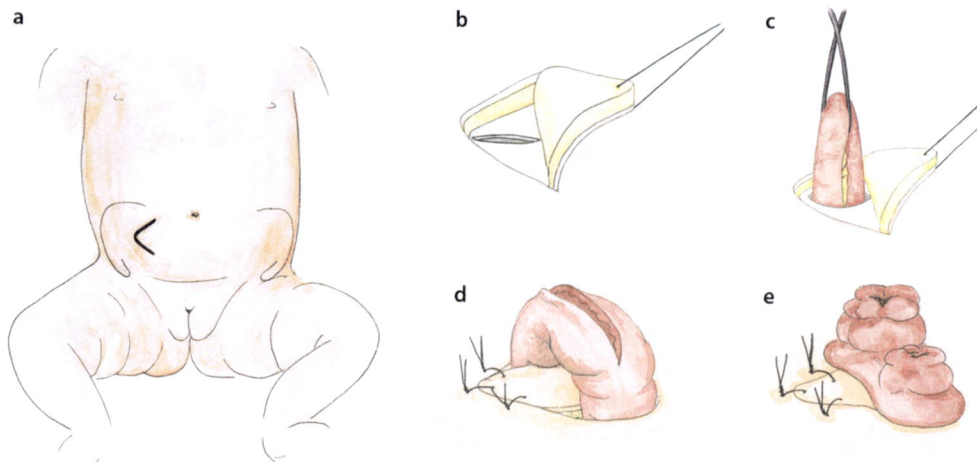

◘ Abb. 18.8   a–e Anlage eines doppelläufigen (Loop-) Ileostomas beim Kind. **a** Initiale Schnittführung zur Anlage eines Ileostomas. Aufgrund der sensiblen Hautdurchblutung des Neugeborenen wird die Schnittführung bogenförmig nach lateral empfohlen. **b** Die quere Inzision der Faszie verringert beim wachsenden Kind die Wahrscheinlichkeit für einen Stomaprolaps. **c** Hervorluxieren einer Dünndarmschlinge. **d** Unterlegen der Hautbrücke als „Reiter" und Längsinzision des Darms. **e** Pilzförmige Eversion der Schenkel

> ❯ Da Flüssigkeitsverluste von bereits wenigen Millilitern beim Säugling oder gar beim unreif geborenen Kind prozentual deutlich schwerer ins Gewicht fallen, kann im Verlauf der Stuhl von den Eltern umgefüllt werden, auch um die Ausbildung eines funktionierenden Mikrobioms im distalen Schenkel zu gewährleisten.

Dies geschieht analog zum Defäkationsverhalten des Kindes zwischen ein und mehrmals täglich. Wir lernen die Eltern in das Umfüllen von ca. 5 ml Portionen Stuhl an, der aus dem Stomabeutel mit einer Spritze in den distalen Schenkel eingefüllt wird, um so den schmalkalibrigen, weil unbenutzten distalen Darmabschnitt zum Wachstum zu stimulieren. Ansonsten kann es vor Reanastomosierung zu einer nicht unerheblichen Lumendifferenz des inzwischen weiter gediehenen kindlichen Darms kommen. Zudem kann über den abführenden Schenkel vor Reanastomosierung eine Kontrastmitteldarstellung zur Beurteilung von Stenosen oder Leckagen erfolgen.

18.7.2 Endständiges Kolostoma

Die endständige Kolostomie mit Anlage einer sogenannten mukösen Fistel wird beim Kind mit anorektaler Fehlbildung durchgeführt (s. o.). Es wird nach seinem Erstbeschreiber als sogenanntes „Peña-Stoma" oder „Peña-Anus" bezeichnet (de Vries und Peña 1982). Hier kann bei Analatresien und anorektalen Malformationen mit Fisteln des Rektumstumpfes zu den ableitenden Harnwegen der Übertritt von Stuhl und damit eine Kontamination des Urogenitalsystems vermieden werden, gleichzeitig kann die muköse Sekretion ebenfalls nach außen abgeleitet werden. Die Kontrastmitteldarstellung über die distale Fistel erlaubt die genaue Diagnose der Fehlbildung hinsichtlich der exakten Lage des Blindsackes sowie der Lokalisation der urorektalen Fistel. Regelmäßige Spülungen des distalen Schenkels verhindern die Akkumulation von Schleim- und Stuhlresten im Blindsack. Da es sich beim distalen Ende um vitales, voll funktionsfähiges Darmgewebe handelt, wird eine primäre Resektion vermieden.

Vielmehr kann es in den folgenden definitiven Rekonstruktionen verwendet werden.

Während der Erstbeschreiber beide Stomata in die Ecken der initialen Laparotomie platziert hat (■ Abb. 18.7a), neigen wir dazu, die muköse Fistel über einen eigenen Schnitt noch weiter kaudal auszuleiten (■ Abb. 18.7b).

18.7.3 End-zu-Seit-Ileostoma

Ein ebenfalls speziell in der Kinderchirurgie verwendetes Stoma ist das endständige End-zu-Seit-Ileostoma mit Ausleitung des distalen Schenkels nach Bishop-Koop (s. o.). Dieses Verfahren besteht aus einer Roux-en-Y-Anastomose zwischen dem Ende des proximalen Segmentes und der Seite des distalen Segmentes. Der abführende Schenkel fungiert als Ileostoma (■ Abb. 18.5). Insbesondere beim mit Zystischer Fibrose assoziierten Mekonium-Ileus des Neu- oder Frühgeborenen wird diese Art von Stoma angelegt, da hier nicht nur das in der Konsistenz an klebriges Pech erinnernde Mekonium abgeleitet werden

kann, sondern auch eine einfache Möglichkeit zur Spülung des Kolonrahmens besteht.

Eine Variante dieser Technik ist die Modifikation nach Santulli (■ Abb. 18.6), bei der ein anguliertes proximales Segment an den distalen Schenkel anastomosiert wird (Santulli 1957). Diese Methode bringt funktionell etwas bessere Ergebnisse hervor, da das zähe Mekonium offensichtlich einfacher über diese Anastomose transportiert werden kann.

18.7.4 Kontinentes Appendikostoma (ACE oder MACE)

Als ein kinderspezifisches Stoma mit einer etwas anderen Intention sei das katheterisierbare, kontinente Appendikostoma, welches bei Kindern mit therapierefraktärer Obstipation oder Stuhlinkontinenz bei Spina bifida, anorektalen Malformationen oder Rückenmarkverletzungen zu antegraden Spülungen genutzt werden kann, erwähnt. Bei diesem als *antegrade continence enema*, ACE (Levitt 1997) (■ Abb. 18.9)

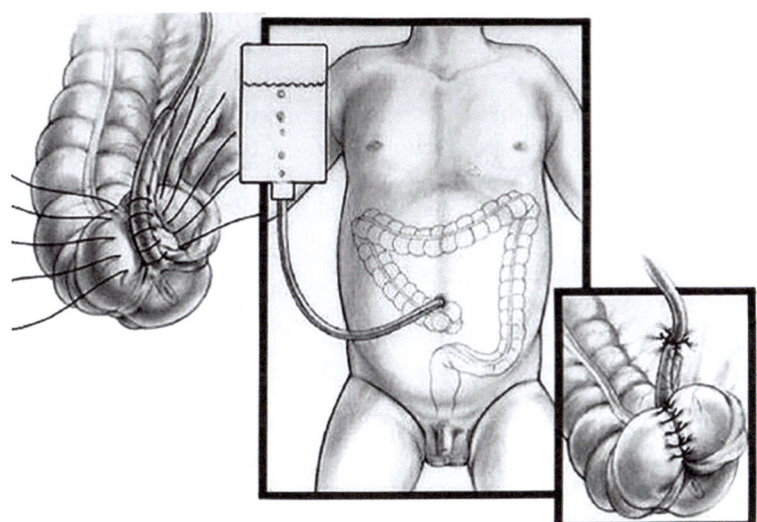

■ **Abb. 18.9** Antegrade Continence Enema (ACE). Das mobilisierte Zökum wird als Antirefluxmechanismus um die Appendix gestülpt. Im englischsprachigen Raum wird diese Technik nach Erstbeschreiber auch als Malone Antegrade Continence Enema (MACE) bezeichnet. Allerdings wurde in der Erstbeschreibung die Appendix abgetrennt und invers ins Zökum reanastomosiert. (Aus Levitt et al. 1997)

bekannten Verfahren wird meist die Appendix als Stoma im Nabel ausgeleitet, was über einen Ventilmechanismus eine komplikationsarme Kolonspülung ermöglicht. Hierfür wird die Appendix analog zu einer Nissen Fundoplicatio in den zuvor mobilisierten Zoekalpol eingebettet und die Spitze gekappt. Das so eröffnete Lumen kann in den Nabel eingenäht werden. Appendizitiden kommen praktisch nicht vor, da durch das eröffnete Lumen ein steter Abfluss von Sekret möglich ist. Nach dem Erstbeschreiber wird in der angloamerikanischen Literatur regelmäßig von Malone antegrade continent enema (MACE) gesprochen, wobei im Original die Appendix abgesetzt und invers eingenäht wurde.

Ist die Appendix zu kurz oder der Patient bereits appendektomiert, so kann alternativ ein tubularisierter Darmwandlappen aus dem Colon ascendens verwendet werden, was dann als Monti-Stoma bezeichnet wird (◘ Abb. 18.10). „Der Eingriff lässt sich gut laparoskopisch durchführen, in wenigen Zentren wird auch gerne Roboter-assistiert operiert." Das Monti Stoma wird im Englischen auch Neo-Malone-Stoma genannt (Meurette et al. 2010).

18.8 Komplikationen

Obwohl Komplikationen des kindlichen Stomas deutlich seltener auftreten als bei Erwachsenen, kann es auch hier zu ernsten Zuständen kommen, die schnell behoben werden müssen.

Eine Nekrose des Stomas durch ungenügende Durchblutung kann innerhalb der ersten 48 h erkannt werden und erfordet normalerweise die chirurgische Revision. Zeigt sich das Stoma bläulich-livide, so kann dies von einer venösen Stase herrühren und sollte zunächst beobachtet werden. Insbesondere bei Folgezuständen einer nekrotisierenden Enterokolitis (NEC) mit ausgedehnten Resektionen von Dünn- und Dickdarm ist es nicht unüblich, auch dunkelste Verfärbungen abwartend zu beobachten, da es im weiteren Verlauf so viel Darm wie möglich zu erhalten gilt.

Strikturen können auf Hautniveau wie auch auf Faszienniveau auftreten und zu partiellen Einengungen führen. Dies kann entweder durch die sukzessive Retraktion entstehen oder aber eine Folge reaktiven Anpassung des Darmes an Druck durch Faszienanteile sein.

> Hier können Eltern und Patient an tägliche Dilatationen angelernt werden, komplette Obstruktionen müssen jedoch meist operativ revidiert werden.

Der Stomaprolaps kann auch beim subjektiv perfekt bemessenen Stoma auftreten, da sich durch das Wachstum des Kindes die Proportionen rasch verändern können. Trotzdem sollte eine Revision nur bei eingeschränkter Funktion oder Schwierigkeiten in der Beutelversorgung erfolgen. Bei einem Loop-Enterostoma prolabiert zumeist der distale Schenkel. Außerdem neigt das Transversostoma zu höheren Prolapsraten im Vergleich zum Descendo- oder Sigmoidostoma.

18.9 Stomaverschluss

Der Verschluss eines Stomas ist auch im kinderchirurgischen Bereich mit einer hohen Rate an Morbidität verbunden und sollte daher von erfahrenen Operateuren durchgeführt werden.

> ❯ Insbesondere bei Folgezuständen der NEC ist im gesamten Darm mit kurz- wie langstreckigen Stenosen zu rechnen. Eine Kontrastmitteldarstellung des Darms ist daher vor Wiederanschluss obligat.

Eine Laparotomie ist ausschließlich bei Patienten mit Auffälligkeiten in der Kontrastmitteldarstellung indiziert. Nach Präparation der Darmenden ist auf eine gute Durchblutung zu achten. Trotz moderner Staplersysteme bevorzugen viele Kinderchirurgen die handgenähte Anastomose, da die Darmenden meistens

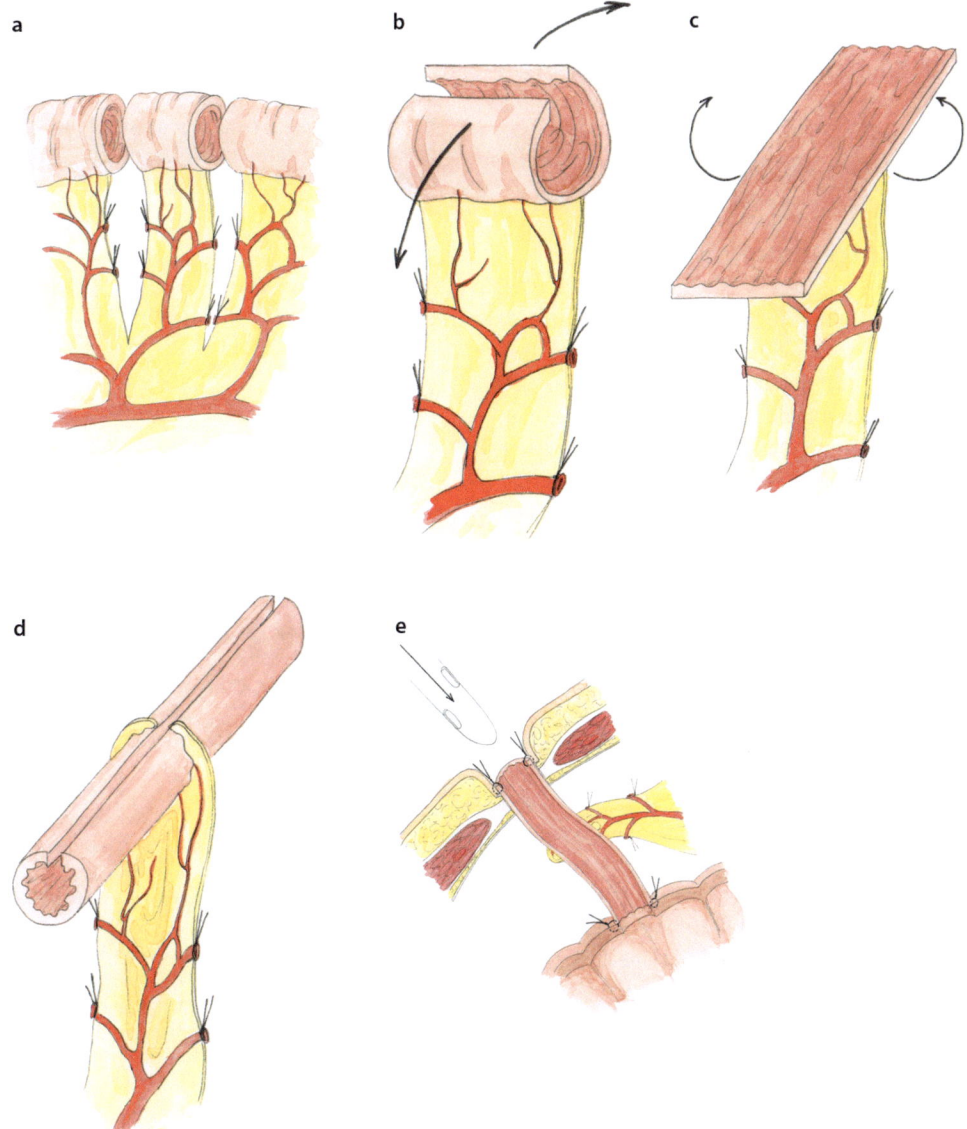

a   **b**   **c**

d   **e**

🔲 **Abb. 18.10   a–e** Schematische Darstellung der Anlage eines Conduits aus einem tubuliertem Darmsegment in der Technik nach Monti. **a** Präparation eines Segmentes idealerweise aus dem Colon ascendens oder dem Ileum. **b** Längsinzision. **c** Quere Einstülpung. **d** Vernähung zu einem langen, gestielten Tubulusrohr. **e** Anastomosierung in den Nabel. Das proximale Ende wird End-zu-Seit in das Colon ascendens eingenäht. Eine Tunnelierung ist nicht notwendig noch zu kleine Lumina für die gängigen Produkte besitzen. Zur Nahttechnik gibt es aktuell für Kinder keine Evidenz, in unserem Haus bevorzugen wir die fortlaufende Naht mit einem resorbierbaren, geflochtenen Faden der Stärke 4/0 oder 5/0.

18.10 Betreuung

Kinder mit einem Stoma sehen sich zusätzlich zu den „normalen Stomaproblemen" noch mit anderen Hindernissen konfrontiert.

Zum einen sind die Stomaprodukte der gängigen Firmen meist nicht in den passenden Größen verfügbar oder nur über langwierige Umwege zugänglich. Spezielle Anforderungen an die Haut, die Konfiguration des kindlichen Abdomens und auch an die Compliance des Patienten können nur durch eine Hand voll guter Produkte und das auch nur zu deutlich höheren Kosten gewährleistet werden.

Insbesondere bei Frühgeborenen unter 3000 g gibt es nur eine kleine Auswahl an akzeptablen Versorgungsbeuteln, jedoch bieten immer mehr Firmen mittlerweile einteilige, zweiteilige oder zweiteilige Versorgungssysteme mit Wechselbeutel an, in deren Benutzung die Eltern eingelernt werden können.

Klein- und Vorschulkinder neigen dazu, ihren Stomabeutel als zeitvertreibendes Spielzeug zu betrachten, was wiederum besondere Anforderungen an die Stabilität des Beutels stellt, während Schulkinder bereits lernen können, den Beutel ohne größere Katastrophen zu leeren. Spätestens ab dem 12. Lebensjahr sind die meisten Kinder fähig, selbstständig mit dem Stomabeutel zurechtzukommen.

Unterstützung finden Eltern oftmals über gut organisierte Selbsthilfegruppen. Exemplarisch seien hier die Selbsthilfe Stoma-Welt e. V. (▶ www.stoma-welt.de) sowie die Selbsthilfegruppe für ARM und Morbus Hirschsprung, SoMA e. V. (▶ www.Soma-ev.de) genannt.

Literatur

Bischoff A, Peña A, Levitt MA (2013) Laparoscopic-assisted PSARP: the advantages of combining both techniques for the treatment of anorectal malformations with recto-bladderneck or high prostatic fistulas. J Pediatr Surg 48:367–371

de Vries PA, Peña A (1982) Posterior sagittal anorectoplasty. J Pediatr Surg 17:638–643

Fitzgibbons SC et al (2009) Mortality of necrotizing enterocolitis expressed by birth weight categories. J Pediatr Surg 44(6):1072–1076

Halleran DR, Vilanova-Sanchez A, Rentea RM, Vriesman MH, Maloof T, Lu PL, Onwuka A, Weaver L, Vaz KK, Yacob D, Di Lorenzo C, Levitt MA, Wood RJ (2019) A comparison of Malone appendicostomy and cecostomy for antegrade access as adjuncts to a bowel management program for patients with functional constipation or fecal incontinence. J Pediatr Surg 54(1):123–128

Hasan MS, Mitul AR, Karim S, Noor-Ul Ferdous KM, Islam MK (2017) Comparison of T tube ileostomy and Bishop Koop ileostomy for the management of uncomplicated meconium ileus. J Neonatal Surg 6(3):56

Levitt MA, Soffer SZ, Peña A (1997) Continent appendicostomy in the bowel management of fecally incontinent children. J Pediatr Surg 32:1630–1633

Meurette G, Lehur PA, Coron E, Regenet N (2010) Long-term results of Malone's procedure with antegrade irrigation for severe chronic constipation. Gastroenterol Clin Biol 34(3):209–212

O'Neil JA et al (1998) Pediatric surgery, 5. Aufl. Mosby, Boston

Santulli TV (1954) Intestinal obstruction in the newborn infant. J Pediatr 44:317–337 und Bishop HC, Koop CE (1957) Management of meconium ileus; resection, Roux-en-Y anastomosis and ileostomy irrigation with pancreatic enzymes. Ann Surg 145(3):410–414

Siebold AE (1826). Brand in der kleinen Curvatur des Magens eines Atrophischen Kindes. J Geburtsheilk 5(3)

Tang CS et al (2018) Identification of genes associated with hirschsprung disease, based on whole-genome sequence analysis, and potential effects on enteric nervous system development. Gastroenterology 155(6):1908–1922

Wilkins S, Peña A (1988) The role of colostomy in the management of anorectal malformations. Pediatr Surg Int 3:105

Die psychologischen und sozialen Folgen der intestinalen Stomata

Claudia Erzberger

© Springer-Verlag GmbH Deutschland, ein Teil von Springer Nature 2020
I. Iesalnieks (Hrsg.), *Chirurgie des intestinalen Stomas*, https://doi.org/10.1007/978-3-662-59123-9_19

Als psychologische Psychotherapeutin möchte ich auf mögliche psychologische und soziale Begleiterscheinungen eines intestinalen Stomas hinweisen, um ein Bewusstsein zu schaffen für die Vielzahl an Herausforderungen und psychischen Anpassungsleistungen, die Menschen mit einer Stomaanlage zu meistern haben. Ein intestinales Stoma bedeutet nicht nur Erleichterung und Befreiung von einer zuvor vorherrschenden Symptomatik und langjährigen Krankheitsgeschichte, sondern bringt auch Belastungen und Einschränkungen mit sich. Dies ist bei der Behandlung und Aufklärung der PatientInnen zu berücksichtigen, um diese optimal und ganzheitlich zu begleiten. PatientInnen müssen sich in ihren psychischen Reaktionen verstanden und ernstgenommen fühlen, um einen adäquaten Anpassungsprozess leisten zu können. Nur wenn ich als Behandler verstehe, wie und warum ein Stoma das Leben und den Alltag verändert und warum der Übergang zu einem Stoma so schwierig ist, kann ich diese Menschen bei der Krankheitsakzeptanz unterstützen.

Um einen praxisnahen und patientenorientierten Einblick zu erhalten, möchte ich Sie an meinen klinischen Erfahrungen und Erfahrungsberichten von PatientInnen teilhaben lassen. Folgendes Fallbeispiel wird Sie durch die theoretischen Abhandlungen begleiten:

Fallbeispiel – Herr M., 34 J., Projektmanager
Im Alter von 22 J. wurde bei Herrn M. Colitis ulcerosa diagnostiziert. Es folgte ein komplizierter Krankheitsverlauf mit etlichen Therapieversuchen, mittlerweile gehen die Ärzte von Morbus Crohn aus.
Mit 30 J. erlitt Herr M. nach der Einnahme von Infliximab einen drastischen Zusammenbruch. Dieser begann mit einer vermeintlich einfachen Erkältung, welche sich zunehmend deutlich verschlechterte und schließlich in einer 1-monatigen Langzeitsedierung auf der Intensivstation endete. Nach einer mangelhaften Sauerstoffversorgung des Darms nahm dieser seine Funktion nicht wieder auf. Weder Medikamente

noch experimentelle Methoden wie eine Stuhltransplantation brachten die Darmfunktion in Gang. Für Herrn M. bedeutete dies etliche Monate Krankenhausaufenthalt mit massiv eingeschränktem Bewegungsradius aufgrund ausgeprägter Schwäche, einem Gefühl der Hilflosigkeit und des Ausgeliefertseins. Hoffnungen, die ihm immer wieder gemacht wurden, erfüllten sich nicht und führten zu wiederkehrenden Frustrationen. Der erste Reha-Versuch scheiterte und es wurde ein doppelläufiges Stoma angelegt. Auch der zweite Reha-Aufenthalt wurde nach kurzer Zeit aufgrund eines erneuten Zusammenbruchs abgebrochen, um im Anschluss eine Proktokolektomie vorzunehmen und ein endständiges Stoma anzulegen. Herr M. war zu diesem Zeitpunkt 31 J. alt.

19.1 Einführung: allgemeine Belastungen

Zu bedenken ist grundsätzlich, dass bei dem Begriff Stoma bei jedem Menschen unmittelbar eine Vielzahl an Vorurteilen und Ängsten hervorgerufen werden. PatientInnen haben Sorge vor massiven körperlichen Einschränkungen und vor peinlichen Situationen – z. B. dem Auslaufen des Beutels, peinlichen Gerüchen und Geräuschen. Insbesondere das Auftreten in der Öffentlichkeit ist für viele sehr schwierig. Sie haben Bedenken, mit Vorurteilen konfrontiert zu werden – beispielsweise als „schmutzig" oder „eklig" wahrgenommen zu werden. Daraus resultieren wiederum Ängste vor Ablehnung und Zurückweisung. Daher ist für viele die erste Empfehlung zur Anlage eines intestinalen Stomas zunächst ein emotionaler Schock, der eine gewisse Zeit zur Verarbeitung benötigt.

Weiterhin ist zu bedenken, dass für manche auch die finanzielle Eigenbeteiligung an den Kosten der Stomaartikel eine weitere Belastung darstellt sowie eine lebenslange Abhängigkeit von Versorgungsartikeln und der medizinisch-pflegerischen Unterstützung.

19

19.2 Veränderungen nach intestinalen Stomata

Ein intestinales Stoma ist ein tiefgreifender Einschnitt in das Leben und Selbstbild der Betroffenen, woraus sich vielschichtige Veränderungen im Leben von StomaträgerInnnen ergeben, die meist zunächst einer Reduktion der Lebensqualität bedeuten. Es entstehen Veränderungen am Menschen direkt, Herausforderungen im Alltag, aber auch Veränderungen im zwischenmenschlichen Bereich.

Natürlich ist auch der positive Aspekt der Veränderungen nicht zu vernachlässigen – durch die Reduktion der Symptomatik wie Schmerzen und Durchfälle sowie lebensrettende Maßnahmen entstehen Verbesserungen der Lebensgestaltung und damit auch der Lebensqualität. Bei den PatientInnen besteht der Wunsch nach einem normalen Leben.

Im Folgenden werden intra- und interpersonelle Veränderungen vorgestellt – beide beeinflussen sich wechselseitig.

19.2.1 Intrapersonelle Veränderungen

Natürlich muss zwischen körperlichen und psychischen Veränderungen unterschieden werden, jedoch besteht immer auch ein wechselseitiger Zusammenhang zwischen Körper und Geist.

Zunächst ist an den postoperativen Schmerz und einen möglichen Schockzustand über die körperlichen Veränderungen zu denken. Im weiteren Verlauf kann eine *Vielzahl an Gefühlen* entstehen, die zunächst normale, adäquate Reaktionen auf die Veränderung darstellen. Diese gilt es, als Behandler verstehen und annehmen zu können, Raum dafür zu geben und Verständnis zu zeigen. Gefühle wie Wut, Angst, Scham, Ekel, Traurigkeit, Ohnmacht, Ausgeliefertsein, Selbstzweifel sowie negative Kognitionen – „Ich bin jetzt nicht mehr vollständig, kann weniger machen, weniger leisten und bin dadurch

weniger wert." – können auftreten. Durch häufig lange Krankheits- und Behandlungswege sowie Komplikationen sind PatientInnen einer ständigen Geduldsprobe sowie wiederkehrenden Frustrationen ausgesetzt – was diese emotionalen Reaktionen sehr nachvollziehbar macht. Weiterhin entsteht häufig ein *Druck,* nach langer Krankheitsgeschichte wieder funktionieren zu müssen – endlich wieder „normal" zu leben: arbeiten, finanzielle und existenzielle Sorgen beseitigen, die Rolle in der Partnerschaft und Familie ausfüllen, etc.

Aufgrund der *körperlichen Veränderungen* können PatientInnen manches jedoch nicht mehr so ausführen wie bisher – Freizeitaktivitäten, ihre Rolle innerhalb der Familie, am Arbeitsplatz oder im sozialen Verbund. Dies führt zu Veränderungen der Identität und erfordert eine Neujustierung des eigenen Selbstbildes. Lange Abwesenheiten aus dem Berufsleben, körperliche Einschränkungen und damit verbundene Funktionseinschränkungen (kein schweres Heben, Schwächegefühle, Fatigue) führen nicht selten zu Frustrationen. Durch die Reduktion der körperlichen Belastbarkeit nehmen sich Patienten mit Stoma häufig älter wahr als sie sind. Auch Veränderungen des Kleidungsstils, um die Stomaanlage zu verdecken, können zu einer veränderten Selbstwahrnehmung führen. Betroffene müssen sich zudem mit der Frage beschäftigen, was sie noch erreichen wollen – beruflich und privat –, Lebensziele anpassen und sich möglicherweise von manchen Zielen sogar ganz verabschieden.

Durch die Anlage des Stomas erfolgt ein Eingriff in die Körperintegrität, sodass Auswirkungen auf das eigene *Körperbild* entstehen. Menschen fühlen sich weniger attraktiv und erleben sich defizitär, nicht mehr „vollständig" oder „so wie es sich gehört". Auch hier gilt natürlich – nicht jeder entwickelt ein negatives Körperbild, aber eine Anpassungsleistung muss in jedem Fall vollbracht werden. Die Makellosigkeit des Körpers wird zerstört und das Vertrauen in den eigenen Körper reduziert – dies geschieht meist schon im Vorfeld aufgrund der vorangegangenen Erkrankung. Durch das Stoma entsteht eine veränderte Beziehung zum eigenen Körper, was sich wiederum auf das (soziale) Verhalten auswirkt. Die einen erleben ihren Körper als „fremd", eine Distanz zum eigenen Körper kann entstehen und sie verhalten sich sehr sachlich, fast „abgekapselt" im Umgang mit dem Stoma. Andere ekeln sich stark oder haben große Berührungsängste und vermeiden jeglichen Kontakt mit dem Gebiet um das Stoma. Psychoanalytisch gesehen entwickeln Menschen hier Abwehrmechanismen, um sich selbst zu schützen und um mit der neuen Situation umgehen zu können. Die Anerkennung dieser Bewältigungsstrategien ist immens wichtig.

All diese Veränderungen führen häufig zu einem Verlust von *Selbstvertrauen und Selbstwertgefühl* – fühlt sich der Patient nicht mehr schön, attraktiv, belastbar und wertvoll, ist dies mehr als nachvollziehbar.

Sehr viele Patienten schildern darüber hinaus *Progredienzängste* – die Angst vor dem Wiederauftreten der Grunderkrankung, sowie Ängste vor weiteren Komplikationen und medizinischen Folgen (Entzündungen, Allergien, Juckreiz, Stomabruch, erneute OPs etc.). Diese Ängste sind aufgrund der langen und meist schweren Krankheitsgeschichte als Realängste zu interpretieren und müssen ernstgenommen und validiert werden. PatientInnen benötigen Zeit, um Vertrauen in sich, den eigenen Körper und das Stoma aufbauen zu können.

Übergeordnet kann dies als *Angst vor Kontrollverlust* und dem Gefühl ausgeliefert zu sein beschrieben werden. Dies kann sich durch ein Stoma verbessern. Zunächst ist eine Stomaanlage für jeden Betroffenen jedoch etwas Neues, Ungewohntes und damit Verunsicherndes.

Fallbeispiel – Herr M., 34 J., Projektmanager

Die erste Empfehlung für eine Stomaanlage habe er zunächst nicht wahrhaben wollen und lange auf alternative Möglichkeiten gehofft. Erst als die Symptomatik sich zunehmend verstärkte und auf andere Art und Weise nicht in den Griff zu bekommen war, konnte er sich diesem Thema annehmen und sich damit arrangieren.

Im weiteren Verlauf erlebte er das Stoma als Befreiung, hatte aber zunächst großen Respekt vor der Handhabung und dem Wissen, alles selbstständig durchführen zu müssen. Es bestanden Ängste, etwas falsch zu machen – Kenntnisse über die richtige Handhabung und das Material waren daher entscheidend.

Herr M. erlebt mittlerweile den Ausgang an sich problematischer als das Material und die Versorgung. Eigene innere Organe im Außen anzufassen, sei sehr befremdlich und gehöre dort nicht hin. Dass der eigene Darm nicht zu spüren und nicht druckempfindlich sei, war zunächst gewöhnungsbedürftig. Weiterhin habe er sich zwar an sein neues Körperbild mit Stoma gewöhnt, dennoch erlebe er den Blick an seinem Körper entlang als nicht normal.

Eine ausgeprägte Angst vor Unkontrollierbarkeit und Kontrollverlust sei entstanden – dies bereits vor der OP aufgrund der langen Krankheitsgeschichte, der Vielzahl an Komplikationen und Rückschlägen. Auch nach der Anlage des intestinalen Stomas kam es immer wieder zu Schwierigkeiten, sodass nach wie vor keine anhaltende Stabilität und kein Vertrauen in den eigenen Körper zurückgewonnen werden konnte. Beispielsweise kam es zu erneuten OPs nach Bauchdeckenbruch, Entzündungen und offenen Stellen.

Aufgrund dieser Ängste sei er vorsichtig und müsse auf Etliches verzichten, könne zum Beispiel weniger Heben, könne Freunden nicht beim Umzug helfen und müsse manche Sportarten wie Kiten und Wasserski vermeiden. Herr M. schafft es gut, diesen Verzicht nicht als Einschränkung zu erleben, sondern sich mit den neuen Bedingungen zu arrangieren. Er erlebt seinen künstlichen Ausgang nicht als normal, fühle sich deswegen aber nicht minderwertig und habe für sich realisiert, dass dieser nun zu ihm gehört.

19

19.2.2 Interpersonelle Veränderungen

Intrapersonelle Veränderungen können zu interpersonellen Veränderungen führen und andersherum. Mein Selbstwertgefühl oder mein eigenes Selbstbild motivieren mich zu unterschiedlichem Verhalten im sozialen Kontext – traue ich mich unter Leute, in die Öffentlichkeit und kann ich offen über das Stoma sprechen? Soll ich es sagen oder doch lieber nicht? Es ist kein angenehmes und alltägliches Thema. Mit dem Stoma sind viele Assoziationen und Vorurteile verbunden, daher ist die Scheu oft groß.

Häufig entstehen *Veränderungen im sozialen Leben* bis hin zur Isolation. Oft bestehen zunächst Ängste in Bezug auf einen offenen Umgang mit dem Stoma. Am liebsten wäre es den meisten, dass es keiner mitbekommt – Schamgefühle, Angst vor Ablehnung und Zurückweisung als auch zu viel Mitleid und Überfürsorge oder die Befürchtung, das Gegenüber in Verlegenheit zu bringen, tragen dazu bei. Auch ein Gefühl der Andersartigkeit oder sich schmutzig zu fühlen, kann zu einem Rückzug führen. Damit einher geht der Verlust von wichtigen Lebensbereichen und der Ausübung von Interessen, Hobbies und Freizeitbeschäftigungen. Dieser Verstärkerverlust führt zu einer reduzierten Lebensqualität und Minderung des allgemeinen Wohlbefindens.

Aufgrund häufig langer Ausfallzeiten am Arbeitsplatz entstehen auch *Veränderungen im Arbeitsleben* und berufliche Ziele verändern sich. Manche verlieren ihre ursprüngliche Position oder müssen sich gänzlich neu orientieren. Auch der Kontakt zu Kollegen und Vorgesetzten wird ein anderer – Angst vor Meetings oder die Angst, nicht mehr als belastbar wahrgenommen zu werden, wird beschrieben.

Viele geben eine pessimistische Sicht hinsichtlich dem Thema *Partnerschaft* an. Es existieren Ängste, überhaupt einen Partner finden zu können, der sie mit dem Stoma annimmt und akzeptiert. Aber natürlich gibt es auch Partner, die sich tatsächlich abge-

stoßen fühlen und nur sehr schwer einen Umgang finden – sodass eine Ablehnung stattfindet, mit welcher die Betroffenen leben müssen. Partnerschaften können sich dadurch durchaus distanzieren. Durch diese Zurückweisung und das Gefühl, nicht mehr begehrenswert und liebenswert zu sein, reduziert sich wiederum das Selbstwertgefühl und der Mut, offen mit dem Stoma umzugehen bzw. dieses gut anzunehmen und in das Leben integrieren zu können.

Negative Auswirkungen ergeben sich auch in dem Bereich der *Sexualität*. Aufgrund der veränderten Körperwahrnehmung, der Reduktion der körperlichen Attraktivität bzw. dem Gefühl entstellt zu sein, als auch aus Scham, Ekel, Angst vor Gerüchen und Geräuschen wird das Thema Sexualität häufig vermieden. Ekel und Verunsicherung entsteht wie beschrieben auch bei den PartnerInnen – sodass diese immer auch mit einbezogen werden sollten. Zu bedenken sind auch körperliche Ursachen, die eine Rolle spielen können – wie Schmerzen, OP-Narben, Folgeerscheinung nach Radio- und Chemotherapie. Insbesondere bei homosexuellen Männern ist an Folgen der Sexualität zu denken, z. B. nach Entfernung des Anus.

Generell ist im interpersonellen Zusammenhang an das Gefühl von *Hilflosigkeit* und *Abhängigkeit* zu denken. Abhängigkeiten entstehen vom Gesundheitssystem und der medizinischen Versorgung sowie von anderen Menschen. Dies kann ein ausgeprägtes Unwohlsein hervorrufen – bei manchen natürlich auch mehr Nähe zu engen Bezugspersonen herstellen.

Fallbeispiel – Herr M., 34 J., Projektmanager

Herr M. führte von Beginn an einen offenen Umgang mit seiner Erkrankung und dem Stoma. Von seiner Freundin, mittlerweile Ehefrau, sowie seiner Familie wurde er stets gut begleitet und unterstützt. Problematisch erlebt Herr M. das Gefühl, wie ein „rohes Ei" oder als „Krüppel" behandelt zu werden. Viele seien übervorsichtig, sodass das Gefühl von

„Ich bin krank und nicht belastbar." noch verstärkt wird. Er möchte nicht ständig bedauert werden und Mitleid erfahren. Auch wenn Einschränkungen und eine Schwerbehinderung vorhanden sind, wünsche er sich kein zu starkes Schonungsverhalten – weder von der Familie, noch im Berufsleben. Herr M. konnte sich wieder gut am Arbeitsplatz integrieren, auch wenn eine lange Krankheitsphase vorausging. Eine neue Arbeitsumgebung mit verändertem Tätigkeitsfeld wurde geschaffen. Mit seinem Arbeitgeber habe er die Vereinbarung getroffen, dass er selbst bestimme, wann er geschont werden möchte. Dies gebe ihm Kontrolle zurück, fördert gegenseitiges Vertrauen und verhindert unnötige Hinweise auf Selbstfürsorge von Seiten der Vorgesetzten.

19.3 Interventionen & Unterstützungsmöglichkeiten

Die Zeit scheint ein wichtiger Faktor bei der Bewältigung zu spielen. Je mehr Zeit seit dem chirurgischen Eingriff zur Stomaanlage vergangen ist, desto höher die Lebensqualität der PatientInnen. Betroffene können sich scheinbar insgesamt gut an die Veränderungen des Körpers und des Alltags anpassen.

19.3.1 Risikofaktoren

Bei welchen Menschen muss ich besonders auf psychologische Unterstützung achten?

Bedenken Sie, dass der OP meist eine lange Krankheitsgeschichte vorweg geht und diese das Leben der PatientInnen stark bestimmt und kontrolliert hat. Diese Erfahrungen prägen diese Menschen auch nach der Anlage eines intestinalen Stomas. Die Dauer, Komplexität und Schwere der Vorerkrankung sind Faktoren, wie nach der OP mit den Veränderungen durch das Stoma umgegangen werden kann.

Wie jemand auf eine Stomaanlage reagiert, ist stark von der individuellen Situation, der Krankheitsgeschichte, dem aktuellen körperlichen Allgemeinzustand, (psychischen) Komorbiditäten, Resilienzfaktoren, Coping-Strategien, der Qualität des sozialen Netzes und Persönlichkeitseigenschaften abhängig. Ein gutes soziales Netz stellt beispielsweise einen entscheidenden protektiven Faktor dar und sollte stets gestärkt werden.

Unterschiede zwischen Männern und Frauen können nicht generell festgestellt werden – Schwierigkeiten im sexuellen Bereich scheinen für Männer etwas belastender, u. a. da durch die Stomaanlage medizinisch bedingte Störungen bis hin zur Impotenz auftreten können. Insgesamt ist von einer höheren psychischen Belastung bei jüngeren Patienten auszugehen – diese leiden stark unter der Entstellung des Körpers, dem veränderten Körperbild, den Einschränkungen der körperlichen Belastbarkeit und auch der Veränderung und stellenweise dem Verlust von bisherigen Lebenszielen. Wird nur ein temporäres Stoma angelegt, reagieren Betroffenen häufig mit Verdrängung und Vermeidung als Bewältigungsstrategie, da sie sich an die beschriebenen Veränderungen nicht dauerhaft anpassen müssen. Größere Belastungen erleben daher PatientInnen mit finalen Stomata.

Weiterhin scheinen Menschen nach Krebserkrankungen schneller eine positivere Haltung gegenüber dem Stoma zu entwickeln als PatientInnen mit chronisch entzündlicher Darmerkrankung.

Grundsätzlich ist zu bedenken, dass bei sehr langen und schwierigen Krankheitsgeschichten mit einem ausgeprägten Erleben von Kontrollverlust, die Psyche schon langjährig in Mitleidenschaft gezogen wurde – es ist daher nicht zu erwarten, dass sich dies innerhalb kürzester Zeit auflöst. Das Vertrauen in den Körper und die Stomaanlage muss erst durch ein Sammeln von positiven Erfahrungen zurückgewonnen werden.

19.3.2 Konkrete Hilfestellungen

Was kann ich tun, um Menschen zu unterstützen und zu begleiten?

Entscheidend ist das Wissen um die emotionale Belastung der Betroffenen. Befindlichkeiten und Bedürfnisse der PatientInnen müssen verstanden und dürfen nicht bagatellisiert werden. Nehmen Sie sich Zeit für empathische Gespräche – wenn sich PatientInnen aufgeklärt und sicher fühlen, ist eine bessere Zusammenarbeit mit den Betroffenen möglich.

Das generelle Ziel ist die Verbesserung und Aufrechterhaltung der Lebensqualität, u. a. durch ein Zurückgewinnen von Kontrollerleben. Ein Gefühl von Hilflosigkeit und Ausgeliefertsein – welches im Vorfeld der OP meist stark ausgeprägt war – soll reduziert werden. Denken Sie beispielsweise an Morbus-Crohn-Patienten, die durch die Symptomatik völlig fremdbestimmt und kontrolliert werden – im Beruf, im Sozialleben, bei Freizeitaktivitäten. Jede/r StomaträgerIn soll ein erfülltes Leben führen können, das möglicherweise etwas anders, aber dennoch gut und facettenreich ist. Zusammenfassend geht es um konkrete pragmatische als auch emotionale Unterstützung.

Was kann ich aber nun konkret tun?
Wichtig ist insbesondere die *empathische Kommunikation* mit den Betroffenen – wie eingangs erwähnt, müssen Belastungen und Beschwerden der PatientInnen verstanden und anerkannt werden. Eine Validierung der Gedanken- und Gefühlswelt der Betroffenen ist entscheidend für einen vertrauensvollen Umgang. Es darf nicht zu früh von den PatientInnen erwartet werden, die positiven Aspekte der OP zu sehen. Die oben beschriebenen Schwierigkeiten und Herausforderungen, die dadurch entstehen, müssen gesehen und anerkannt werden, nur so kann der nächste Schritt zur Auseinandersetzung und Akzeptanz erfolgreich stattfinden. Mittelfristig ist es natürlich wichtig, PatientInnen auch auf den Gewinn der Stomaanlage hinzuweisen – die

Verbesserung der Lebensqualität durch mehr Kontrollerleben und Erweiterung des Handlungsspielraums, ein Leben mit mehr Freiheiten ist wieder möglich. Im Gespräch mit den PatientInnen sollen keine Unsicherheiten, Scham, Ekel oder Tabuthemen signalisiert werden. Strahlt das medizinisch-pflegerischen Personal Sicherheit und Normalität im Umgang mit dem Stoma aus, überträgt sich dies auf die PatientInnen.

Fallbeispiel – Herr M., 34 J., Projektmanager

Herr M. äußert den Wunsch an sein Behandlerteam, dass er mit seiner Erkrankung und einhergehenden Schwierigkeiten zwar erstgenommen und gesehen werden möchte, aber nicht mit Samthandschuhen anzufassen sei. Er wünsche sich sachliche, ruhige und klare Informationen, ohne um den heißen Brei zu reden oder Tatbestände zu beschönigen. Es habe ihm stets geholfen, wenn Klarheiten geschaffen und er auf Komplikationen hingewiesen wurde, um sich auf die Situation und bevorstehenden Veränderungen einzustellen. Beschönigungen hätten bei ihm meist eher zu anschließenden Frustrationen geführt. Die psychologische Begleitung erlebte er als sehr unterstützend, u. a. um über die Aussagen der Ärzte reflektieren zu können.

Zentral ist zudem die *Aufklärung und Information* der Betroffenen in einem geschützten Rahmen. Dies schafft Sicherheit und reduziert Angst – Angst vor dem Ungewissen. Es sollen Unterstützungsangebote an die Hand gegeben werden; zum einen Informationen durch Broschüren, als auch Fachpersonal zur Aufklärung spezifischer Themen wie körperliche Veränderungen, Begleiterscheinungen, Ernährung, Sport, Soziales, Stomamaterial und -versorgung. Hierbei sollten auch Selbsthilfegruppen in der näheren Umgebung bekannt sein und konkret genannt werden – das Gefühl nicht alleine zu sein, ist für viele sehr bedeutend. Dort erfahren sie Mitgefühl und Verständnis und erhalten wertvolle Impulse zur Bewältigung von anderen Betroffenen.

PatientInnen müssen bereits vor der OP gut aufgeklärt werden – ehrlich und direkt. Was wird gemacht? Was wird passieren? Wo wird das Stoma sitzen, um möglichst wenige Behinderungen beim Sitzen, Stehen, Liegen zu erzeugen? Material sollte gezeigt und die Möglichkeit zum Anfassen gegeben werden. Diese Auseinandersetzung im Vorfeld fördert den Anpassungsprozess und verhindert zu starke Vermeidungs- und Verdrängungstendenzen.

Ein *sicherer Umgang mit dem Stoma* scheint ein weiterer wichtiger Aspekt bei der Akzeptanz des intestinalen Stomas zu sein. Entscheidend ist, sich umsorgt zu fühlen und einen guten und sicheren Umgang mit dem Stomamaterial vermittelt zu bekommen. Ein kleinschrittiges Vorgehen und langsames Herantasten sind dafür notwendig. Alleine der Anblick von inneren Organen im Außen ist für viele wahnsinnig schwierig und abschreckend. Auch wenn wir dies als Behandler und Chirurgen tagtäglich sehen, darf dies nicht unterschätzt und vergessen werden. Für Betroffene ist zunächst eine gute – sowohl fachliche als auch empathische – pflegerische Versorgung zentral, um Vertrauen und Mut zu gewinnen. Diese muss behutsam eingeleitet werden, Schritt für Schritt aber dennoch bestimmt. Denn eine Auseinandersetzung mit dem Stoma muss stattfinden, um es annehmen und in den Alltag integrieren zu können. Besonders wichtig ist eine Konstanz des Pflegepersonals, da nicht vergessen werden darf, dass dies ein sehr schambesetztes Thema für viele ist. Ebenso zentral ist eine möglichst gute Erreichbarkeit und Verfügbarkeit der StomatherapeutInnen, sowohl in der Klinik als auch in der ambulanten Versorgung. Das Vertrauen in das Stoma, in den eigenen Körper, in sich selbst und andere ist durch die lange Krankheitsgeschichte häufig stark geschädigt, sodass der Aufbau von Vertrauen für einen adäquaten Umgang unumgänglich ist – dies gelingt jedoch nur durch eine Kontinuität der Betreuung.

Vor der Entlassung entstehen häufig Ängste hinsichtlich des Übergangs in den häuslichen Bereich – Fragen wie „Schaffe ich das alleine? Kann ich das? Ist jemand für mich da, wenn ich Hilfe brauche?" sollen ernstgenommen und mit empathischer Zuversicht beantwortet werden. Zudem ist eine Überleitung in den ambulanten Bereich mit einer zuverlässigen Hauskrankenpflege und dem Vorhandensein von zuverlässigen Ansprechpartnern zentral.

Denken Sie daran, die *Familien und PartnerInnen* mit einzubeziehen. Auch dort bestehen Unsicherheiten im Umgang und der Kommunikation – enge Bezugspersonen sollen Berührungsängste verlieren und einen vertrauten Umgang bekommen.

Das übergeordnete Ziel ist eine gute *Integration in den Alltag* – je besser und selbstverständlicher PatientInnen mit dem Material und der Stomaversorgung umgehen können, desto sicherer fühlen sie sich und desto mehr können sie am Alltag teilnehmen. Etliche Alltagsfragen müssen daher konkret und pragmatisch beantwortet werden können:

▪ Hygiene

Wie kann ich am besten Duschen? Wie versorge ich das Stoma bestmöglich, um weitere Komplikationen zu vermeiden? Hierbei ist die oben angesprochene Aufklärung, Information und Schulung durch Stomatherapeutinnen zentral – „Tricks aus der Stomaberatung" helfen Menschen im Alltagsleben und reduzieren Ängste vor der Entlassung.

▪ Ernährung (s. ▶ Kap. 6)

Was darf ich essen? Worauf muss ich achten? Klären Sie Ihre PatientInnen auf und stellen Sie eine Ernährungsberatung zur Verfügung. PatientInnen benötigen häufig etwas Mut zum Experimentieren und Ausprobieren, was gut vertragen wird um Durchfall, Verstopfung und Blähungen zu vermeiden.

▪ Sport

Welchen und wie viel Sport kann ich treiben? Worauf muss ich achten? Welche Bewegungen muss ich meiden? Wie kann ich zum Schwimmen gehen? Welche Hilfsmittel gibt es?

Auch hier gilt ein Motivationsaufbau, um zu starkes Schonungs- und Vermeidungsverhalten zu verhindern. Ein Verlust an Aktivitäten und Verstärkern führt dauerhaft zu Frustration und depressiven Tendenzen. Bewegung steigert das allgemeine Wohlbefinden. Behandler sollten klare Auskünfte erteilen, was gemacht und nicht gemacht werden darf, um z. B. einen Stomabruch zu verhindern. Auch auf Hilfsmittel wie Gürtel, Stomakappe zum Verschluss oder Minibeutel als Kurzzeitversorgung muss hinwiesen werden – PatientInnen ist dies häufig nicht bekannt.

▪ Reisen

Welche Reisevorbereitungen kann ich treffen? Wie funktioniert die Entleerung auf öffentlichen Toiletten? Wo entsorge ich benutzte Beutel? Auch hier soll PatientInnen aufgezeigt werden, dass Reisen wieder möglich ist. Es kann mit dem Betroffenen eine Checkliste erstellt werden, auf was alles zu achten ist: Vorrat an Versorgungsmaterial, Versorgungsmaterial im Handgepäck, Wechselkleidung, Verfügbarkeit des Versorgungsmaterials im Reiseland überprüfen, nächstes Krankenhausversorgung checken etc.

▪ Soziales Netz & Partnerschaft

Wie gehe ich mit Freunden und Familie um? Entscheidend ist hier, dass die PatientInnen die Kontrolle behalten, da im Vorfeld ohnehin viel Kontrollverlust erlebt werden musste. Einerseits sollte ein offener Umgang gefördert werden, andererseits darf jeder selbst entscheiden und mitbestimmen, wie viel er wann, wem erzählt. Es gibt kein „richtig" oder „falsch", sondern jeder muss einen stimmigen Umgang mit sich und seinem Umfeld finden. Die einen brauchen viel Support, die anderen wollen ewigen Fragen und Konfrontation mit dem Thema aus dem Weg gehen. Es ist nachvollziehbar, dass Betroffene nicht immer auf das gleiche Thema angesprochen werden wollen oder die häufig wiederkehrende Frage wie es ihnen geht hören

möchten. Sie wollen wieder als „normale" Menschen gesehen und behandelt werden und nicht als „krank" wahrgenommen werden. Eine zu starke Schonung ist daher auch nicht sinnvoll. Viele beschreiben durch einen offenen Umgang eine Intensivierung und Stärkung der vorhandenen Beziehungen. Durch mehr Selbstöffnung und Mitteilung von Befindlichkeiten kann auf Bedürfnisse besser eingegangen werden und es entsteht mehr Nähe.

▪ Sexualität

Wie kann ich mit dem Stoma wieder eine erfüllte Sexualität leben? Auch hier sind pragmatische Hinweise wertvoll – geben Sie Hinweise auf Hilfsmittel wie Gürtel, Minibeutel und die Stomakappe zur kurzfristigen Abnahme. Fragen Sie als Behandler nach, ob Ihr Patient auf diesem Gebiet Probleme hat – aus Scham wird dies häufig von den PatientInnen selbst nicht thematisiert. Falls körperliche Ursachen eine Rolle bei der sexuellen Funktionsfähigkeit spielen, muss über Behandlungsmöglichkeiten aufgeklärt werden. Motivieren Sie Ihre PatientInnen zu offenen Gesprächen mit ihren Partnern, denn Sexualität ist mehr als Penetration – auch über Nähe und körperliche Zärtlichkeiten kann ein verbesserter Umgang mit dem eigenen Körper entstehen. Das Gefühl geliebt und angenommen zu werden, kann wiederum zu einer verbesserten Sexualität beitragen.

Fallbeispiel – Herr M., 34 J., Projektmanager

Herr M. äußert klar den Wunsch nach einer direkten und nicht beschönigenden Kommunikation. Für ihn war die Entscheidung und Einschätzung der Ärzte relevant, dass es keine Alternative zum Stoma gibt. Dies erleichterte ihm die Akzeptanz der Maßnahme. Anfänglich sei vor allem die Versorgung durch die Stomatherapeutinnen sehr wichtig gewesen, um Vertrauen in das Material und den Umgang zu gewinnen. Hier äußert er den Wunsch nach einer engmaschigen und konstanten Betreuung mit guter Erreichbarkeit. Fachliche Kompetenz sowie ein unkomplizierter Umgang seien für ihn wichtig gewesen, er profitierte insbesondere von Erfahrungsberichten aus der Praxis, mehr als von allgemeinen Infobroschüren. Ein offener Umgang, bei dem keine Themen tabuisiert werden schildert er als hilfreich ebenso wie das Gefühl alle Fragen immer wieder stellen zu können. Vor der Entlassung hatte er großen Respekt, sodass der Übergang gut vorbereitet sowie ein gutes Sicherheitsnetz (Ansprechpartner etc.) aufgebaut werden müsse. Im weiteren Verlauf konnte er Sicherheit gewinnen, in dem er Routinen etablierte und für sich selbst viel ausprobierte und herausfand. Beispielsweise, ab wann er nichts mehr isst und trinkt für einen guten Schlaf. Ebenso freut er sich, dass er nach wie vor Tabasco und scharfes Essen gut vertrage. Dies gebe ihm wieder ein Gefühl von Kontrollierbarkeit und Beeinflussbarkeit aber natürlich auch viel an Lebensqualität. Herr M. schafft einen beeindruckend guten Umgang mit dem Alltag – viele Sportarten wie Windsurfen kann er wieder ausüben, sodass er sich nicht besonders eingeschränkt fühle. Auch Reisen finden statt, zwar sei die Auswahl der Länder etwas eingeschränkt, da er auf die Gesundheitsversorgung im Reiseland achtet, aber mit seinem Notfallset (Wechselmaterial, Ersatzbeutel, Schmerzmedikation) fühle er sich gut gerüstet. Ausflüge innerhalb Deutschlands, nach Japan und Kanada sind ohne größere Probleme verlaufen.

- **Fazit**

Es wurde viel auf Herausforderungen, Schwierigkeiten und Probleme eingegangen – natürlich ist darauf hinzuweisen, dass sehr viele PatientInnen einen sehr beeindruckend guten Umgang mit dem intestinalen Stoma finden und ein erfülltes und dankbares Leben führen können. Mir ist wichtig, das Bewusstsein für psychologische und soziale Begleiterscheinungen zu schärfen, um Reaktionen der PatientInnen besser verstehen zu können. Ein

besseres Einfühlungsvermögen aufseiten der Behandler führt wiederum zu einer verbesserten Zufriedenheit und einer vertrauensvollen Basis auf Patientenseite, was wiederum die Compliance für alle weiteren medizinischen Maßnahmen erhöht.

Neben dem Verständnis für die beschriebenen Belastungen, darf und soll natürlich immer auch das Positive in Aussicht gestellt werden – denn auch wenn StomaträgerInnen mit Einschränkungen leben müssen und sich an die Begebenheiten anpassen müssen, so ist doch ein normales Leben mit einer erfüllten Alltags- und Freizeitgestaltung möglich. Die qualitative Studie von Morris und Leach (2017) zeigt, dass alle TeilnehmerInnen ihr Stoma nicht zurückverlegt haben wollten, da Verbesserungen in Alltagsaktivitäten und im sozialen Leben folgten. Dies soll Betroffenen Mut für eine erfolgreiche Alltagsbewältigung mit dem intestinalen Stoma geben.

Fallbeispiel – Herr M., 34 J., Projektmanager

Trotz einer Vielzahl an Schwierigkeiten und Belastungen sowie der Menge an wiederkehrenden Komplikationen zeigt Herr M. einen erstaunlich positiven, zuversichtlichen und kompetenten Umgang mit seiner Stomaanlage sowie eine gute Integration in den Alltag. Er beschreibt jedoch nach wie vor eine innere Unruhe, aufgrund der nachvollziehbaren Progredienzängste. Mittlerweile überwiegen für ihn die Vorteile durch das Stoma, denn erst nach der OP sei wirklich eine deutliche Besserung der Symptomatik und seiner Lebenssituation eingetreten. Da er durch die Stomaanlage wieder viele Freiheitsgrade und Kontrollierbarkeiten zurückerobert habe, sei eine Rückverlegung für ihn keine Option. Herr M. zeigte von Beginn an wenig Vermeidungsverhalten, was ihm bei der Bewältigung sicher zu Gute kam. Weiterhin schafft er es gut Unkontrollierbarkeiten in seinem Leben mit der Erkrankung zu akzeptieren und damit umzugehen – er möchte im Kopf stets offen und flexibel bleiben, um sich an veränderte

Lebensumstände anpassen und seine Lebensqualität dadurch immer wieder aktiv mitgestalten zu können.

Vielen Dank an Herrn M. für die stets offenen und ehrlichen Auskünfte, sowie seine Bereitschaft zur Mithilfe an der Erstellung dieses Buchkapitels. Ich wünsche Herrn M. für seinen weiteren Lebensweg von Herzen alles Gute, auf dass er seinen Pragmatismus, Optimismus und seine Gelassenheit stets bewahrt.

Literatur

Danielsen AK et al (2013) Impact of a temporary stoma on patients' everyday lives: feelings of uncertainty while waiting for closure oft the stoma. J Clin Nurs 22(9/10):1343–1352

Englert G (2003) Belastungen und Unterstützungsbedarf von Stomaträgern. Ergebnisse einer Fragebogenuntersuchung. Deutsche ILCO e. V., Freising

Grant M et al (2011) Gender differences in quality of life amoung long-term colorectal cancer survivors with ostomies. Oncol Nurs Forum 38(5):587–596

Hofer V (2016) Welche Belastungen und Veränderungen erfahren PatientInnen nach Erhalt einer Stomaanalge und welche Herausforderungen ergeben sich dadurch für die pflegerische Arbeit. Bachelorarbeit II zur Erlangung des akademischen Grades Bachelor of Science in Health Studies (B.Sc.), Wien und Wiener Neustadt

Manderson L (2005) Boundary breaches: the body, sex and sexuality after stoma surgery. Soc Sci Med 61(2):405–415

Mantovan F (2006) Die Lebensqualität bei Stomapatienten ein Jahr nach dem chirurgischen Eingriff. PrinterNet 8(3):157–166

Morris A, Leach B (2017) A qualitative exploration oft he lived experiences of patients before and after ileostomy creation as a result of surgical management of Crohn's desease. Ostomy Wound Manage 63(1):34–39

Owen J, Papageorgiou A (2008) The lived expericence of stigmatisation in patients after stoma reversal. Gastrointest Nurs 6(4):26–33

Smith JA et al (2017) The psychological challanges of living with an ileostomy: an interpretative phenomenological analysis. Health Psychol 36(2):143–151

Thorpe G, McArthur M, Richardson B (2009) Bodily change following faecal stoma formation: qualitative interpretive synthesis. J Adv Nurs 65(9):1778–1789

Vonk-Klaassen SM et al (2016) Ostomy-related problems and their impact on quality of life of colorectal cancer ostomates: a systematic review. Qual Life Res 25(1):125–133

► www.krebsgesellschaft.de

► www.ilco.de // ► www.ilco.at

► www.krankheitserfahrungen.de

Serviceteil

© Springer-Verlag GmbH Deutschland, ein Teil von Springer Nature 2020
I. Iesalnieks (Hrsg.), *Chirurgie des intestinalen Stomas*, https://doi.org/10.1007/978-3-662-59123-9

Stichwortverzeichnis

If you have any concerns about our products,
you can contact us on
ProductSafety@springernature.com

In case Publisher is established outside the EU,
the EU authorized representative is:
**Springer Nature Customer Service Center GmbH
Europaplatz 3, 69115 Heidelberg, Germany**

Printed by Libri Plureos GmbH
in Hamburg, Germany